《ཕན་གྲོགས་ཡིད་ཀྱི་དགའ་སྟོན་》དཔེ་ཚོགས་
རྩོམ་སྒྲིག་ཨུ་ལྷན་གྱིས་བསྒྲིགས།

ནུས་པའི་གནས་ལུགས་དང་

ནུས་ཆག་བརྟག་བཅོས་

སྐོར་གྱི་རྒྱུན་ཤེས།

སྐལ་བཟང་ཕྱུགས་སྐྱང་གིས་བརྩམས།

ཀྲུང་གོའི་བོད་རིག་པ་དཔེ་སྐྲུན་ཁང་།

图书在版编目（CIP）数据

藏医骨伤诊疗常识手册：藏文/尕藏校郎著.—北京：中国藏学出版社，2023.8

（百姓益友系列丛书/仁青加，西日东智主编）

ISBN 978-7-80253-502-2

Ⅰ.①藏…　Ⅱ.①尕…　Ⅲ.①藏医—骨损伤—诊疗—手册—藏语　Ⅳ.①R291.4-62

中国版本图书馆CIP数据核字(2012)第092057号

藏医骨伤诊疗常识手册

尕藏校郎 著

《百姓益友》丛书编委会 编

责任编辑　南加才让　旦知草
封面设计　李建雄
出版发行　中国藏学出版社
排　　版　北京叶知舟文化传媒有限公司
印　　刷　廊坊市佳艺印务有限公司
版　　次　2023年11月第1版　2023年11月北京第1次印刷
开　　本　787mm×1092mm　1/32
印　　张　8.375
书　　号　ISBN 978-7-80253-502-2
定　　价　28.00元

该图书若有质量问题，请与本社联系

E-mail：zangxue615@sina.com 电话：010-64917618

《ཕན་གྲོགས་ཡིད་ཀྱི་དགའ་སྟོན་》དཔེ་ཚོགས་
རྩོམ་སྒྲིག་པར་སྐྲུན་ཞུ་ལྷན།

ཀྲུའུ་རིན། ཧྲུང་ཐའོ།
ཀྲུའུ་རིན་གཞོན་པ། དཔང་ཆེན།
ལས་གཞིའི་གཙོ་སྐྱོང་། མགོན་པོ་དར་རྒྱས།
ཁོངས་མི། ཚངས་པོ། ཡོང་ཧྲུང་། རྣམ་རྒྱལ་ཚེ་རིང་།
རྩོམ་སྒྲིག་འགན་འཁུར་པ། རྣམ་རྒྱལ་ཚེ་རིང་། ཚེ་རིང་སྐྱིད།
ཉི་མ་སྒྲོལ་མ། འབྲུག་རྒྱལ་མཁར། གཡུ་སྒྲོན།
པར་སྐྲུན་ལས་ཞབས་པ། ཕང་ཀྲུའེ། ཀྲང་ཞིན། ཏུང་ཐེན་ཀོ།

《ཕན་གྲོགས་ཡིད་ཀྱི་དགའ་སྟོན་》དཔེ་ཚོགས་ཀྱི་
རྩོམ་སྒྲིག་ཚོགས་ཆུང་།

གཙོ་སྒྲིག་པ། རིན་ཆེན་རྒྱལ། ཤེར་དོན།
གཙོ་སྒྲིག་གཞོན་པ། གངས་དགའ།
ཁོངས་མི། སྒྲོལ་དཀར། པདྨ་ནོར་བུ། རིན་ཆེན་སྐྱིད། མི་འགྱུར།
དཀའ་ཐུབ་འཚོ། ནོར་བུ་དོན་འགྲུབ། རྡོ་རྗེ་སྒྲོལ་མ།

དཀར་ཆག།

མཆོད་བརྗོད་དང་བརྩམ་པར་དམ་བཅའ་བ།

ཕུན་ཚོགས་སྡེ་བཞིའི་འོད་སྣང་འཁྱིལ་ཞིང་རབ་མཛེས་གསང་
གསུམ་འབར་བའི་དབུས། །
བརྒྱད་ཁྲི་བཞི་སྟོང་གྲུ་ཆར་ལེགས་སྦུབས་ལྟ་ངན་མུ་སྟེགས་
དཔུང་འཇོམས་པ། །
ཁམས་གསུམ་སྐྱེ་འགྲོའི་ཞིང་ལ་བདེན་བཞིའི་འོད་གྱུར་
ལེགས་ཕུབ་ཟས་གཙང་སྲས། །
དམ་ཆོས་སྒོ་མོ་སྟོང་ཉིད་རྗེན་པར་གསལ་སྟོན་ཉི་མའི་
གཉེན་ལ་འདུད། །

ཐབས་ཆེན་ཚོགས་གཉིས་ཆུ་གཏེར་ལས་འཁྲུངས་རྒྱལ་ཀུན་
ཐུགས་རྗེ་རང་གཟུགས་ཀྱི། །
མཚན་དཔེའི་འོད་ཟེར་གང་སྐུ་གཞོན་ནུ་ཉ་གང་ཟླ་བའི་
དཔལ་ལས་ལྷག །
ཟབ་དོན་ཆོས་ཀུན་ཇི་སྙེད་མཁྱེན་པའི་དཀྱིལ་འཁོར་ཡོངས་
རྫོགས་འགྲོ་བའི་མགོན། །

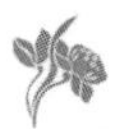

སྐྱེ་འགྲོའི་དུཿཁ་གསལ་མཛད་བདེ་གཤེགས་སྨན་གྱི་བླ་དེར་
ལན་བརྒྱར་བསྟོགས། །

རབ་མཛེས་སྐུ་ཡིས་གཟི་བྱིན་འོད་སྣང་ཕྱོགས་ཀྱི་མཐའ་གྲུ་
ཡངས་པའི་མཁར། །
མཁྱེན་དཔྱོད་ལྷབས་ཀྱི་ཟེགས་མ་འབར་བའི་གཞན་ཕན་
ཟླ་བའི་མདངས་འཛིན་པ། །
ཟླ་བྲལ་གཙུག་ལག་སྨྲ་གྲུབ་པའི་དབང་ཕྱུག་འཚོ་མཛད་
སྨན་པའི་རྒྱལ། །
འཆི་མེད་བདུད་རྩིའི་བུམ་བཟང་བསྣམས་པའི་གཡུ་ཐོག་
མགོན་ལ་སྤྱི་བོས་མཆོད། །

བསོད་ནམས་ཞིང་མཆོག་བསིལ་ལྗོན་དག་ཁམས་དྲན་དབང་
ཚོགས་ཀྱིས་བསྐོར་བའི་དབུས། །
ཟག་མེད་ལེགས་བཤད་པད་ཚལ་ལས་དྲངས་སྐྱེ་དགུའི་གདུང་
བ་སེལ་བའི་གཞུང་། །
གསལ་མཛད་ལེགས་པར་གནང་བའི་ངེས་དོན་འཚོ་བྱེད་ཀུན་
གྱི་གཙུག་གི་དབང་། །
མི་བརྗེད་མགོན་པོ་པཎ་ཆེན་བྱང་ཟུར་རྣམ་གཉིས་སྨོ་གསུམ་

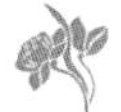

གུས་པས་འདུད། །

རབ་འབྱམས་རྒྱལ་བའི་མདོ་སྔགས་ཀུན་ལ་ཆགས་ཐོག་བྲལ་
ལ་མངའ་བརྙེས་པའི། །
བྱམས་བརྩེ་རླབས་ཀྱི་འོད་དཀར་ཕྲེང་བས་འགྲོ་ཀུན་ཉོན་
མོངས་དྲུངས་ཕྱུང་ཞིང་། །
གསུང་རབ་མ་ལུས་དོན་འབྱེད་གདམས་ངག་ཟབ་མོའི་མདུད་
བརྒྱ་ལེགས་གྲོལ་བའི། །
གནས་མཆོག་ཁ་བའི་ལྗོངས་ཀྱི་གཙུག་རྒྱན་དྲན་དབང་ཚོགས་
ལ་གུས་པས་འདུད། །

གཞུང་དོན་དངོས་བཤད་པ།

ས་བཅད་དང་པོ། ཞིབ་འཇུག་གི་སྤྱི་དོན་བསྟན་པ།

དེ་ཡང་ས་འཛིན་དཀར་པོའི་འདབ་མས་ཡོངས་སུ་བསྐོར་བ་དང་དགེ་ལྡན་ལུགས་བཟང་གི་རྩིབས་སྟོང་མངོན་པར་རྫོགས་པའི་བསིལ་ལྡན་ཁ་བའི་ལྗོངས་འདིར། གདོད་མའི་དུས་ནས་བཟུང་རང་བྱུང་ཁམས་དང་འཐབ་རྩོད་བགྱིས་ནས་ནད་རིགས་སྣ་ཚོགས་ལ་རྟོན་འགོག་དང་གསོ་བཅོས་ཀྱི་ཐབས་ལམ་ཕུན་སུམ་ཚོགས་པོ་ཞིག་དར་ཡོད། ལྷག་པར་དུ་བོད་གངས་ཅན་གྱི་ལྗོངས་འདིར་རྗེ་བཙུན་གཡུ་ཐོག་པའི་བསྟན་པ་འདི་ཉིད་དར་བ་ནས་བཟུང་ལུས་ཅན་ཀུན་གྱི་ཚེའི་བདུད་རྩིར་སྨིན་ཞིང་། རང་ཉིད་ཀྱང་རྟོན་བསགས་ཀྱི་ལས་སྨོན་བཟང་པོའི་མཐུ་ལས་བསྟན་པ་འདིར་བགྲང་བྱ་བརྒྱད་ལ་ཉེ་བའི་ཐོས་བསམ་བྱེད་རྒྱུའི་བསྐལ་བ་ཐོབ་པ་དང་། གཞུང་དང་ལག་ལེན་གང་ཐད་ནས་སློབ་དཔོན་དམ་པའི་སྐུ་དྲིན་གྱིས་ཡིད་ལ་གོམས་པ་ཙུང་ཟད་ཅིག་སྐྱེ་བར་བརྟེན། ཐེངས་འདིར་ཞིབ་འཇུག་སློབ་མའི་སློབ་གནས་དཔྱད་རྩོམ་དུ་བོད་ལུགས་གསོ་རིག་གི་རུས་པའི་སྐོར་གྱི་

རྣམ་གྲངས་འདི་ཉིད་གཏན་ལ་དབབ་པར་འདོད་པ་ཡིན་ནོ། །

དེ་ཡང་འཛམ་གླིང་ཐོག་རྟུས་ལྷག་གི་ནད་དང་། རྟུས་སོབ་ཀྱི་ནད་རིགས་སོགས་མང་དུ་ཡོད་ལ། དེ་དག་གི་ནད་གྱུར་ངོ་བོ་དང་བཅོས་ཐབས་ཐད་གསོ་རིག་གཞན་ཕལ་མོ་ཆེ་ཐབས་ཟད་པའི་སྣང་ཚུལ་མང་དུ་མཐོང་། འོན་ཀྱང་རང་ཅག་གསོ་རིག་གི་གཞུང་དུ་རྟུས་པ་ནི་ལུས་ཟུངས་བདུན་གྱི་ཡ་གྱལ་ཡིན་པ་དང་། དེའི་གྱུར་ཚུལ་སོགས་ཀྱི་སྐོར་ཕྲ་བ་འབྱུང་བའི་རྣམ་གཞག་ནས་རགས་པ་ཚོལ་ལ་སོགས་ཀྱི་གྱུར་ཚུལ་ཤིན་ཏུ་རྒྱས་པར་གསུངས་ཡོད། དེ་བཞིན་རྟུས་ཆག་སོགས་རྟུས་པའི་ནད་རིགས་ཀྱི་ཐད་ལའང་ལྷ་བར་གསོན་གཉེན་སྲིད་པ་སོགས་མན་རྒྱུད་རྒྱ་ཡི་ལེའུ་དང་བཅས་པའི་གཞུང་ཕལ་མོ་ཆེར་ཤིན་ཏུ་རྒྱས་པར་གསུངས་ཡོད། དེ་ལྟ་ན་ཡང་རྒྱུད་དོན་གྱི་མན་ངག་ཕལ་མོ་ཆེ་ད་ལྟའི་ཆར་བག་ལ་ཞ་བའི་ཚུལ་ལས་ལག་ལེན་དངོས་ནང་ཞིབ་འཇུག་དང་མཛད་འཕྲིན་སྐྱོང་མཁན་ཤིན་ཏུ་ཉུང་སྟབས། འདིར་ཕྱོགས་གཅིག་ནས་བོད་ལུགས་གསོ་བ་རིག་པའི་བསྟན་པ་འདི་ཉིད་མ་ཉམས་རྒྱུད་འཛིན་དང་ཉམས་པ་སོར་ཆུད་ཡོང་སླད་ཀྱི་ཀུན་སློང་ངང་གིས་སྐྱེས་པ་དང་། ཕྱོགས་གཞན་ཞིག་ནས་རང་གི་མི་ལོ་བརྒྱད་ཙམ་རིང་གི་སྦྱངས་འབྲས་ཙམ་སློབ་དཔོན་དམ་པའི་སྤྱན་སྔར་གཟིགས་ཞིབ་ཏུ་འབུལ་ཆེད་འདི་དོན་མ་བསྐུལ་ཁུར་དུ་བླངས་པ་ཡིན། ཐེངས་འདིའི་ཞིབ་འཇུག་གི་ནང་

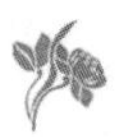

དོན་གཙོ་བོ་ནི་བོད་ལུགས་གསོ་རིག་གི་ཐུན་མོང་མ་ཡིན་པའི་འབྱུང་ལྔའི་རིག་པ་དང་རླུང་མཁྲིས་བད་ཀན་གསུམ་གྱི་རྣམ་གཞག་དེ་ཉིད་ཞིབ་འཇུག་གི་གཞི་རྩར་བཟུང་ནས་ལུས་ཟུངས་བདུན་གྱི་ཡ་གྱལ་ལྔ་པ་རྒས་པའི་གྱུར་ཚུལ་དང་། བྱེད་ལས། དེ་དང་འབྲེལ་བའི་དོན་མཁལ་མ་སོགས་ཀྱི་འབྲེལ་བའི་སྐོར་ལ་ཞིབ་འཇུག་དང་སློབ་སྦྱོང་བྱས་ཏེ། རྣམ་པར་གྱུར་རྗེས་སུ་བྱུང་བའི་རྒས་པ་འཕེལ་ཟད་ཀྱི་ནད་རིགས་དག་ལ་རྟེན་དང་བརྟེན་པའི་འཕེལ་ཟད་ཀྱི་བཅོས་ཐབས་རྩ་དོན་སོགས་བོད་ལུགས་གསོ་རིག་གི་ཐུན་མིན་གྱི་དགོངས་པ་གཞིར་བཟུང་ནས་ནད་གྱུར་གྱི་ངོ་བོ་གསལ་འགྲེལ་དང་། ནད་ཐོག་ལག་ལེན་དངོས་ཀྱི་སྨན་བཅོས་རྩ་དོན་ནམ་གསོ་ཚུལ་དང་གསོ་ཐབས་དག་ལ་ཞིབ་འཇུག་དང་བརྡར་ཤ་བཅད་མཐར། བོད་ལུགས་གསོ་རིག་གི་རྒས་པའི་གནས་ལུགས་དང་རྒས་ནད་སྨན་བཅོས་ཀྱི་ལག་ལེན་སྐོར་ཚུད་ཆ་ཚང་ཞིང་དེང་རབས་རིག་ཚན་དབྱེ་བའི་(学科分类)དགོས་མཁོ་ལྟར། བོད་ལུགས་གསོ་རིག་གི་རྒས་པའི་ནད་ཀྱི་བརྟག་བཅོས་རིག་ཚན་གསར་འཛུགས་དང་འཕེལ་རྒྱས་གཏོང་རྒྱུར་རྨང་གཞི་གང་འཚམ་འདིང་ཐུབ་པ་བྱ་རྒྱུ་ཡིན། རྒས་པའི་ནད་རིགས་ནི་ད་ལྟའི་ཆར་རྒྱལ་ཁབ་ཕྱི་ནང་གང་སར་མཐོང་མང་བ་དང་ན་མང་བའི་ནད་རིགས་ཤིག་ཡིན་པ་དང་། ལྷག་པར་དུ་འཛམ་གླིང་འཕྲོད་བསྟེན་རྩ་འཛུགས་ཀྱིས་དུས་རབས་ཉེར་གཅིག་པའི་ཐོག་མའི་

ལོ་བཅུ་ནི་རུས་པ་དང་གྲུམ་བུའི་ནད་རིགས་གསོ་བཅོས་བྱེད་པའི་ལོ་བཅུ་ཡིན་པ་གཏན་འཁེལ་བྱས་ཡོད་པ་དང་རུས་མཛེར་གྱི་ནད་དང་། རུས་སོབས་ཀྱི་ནད། གྲུམ་བུའི་ནད་སོགས་ཀྱི་ལྷང་ཚད་བརྒྱ་ཆའི་ ༢༥ དམའ་རུ་གཏོང་རྒྱུའི་རེ་འབོད་ཡང་གནང་ཡོད། རང་རྒྱལ་དུའང་དེ་དང་དེ་འདྲ་བའི་ལས་འགུལ་སྤེལ་བཞིན་ཡོད་པ་དང་། ལྷག་པར་དུ་ཉེ་བའི་ལོ་ཤས་རིང་རུས་ནད་སྨན་བཅོས་དེ་སྔར་དང་མི་འདྲ་བར། རུས་པ་འདྲུད་གཅོད་ཀྱི་སྨན་བཅོས་ཐབས་ལམ་ལ་བསྒྱུར་བཅོས་བྱས་ཏེ་གང་ཐུབ་ཀྱིས་ཀྱང་ལུགས་སྨན་སྦྱོར་སོགས་ཁོང་དུ་བསྟེན་ནས་རུས་ནད་གསོ་བཅོས་བྱེད་ཀྱི་ཡོད། དེར་བརྟེན་རུས་པའི་ནད་རིགས་གསོ་བཅོས་ཐད་ཀྱི་རྣམ་གྲངས་འདི་ད་ལྟའི་ཆར་མིའི་རིགས་ཀྱི་འཕྲོད་བསྟེན་ལས་ཀའི་གཙོ་གནད་ཅིག་ཏུ་གྱུར་ཡོད་དོ། །

དང་པོ། ཞིབ་འཇུག་གི་དམིགས་ཡུལ།

སྤྱིར་བོད་ལུགས་གསོ་བ་རིག་པ་འདི་ཉིད་ཉམས་པ་སོར་ཆུད་དང་མ་ཉམས་བརྒྱུད་འཛིན། དར་རྒྱས་གོང་འཕེལ་གཏོང་རྒྱུ་ནི་སྲོལ་རྒྱུན་ཤེས་རིག་བརྒྱུད་འཛིན་པ་ཚོའི་ཐུག་ཐོག་ཏུ་བབས་པའི་ལོ་རྒྱུས་ཀྱི་འགན་འཁྲི་དང་དུས་རབས་ཀྱི་དགོས་མཁོ་ཡིན་ལ་མཐའ་མཇུག་གི་དམིགས་ཡུལ་ཡང་ཡིན་སྐབས། ཁོ་བོས་ཀྱང་ཐོག་མའི་

ཀུན་སློང་དང་མཐའ་མའི་དམིགས་ཡུལ་དེ་འདྲ་ཞིག་བཅངས་ཏེ་དཔྱད་རྩོམ་འདི་ཉིད་ཀྱི་ཁ་བྱང་གཏན་འཁེལ་བྱས་པ་ཡིན། བོད་གངས་ཅན་གྱི་གསོ་བ་རིག་པ་ནི་འཛམ་གླིང་གནའ་རབས་ཀྱི་སྲོལ་རྒྱུན་གསོ་རིག་ཆེན་པོ་བཞིའི་ཡ་གྱལ་ཞིག་ཡིན་པ་ཙམ་མ་ཟད། དེང་གི་དུས་འདིར་རིག་པའི་གཞུང་ལུགས་དང་ནད་ཐོག་ལག་ལེན་གང་གི་ཆ་ནས་ཀྱང་ཕུན་སུམ་ཚོགས་ཤོས་ཀྱི་གསོ་བ་རིག་པ་ཞིག་ཡིན་མོད། འོན་ཀྱང་དུས་རབས་རིམ་བྱུང་ནང་ཕྱི་ནང་གི་རྒྱུ་རྐྱེན་སྣ་ཚོགས་དབང་གིས་བོད་ཀྱི་གསོ་བ་རིག་པའི་གཞུང་དང་ལག་ལེན་གང་ཐད་ནས་ཉམས་གྲུད་ཆེ་ཙམ་བྱུང་ཡོད། ལྷག་པར་དུ་མན་ངག་རྒྱུད་ཀྱི་རྩ་གསོ་བའི་ནང་དོན་ཕལ་མོ་ཆེ་གཞུང་ལུགས་ཙམ་ལས་གཞུང་བཞིན་དངོས་སུ་སྤྱོད་མཁན་ནི་མདོ་དབུས་ཁམས་གསུམ་ན་ཉིན་མོའི་སྐར་མ་ལྟར་མཆིས། དེར་བརྟེན་ཐེངས་འདིར་རང་གིས་རུས་ནད་ཀྱི་ཆག་བཅིངས་དང་ལྷ་བར་གསོན་གཤིན་སྦྱོད་པ་སོགས་བོད་ལུགས་གསོ་རིག་གི་ཐུན་མིན་གྱི་ནད་ཐོག་ལག་ལེན་དག་བཀོལ་སྤྱོད་ཁྱབ་བརྡལ་དུ་གཏོང་རྒྱུ་ནི་གཙོ་བོའི་དམིགས་ཡུལ་ཡིན་ནོ། །

གཉིས་པ། ཞིབ་འཇུག་གི་དཀའ་གནད་དང་གཙོ་གནད།

བོད་ལུགས་གསོ་བ་རིག་པ་ནི་བོད་མི་རིགས་ཀྱི་མེས་པོ་ཚོས་

མདོ་དབུས་མཐོ་སྒང་གི་ཐུན་མོང་མ་ཡིན་པའི་རང་བྱུང་གནམ་གཤིས་དང་ས་བབ་ཁྱད་ཆོས་སོགས་ཕྱིའི་འབྱུང་བ་དང་འཐབ་རྩོད་བྱེད་པའི་བརྒྱུད་རིམ་ནང་ཐོབ་པའི་ཉམས་མྱོང་རྣམས་ཕྱོགས་བསྡོམས་བྱས་ཏེ་གྲུབ་པའི་རང་བྱུང་ཚན་རིག་ཅིག་ཡིན་པ་དང་། རྒྱས་པ་འཕེལ་ཟད་ཀྱི་ནད་རིགས་ནི་ཆེས་རྒྱུན་མཐོང་ཅན་གྱི་ནད་རིགས་ཤིག་ཡིན་ཕྱིར། རྒྱས་ནད་ཀྱི་གསོ་ཚུལ་དང་གསོ་ཐབས་ཀྱང་ཐུན་མོང་མ་ཡིན་པ་དུ་མ་ཞིག་ཡོད། སྨན་གྱི་དེབ་ཚུང་འདིའི་ནང་གཙོ་བོ་བོད་ལུགས་གསོ་རིག་གི་ཐུན་མོང་མ་ཡིན་པའི་འབྱུང་ལྔའི་རིག་པ་དང་རླུང་མཁྲིས་བད་ཀན་གསུམ་གྱི་རྨང་གཞིའི་སྟེང་ནས་གནོད་བྱེད་ལུས་ཟུངས་བདུན་ལས་རྒྱས་པའི་ངོ་བོ་དང་། གྲུབ་ཚུལ། དབྱེ་བ། རྣམ་གྲངས་འཛིན་ལུགས་སོགས་ལ་དཔྱད་ཞིབ་དང་། དེ་བཞིན་རྣམ་པར་གྱུར་པའི་རྒྱས་པའི་ནད་རིགས་ཁག་གི་རྟགས་བཅོས་སོགས་ལ་ཞིབ་འཇུག་བྱ་རྒྱུ་དེ་གཙོར་བཟུང་ཡོད་ལ། ཞིབ་འཇུག་ནང་འཕྲད་པའི་དཀའ་གནད་ཤིན་ཏུ་མང་ཡང་འདིར་གཙོ་བོ་ནི། རྒྱས་པའི་གྲུར་ཚུལ་སྐོར་དང་། རྒྱས་པའི་རྣམ་གྲངས་འཛིན་ལུགས། དེ་བཞིན་རྒྱས་པའི་མིང་འདོགས་ལུགས་དང་། ཕུང་པོ་དངོས་སྟེང་ར་སྤྲོད་བྱེད་དཀའ་བ་སོགས་ཡིན། གཞན་ཡང་ནད་ཐོག་དངོས་ནང་རྒྱས་པའི་ནད་རིགས་དེ་དག་གི་གསོ་བཅོས་སོགས་ཡིན་ནོ། །

གསུམ་པ། ཞིབ་འཇུག་གི་རིན་ཐང་།

བོད་ལུགས་གསོ་རིག་ལས་ལུས་ཟུངས་བདུན་གྱི་ཡ་གྱལ་རུས་པའི་གྲུར་ཚུལ་དང་བྱེད་ལས། རྣམ་པར་གྱུར་པའི་རུས་ནད་བརྟག་བཅོས་སྐོར་གྱི་རྣམ་གྲངས་འདི་འདྲ་ཞིག་ཞིབ་འཇུག་བྱེད་པའི་རིན་ཐང་གཙོ་བོ་ནི། བོད་ལུགས་གསོ་རིག་གི་ཐུན་མོང་མ་ཡིན་པའི་རུས་པའི་གྲུར་ཚུལ་དང་རྣམ་གྲངས་འདྲེན་ལུགས་སོགས་ལ་དཔྱད་ཞིབ་བྱས་ཏེ། བོད་ལུགས་གསོ་རིག་གི་རིག་པའི་གཞུང་ལུགས་ཀྱི་ཐུན་མིན་ཁྱད་འཕགས་རང་བཞིན་གསལ་འགྲེལ་བྱེད་ཐུབ་པར་བྱ་རྒྱུ་དང་། དེ་བཞིན་བོད་ལུགས་གསོ་རིག་གི་རུས་པའི་ནད་ཀྱི་སྨན་བཅོས་ཐབས་ལམ་དང་རྩ་དོན་ད་ལྟའི་ཆར་བག་ལ་ཞ་བའི་ཚུལ་དུ་གནས་པའི་ནང་དོན་དག་སྟོག་འདོན་དང་ཞིབ་འཇུག་བཀོལ་སྤྱོད་བཅས་བྱ་རྒྱུ། བོད་ཀྱི་གསོ་རིག་ལ་སྦྱངས་པ་གནང་མཁན་གྱི་ལས་དང་པོ་བ་ཚོར་རུས་པའི་སྐོར་གྱི་ནང་དོན་སློབ་སྦྱོང་དང་ཤེས་རྟོགས་བྱ་རྒྱུར་འཐུས་སྒོ་ཅུང་ཚང་བའི་དཔྱད་གཞིའི་ཡིག་ཆ་ཞིག་མགོ་འདོན་ཐུབ་རྒྱུ་བཅས་ཐད་རིན་ཐང་ངེས་ཅན་ལྡན་པ་དང་། ཕྱོགས་གཞན་ཞིག་ནས་མ་འོངས་པའི་ནང་མུ་མཐུད་བོད་ལུགས་གསོ་རིག་གི་རུས་པའི་རྣམ་གཞག་ལ་ཞིབ་འཇུག་བྱ་རྒྱུར་ཐོག་མའི་རྨང་གཞི་

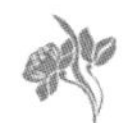

བརྟན་པོ་ཞིག་གཏིང་ཡོད་པ་དང་། ལྷག་པར་དུ་བོད་ལུགས་གསོ་རིག་གི་རིག་པའི་གཞུང་ལུགས་དང་ནད་ཐོག་ལག་ལེན་ཁ་གྲལ་བའི་དངོས་དོན་འདི་ཉིད་བསྒྱུར་བཅོས་ཡོང་རྒྱུར་དོན་སྙིང་ཆེན་པོ་ལྡན་ལ། གཞན་ཡང་ནུས་ལྷག་གི་ནད་དང་ནུས་སོབས་ཀྱི་ནད་སོགས་ད་ལྟའི་ཆར་མཐོང་མང་ཞིང་བཅོས་དཀའ་བའི་ནད་རིགས་དག་ལ་བོད་ཀྱི་གསོ་བ་རིག་པས་ཕྱར་མེད་དང་དམིགས་བསལ་གྱི་ཐབས་ལམ་གསར་བའི་ཁྱད་ཆོས་འབུར་ཐོན་དང་། གཞུང་ལུགས་འདི་ལ་གཅེས་ཕྲུས་དང་གདེང་འཇོག་ཚད་མེད་གནང་བ་དང་དུས་རབས་ཀྱི་དགོས་མཁོ་དང་ལུས་ཅན་རྣམས་ཀྱི་རེ་བ་ཅིག་ཅར་དུ་སྐོང་བའི་རིན་ཐང་ཆེས་ཆེར་ལྡན་པ་བཅས་སོ། །གཞན་ཡང་། བོད་ལུགས་གསོ་རིག་འདི་ཉིད་འཛམ་གླིང་དང་མ་འོངས་པར་ཁ་ཕྱོགས་རྒྱུ་ནི་དུས་རབས་ཀྱི་དགོས་མཁོ་དང་ལོ་རྒྱུས་ཀྱི་ལྡོག་ཏུ་མེད་པའི་འཕེལ་ཕྱོགས་ཤིག་ཡིན་སྟབས། རང་ཅག་བོད་ལུགས་གསོ་རིག་གི་སྨན་དོན་མི་སྣ་ཚོས་ཀྱང་འཛམ་གླིང་སྤྱིའི་གསོ་རིག་འཕེལ་རྒྱས་ཀྱི་གོམ་འགྲོས་དང་བསྟུན་རྒྱུ་ནི་ཤིན་ཏུ་ནས་གལ་ཆེ་བ་ཞིག་ཡིན། དེར་བརྟེན་དཔལ་ལྡན་རྒྱུད་བཞི་གཙོར་བྱས་པའི་བོད་ལུགས་གསོ་རིག་གི་གཞུང་ལུགས་ནང་ལེགས་པར་བསྟན་པའི་ནུས་པའི་རྣམ་གཞག་དག་ལ་སློབ་སྦྱོང་དང་ཞིབ་འཇུག་བྱས་ཏེ། ནད་ཐོག་དངོས་ནང་བཀོལ་སྤྱོད་བྱེད་རྒྱུ་ནི་ད་ལྟའི་ཆར་ཤིན་ཏུ་གལ་ཆེ་བར་སེམས་ལ། གཞན་

ཡང་ཉེ་བའི་ལོ་ཤས་རིང་བོད་ལུགས་སྨན་དོན་མི་སྣ་དག་གིས་ཀྱང་རྣམ་གྲངས་འདིའི་སྐོར་ཞིབ་འཇུག་བྱས་པའི་དཔྱད་རྩོམ་དང་གྲུབ་འབྲས་ཅུང་ཙམ་ཐོན་ཡོད། ཐེངས་འདིའི་ཞིབ་འཇུག་གི་ལས་དོན་བརྒྱུད་ཕྱོགས་གཅིག་ནས་རང་མཉམ་གྱི་བོད་ལུགས་གསོ་རིག་སྨན་དོན་མི་སྣ་ཚོར་རིག་ཚན་འདིའི་ཐད་ཞིབ་འཇུག་དང་བློ་སྒོ་འབྱེད་རྒྱུར་དོན་སྙིང་ངེས་ཅན་ལྡན་པ་དང་། ཕྱོགས་གཞན་ཞིག་ནས་འཛམ་གླིང་གསོ་རིག་ཁྱབ་ཁོངས་ཀྱི་རུས་ནད་སྨན་བཅོས་མ་ལག་ནང་བོད་གངས་ཅན་གྱི་གསོ་བ་རིག་པས་ཐུར་མེད་ཀྱི་མཛད་འཕྲིན་བསྐྱང་རྒྱུར་དོན་སྙིང་ཆེན་པོ་ལྡན་ནོ། །

ས་བཅད་གཉིས་པ། རྣམ་པར་མ་གྱུར་པའི་རུས་པའི་གནས་ལུགས་བཤད་པ།

དང་པོ། རྣམ་པར་མ་གྱུར་པའི་རུས་པའི་གནས་ལུགས་སྤྱིར་བསྟན་པ།

གཅིག རུས་པའི་ངོ་བོ་དང་རིགས་ཚིག་བཤད་པ།

སྤྱིར་རུས་པ་ནི་ལེགས་སྦྱར་སྐད་ཀྱི་ཨསྠི་ཞེས་པའི་བརྡ་ལས་བྱུང་བ་དང་། བོད་སྐད་དུ་གཟུགས་ཀྱི་སྐད་དོད་ཡིན་པས་དེ་ཟུར་ཆག་པ་ལས་བྱུང་ཞེས《རྒྱུད་བཞིའི་དཀའ་འགྲེལ་》ལས་གསུངས་སོ། །ལུས་ཟུངས་བདུན་གྱི་ཡ་གྱལ་རུས་པ་ནི་ལྷ་བ་དང་། ཁང་རུས་གདུང་ལྷ་ཁྲག་ལྷ་རྩ་ལྷ་མིག་རུས་རྩེ་སོགས་ངོས་མཉམ་པ་དང་མི་མཉམ་པ་དུམས་གྲུབ་པ་དང་། ནང་གི་ལྷ་ཁྲག་དང་ཕྱིའི་རྩེ་པགས་གཉིས་ཕན་ཚུན་ཉེར་ལེན་བྱས་ནས་གྲུབ་པ་ཞིག་ཡིན་ཞིང་དེར་ཆ་ཤས་མང་པོ་ཡོད་དེ། རུས་པའི་རྩེ་ཞེས་པ་ནི་ཕྱི་ནང་གཉིས་སུ་གྱེས་ཤིང་རྩ་དཀར་ནག་གི་ཡལ་ག་ཕྲ་མོ་རྣམས་དྲ་བ་ལྟར་འབྲེལ་ཞིང་། དེས་རུས་པ་འཚར་ཞིང་སྐྱེ་བ་དང་ཆག་པ་འཁྱོར་བ་རྩ་དཀར་གྱི་ནུས་

པར་བརྟེན་ནས་ཚོར་བ་ཉམས་སུ་མྱོང་བར་བྱེད་པ། བརྟེན་གཞི་གནས་ཀྱི་དབང་གིས་ཕྱི་རྩི་དང་ནང་རྩི་གཉིས་སུ་ཕྱེས། དེ་ཡང་གདུང་དང་ལྷ་མིག་ཀྱང་བརྗོད། གདུང་ནི་རུས་པའི་ཕྱི་ལོགས་སུ་ཡོད་པའི་སྲ་མཁྲེགས་ཅན་གྱི་ཆ་ཤས་དེ་ཡིན། ལྷ་བ་ནི་ནང་ངོས་ན་གྲངས་མེད་ཀྱི་ཁྲག་རྩ་དང་འབྲེས་ནས་རུས་པའི་བཅུད་རྒྱས་པའི་སོབ་སོབ་ཅན་རྣམས་ལ་བརྗོད། རུས་པའི་སྲ་སྙི་ཁྲོད་ཆོས་དེ་ལ་བརྟེན་ནས་བྱུང་། དེས་ལུས་འདི་སྲུང་ཞིང་སྐྱོབ་ལ་ཚེ་སྲོག་འཛིན་པར་བྱེད་པའི་ཆ་ནས་ལུས་ཟུངས་ཀྱི་གྲས་སུ་འཛོག་པ་དང་། ལུས་ཟུངས་གཞན་རྣམས་གནས་སའི་གཞིའམ་རྟེན་དུ་གྱུར་པའི་གཞོགས་འདེགས་ཀྱི་ནུས་པ་ལྡན་ཞིང་། ཕྱི་དབང་པོ་སྒྲིམ་པའི་རྟེན་བྱེད་པ་དང་ནང་གི་དོན་སྣོད་ཤིན་ཏུ་གཉན་པའི་གནད་རྣམས་སྲུང་ལ་ཡན་ལག་ཉིང་ལག་བརྐྱང་བསྐུམ་འདེགས་འཛོག་བྱེད་པའི་མཐུན་རྐྱེན་སྒྲུབ་བོ། །

གཉིས། རུས་པའི་རྒྱུ་དང་གྲུབ་ཚུལ་བཤད་པ།

སྐྱེད་བྱེད་རྒྱུའི་མཚན་ཉིད་ཡིན་པ་དང་རྒྱུ་མཚན་ནི་འབྲས་བུ་གང་དང་གང་ཞིག་བསྐྱེད་པའམ་འཕེལ་བའི་ཆ་ལ་མེད་དུ་མི་རུང་བའི་ཕྱིར་རོ། །རུས་པའི་སྤྱི་ལོགས་སུ་བྱུང་བའི་ཕའི་ཁམས་དཀར་གྱི་ཆ་ནི་རུས་པའི་རྒྱུ་ར་གྱུར་པའི་དངོས་རྒྱུ་ཡིན་པ་དང་། དཔེར་ན

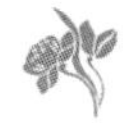

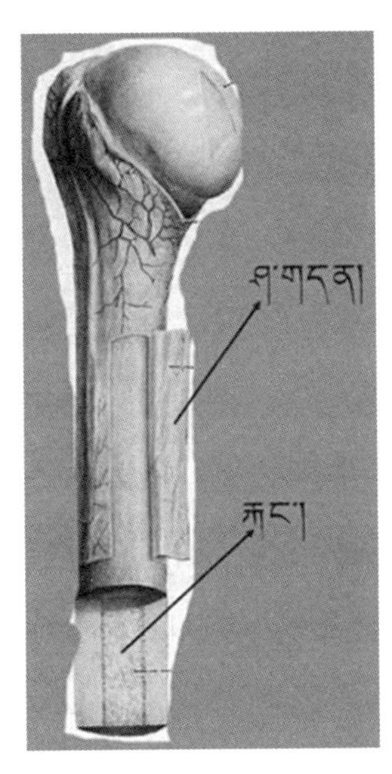

རུས་པ་མ་གྲུབ་པའི་སྔ་ལོགས་སུ་བྱུང་བའི་རྒྱུ་ནི་ཁམས་དཀར་དང་རུས་པ་གྲུབ་པའི་ཕྱི་ལོགས་སུ་བྱུང་བའི་རུས་པ་ནི་འབྲས་བུ་ཡིན་པ། རྒྱུ་དང་འབྲས་བུ་དོན་གཅིག་པ་དང་ཡིན་ཁྱབ་མཉམ་ཡིན་པ། རྒྱུ་མཚན་ནི་རྒྱུ་མ་ཡིན་པའི་འབྲས་བུ་མེད་པ་དང་འབྲས་བུ་མ་ཡིན་པའི་རྒྱུ་མེད་པ་ལྟ་བུ་སྟེ། ཐོག་མར་ལུས་ཟུངས་གང་ཡིན་རུང་། གང་ལས་འབྱུང་བའི་རྒྱུ་ངེས་ཅན་ཞིག་ཡོད་དགོས་པ་ལས་དེ་ནི་ངེས་བསྟན་དང་ཤུགས་བསྟན་གྱི་དབང་གིས་སོ་སོའི་བཞེད་ཚུལ་དང་དགོངས་གཞི་མི་འདྲ་བ་ལས་དོན་དངོས་གནས་ལ་ནང་འགལ་མེད་པ་ནི་གཏན་ཚིགས་དང་མཐུན་པའི་རིག་ལམ་ཉག་ཅིག། ཡིན་ནའང་ལུགས་སྔ་མ་དང་ཕྱི་མའི་དྲན་དབང་རྣམས་ཀྱི་ཞལ་མཐུན་ས་ནི། འགྲོ་བ་ཀུན་གྱི་ཕུང་ཁམས་སམ་ཟག་བཅས་ཉེར་ལེན་གྱི་ལུས་འདི་ཐོག་མར་ཆགས་པ་དང་བར་དུ་གནས་པ་ཐ་མར་འཇིག་པ་རིམ་བཞིན་འཕེལ་བའི་རྒྱུ་གཙོ་བོ་ནི་འབྱུང་བ་ཁོ་ནའི་ནུས་པ་ཡིན་པ་དང་། འབྱུང་བ་དེ་དག་ཤས་ཆེ་ཆུང་གི་དབང་གིས་ལུས་ཀྱི་ཆ་ཤས་འདྲ་མིན་སྣ་ཚོགས་གྲུབ་པ་

ནི་མངོན་སུམ་ཚད་མས་དཔགས་པར་ནུས་སོ། །སྐབས་དོན་གླེང་བར་བྱ་བའི་སྲ་མཁྲེགས་རྣམ་པ་ཅན་གྱི་རུས་པ་ནི་གང་ལས་བྱུང་བའི་རྒྱུ་སྲ་བའི་དབང་དུ་བྱས་ན་འབྱུང་བ་སའི་མཚན་ཉིད་དང་རྗེས་སུ་མཐུན་པ་དང་ངོ་བོའི་དབང་དུ་ཕྱོགས་མཚུངས་སུ་འགྲོ་བ། རགས་པའི་དབང་དུ་ཕའི་ཁམས་དཀར་གྱི་རྐྱེན་གཞི་བྱས་པ་དང་སྔོན་བསགས་བསོད་ནམས་ཀྱི་མཐུ་ལས་ལྷན་ཅིག་བྱེད་རྐྱེན་འཛོམས་ནས་རུས་པ་བསྐྱེད་པར་བྱེད། དེ་ཡང་《རྒྱུད་བཞི》ལས། ས་ལས་ཤ་དང་རུས་པ་སྣ་དྲི་སྐྱེད། །ཅེས་དང་། ཕ་ཡི་ཁུ་བས་རུས་པ་ཀླད་གཞུང་སྐྱེད། །ཅེས་གསུངས་པ་དང་། ཡང་《སྨན་དཔྱད་ཟླ་རྒྱལ་》ལས། རུས་པ་ཆུ་བ་སྣོད་རྣམས་ནི། །ཕ་ཡི་ས་བོན་དག་ལས་ཏེ། །བདུན་ཕྲག་བཞི་བ་སྲ་བྱེད་ཅེས། །རླུང་འབྱུང་བད་ཀན་རུས་པ་ཆགས། །རླུང་འབྱུང་མགོ་བོའི་རུས་པ་དང་། །སྤུབས་དང་ཡན་ལག་རུས་པ་དང་། །རུས་པ་རྣམས་ནི་རྒྱས་པར་བྱེད། །ཅེས་གསུངས་སོ། །ཕྱིར་རུས་པའི་གྱུར་ཚུལ་ལུས་ཟུངས་གཞན་གྱི་གྱུར་ཚུལ་དང་མཚུངས་མེད། དམིགས་བསལ་གྱི་དབང་གིས་མེ་དྲོད་ཀྱི་རྐྱེན་བྱེད་ཚུལ་ཅུང་མི་འདྲ། དེ་ཡང་རོ་དྲུག་ཟས་སྐོམ་གང་ཟོས་པ་དེ་ཉིད་ཐོག་མར་ཕོ་བའི་གནས་སུ་བད་མཁྲིས་རླུང་གསུམ་གྱིས་མྱུག་བཞུ་དྭངས་གསུམ་བྱེད་པ་ནི་སྤྱིའི་དབང་དུ་བྱས་པ་དང་བྱེ་བྲག་རྒྱུ་མ་སོགས་ཀྱི་གནས་སུ་རང་རང་གི་མེ་དྲོད་ཀྱིས་དྭངས་སྙིགས་འབྱེད་པ།

དྭངས་མ་དེ་ཉིད་རྒྱུ་མའི་གནས་ནས་མཆིན་པའི་གནས་སུ་འགྲོ་བ། མཆིན་གནས་སུ་མཁྲིས་པ་མདངས་བསྒྱུར་གྱི་མེ་དྲོད་ཀྱི་བྱེད་ལས་ཀྱིས་ཁྲག་འབབ་ཞིག་ཏུ་གྱུར་པ། ཁྲག་དེ་ཡང་བད་ཀན་མྱག་བྱེད་དང་མཁྲིས་པ་འཇུ་བྱེད་མེ་མཉམ་རླུང་གིས་བྱེད་ལས་ཀྱིས་ཤར་འགྱུར་བ། ཚིལ་ཡང་དེ་བཞིན་ནོ། །ཚིལ་གྱི་དྭངས་མ་དེ་ཡང་བྱེད་ལས་དང་སྐྱེད་ཚུལ་གྱི་དབང་གིས་རླུང་མེ་མཉམ་དང་མེ་དྲོད་གཞན་གྱི་བྱེད་ལས་ཀྱིས་སྨིན་པར་བྱས་ཏེ་དྭངས་མ་རུས་པར་འགྱུར་བ། དེ་དག་སོ་སོའི་འགྱུར་ཚུལ་བརྒྱུད་རིམ་ལྡན་ཚུལ་ནི་དུག་ནད་ཀྱིས་ར་སྲོད་བྱེད་ཐུབ་སྟེ་དུག་གི་ཆ་ཤས་ཕོ་བར་སླེབས་ཚེ་སྐྲེག་སྐྱུག་བྱེད་པ་དང་། ཟས་ལ་འཁྲིན་པས་མ་ཞུ་བའི་ཚུལ་སྟོན་པ་དང་། དེའི་དྭངས་མ་དེ་མཆིན་པའི་གནས་སུ་སོང་ནས་ཁྲག་ཏུ་གྱུར་པས་མཆིན་པ་དང་རོ་སྟོད་ན་ཞིང་གཟེར་ལ་རྩ་རྣམས་འཁྲུག་པ། དེ་ནས་ཁྲག་གིས་ཤར་བསྒྱུར་བས་ཤ་མདོག་སྔོ་ལ་སྐྱམ་པ། ཀོ་ལེར་ཕོལ་བུར་ན་བ། དེ་རྗེས་ཤ་ལས་ཚིལ་དུ་གྱུར་པས་གཉིད་རེས་ཆེ་རེས་ཆུང་ནས་མི་སྙོམ་པ། ཚིལ་ལས་རུས་པར་གྱུར་པས་སོ་དང་སེན་མོ་ན་ཞིང་། ཚིགས་གཞི་དང་རུས་པ་རྣམས་ཕོལ་བུར་ན་བ་དང་། དེ་ནས་རིམ་བཞིན་མགོ་བོ་འཁོར་བའི་མཚན་མ་འབྱུང་བ་ལ་གཞིགས་ན། རུས་པ་ཚུལ་ཇི་ལྟར་འགྱུར་བའི་གནས་ལུགས་ལ་དྲང་དོན་གྱི་ངེས་པ་ཞིག་རྙེད་དོ། །

གསུམ། རུས་པའི་ལྷང་ཚད་བཤད་པ།

ལུས་ཁམས་ལ་ལྷན་སྐྱེས་སུ་གནས་པའི་རུས་པའི་ལྷང་ཚད་ཀྱི་གྲངས་ནི་ སྤྱིའི་ དབང་ དུ་ བྱས་ ནས་ ཉེར་ གསུམ་ དུ་ ངེས་ ཏེ། སྤྱིར་ གནོད་བྱ་གནོད་བྱེད་ཀྱི་ལྷང་ཚད་ཅེས་པ་ནི་སྐྱེ་བོ་དར་མ་ཞིག་གི་ཉེས་པ་དང་ལུས་ཟུངས་ཐམས་ཅད་འཕེལ་ཟད་འགྲུགས་གསུམ་གྱི་དབང་དུ་མ་སོང་བར་སྙོམ་པར་གནས་པ་ལ་ཟེར་བ་སྟེ། 《གསེར་མཆན་རྣམ་བཀྲ་གླེགས་བམ་གན་མཛོད་》ལས། ལྷང་ཚད་ཅེས་པ་ནི། རང་རང་གི་གཟུགས་སྟོབས་ཆེ་ཆུང་དང་། ན་ཚོད་རྒན་གཞོན་སོགས་ལ་དཔགས་པའི་ནད་ཟུངས་དྲི་མ་རྣམས་ཚད་དུ་ཡོངས་པ་དེ་ལ་བྱ་ཞིང་། ཞེས་གསུངས་སོ། །སྐབས་འདིར་གསུངས་པའི་རུས་པའི་ལྷང་ཚད་ཀྱི་ཚད་འཛིན་ས་ནི་ནད་མེད་ཐ་མལ་བར་དགོངས་ནས་བཞེད་པ་ནི་སུས་ཀྱང་བསྙོན་དུ་མེད་པ་ནི་རྟག་པ་དོན་མཐུན་གྱི་གཞལ་བྱའི་ཡུལ་དུ་གྱུར་ཡོད། རུས་པའི་ལྷང་ཚད་རུས་རིགས་ཉེར་གསུམ་ནི་གཙོ་ཆེ་བའི་གནད་ལ་དམིགས་ནས་གྲངས་ངེས་པར་བྱ་བ་དང་། རིགས་ཀྱི་སྒོ་ནས་ཐོད་པའི་རུས་པ་དང་། ལྟག་པའི་རུས་པ། སྣ་སོགས་ཀྱི་ཁྲུང་རུས། སོའི་རུས་པ། མ་མགལ་གྱི་རུས་པ་སྟེ་མགོ་བོར་རིགས་ལྔ། སྐལ་ཚིགས་དང་དེའི་བྱ་འདབ་ཀྱི་རུས་པ་དང་། གཞུག་ཆུང་གི་རུས་པ། དཔྱི་རུས། སྒྲིག་རུས། སོག་རུས། བྲང་

རུས། རྩིབ་རུས། ལྷ་རུ་རྩེ་བཅས་བྱང་ཁོག་སྟོད་སྨད་ལ་རུས་རིགས་དགུ། དཔུང་རྐང་གི་རུས་པ། ལག་ངར་གྱི་རུས་པ། ལག་མགོའི་རུས་པ། བརླ་རྐང་གི་རུས་པ། ལྷ་ངའི་རུས་པ། རྗེ་ངར་གྱི་རུས་པ། སྲེ་ལོང་གི་རུས་པ། རྐང་མགོའི་རུས་པ། རྐང་ལག་གི་སེན་མོ་རུས་པ་བཅས་བསྡོམ་པས་ཉེར་གསུམ་མོ། །འདི་དག་རུས་པའི་དབྱིབས་ལ་བལྟོས་ནས་དབྱིབས་མཚུངས་པ་རྣམས་རིགས་གཅིག་ཏུ་ངོས་བཟུང་བ་དཔེར་ན། དཔྱི་རུས་ལ་སོགས་པ་ལྟ་བུ་དང་། གྲུབ་ཚུལ་ལ་བལྟོས་ནས་གྲུབ་ཚུལ་མཚུངས་པ་རྣམས་རིགས་གཅིག་ཏུ་ངོས་བཟུང་བ་དཔེར་ན། གཞུང་ཆུང་རུས་པ་དང་མཁར་སོགས་ལྟ་བུ་དང་། ནུས་པར་བལྟོས་ནས་ནུས་པ་མཚུངས་པ་རྣམས་རིགས་གཅིག་གི་ཐོག་ནས་ངོས་བཟུང་བ་དཔེར་ན། བརླ་རྐང་རུས་པ་ལྟ་བུའོ། །དེ་དག་དབྱིབས་དང་གྲུབ་ཚུལ་ནུས་པ་ལ་གཞིགས་ཏེ་གྲངས་ཉེར་གསུམ་ངེས་པར་བྱ་བ་ཡིན་ནོ། །

བཞི། རུས་པ་སྤྱིའི་བྱེད་ལས་བཤད་པ།

རུས་པ་ནི་སྤྱིར་འབྱུང་བ་སའི་ཆ་ཤས་ལས་གྲུབ་པའི་སྲ་མཁྲེགས་ཀྱི་རྣམ་པ་དང་འབྱུང་བ་གཞན་གྱི་མཐུན་རྐྱེན་སྦྱར་ནས་བྱུང་བ་ཞིག་ཀྱང་ཡིན། ལུས་ཀྱི་བྱང་ཁོག་སྟོད་སྨད་དང་ཡན་ལག་ཉིང་ལག་ཤ་པགས་རྩ་སོགས་གནས་སའི་གཞི་སྒྲོམ་ལྟ་བུ་ཡིན་པ་

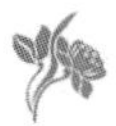

དང་། གཉན་པའི་གནད་རྣམས་སྲུང་ཞིང་སྐྱོབ་པར་བྱེད་པ་དང་། ཀླད་ཁྲིམ་རྩུས་པས་ཀླད་པ་སྲུང་བ། མིག་ཐོར་རྩུས་པས་མིག་སྲུང་བ། མཛེང་ཚིགས་དང་སྒལ་ཚིགས་ཀྱིས་རྒྱུངས་པའམ་ཆུ་རྩ་རྣམས་སྲུང་བ། བྲང་རྩུས་ཀྱིས་གློ་སྙིང་སྲུང་བ། དཔྱི་རྩུས་སོགས་རང་གི་ཆ་ཤས་ཀྱིས་གཉན་པའི་གནད་རྣམས་སྲུང་ཞིང་སྐྱོབ་པར་བྱེད་པ་ནི་རྩུས་པའི་བྱེད་ལས་ཡིན་པ་དང་། ལུས་ཟུངས་ཕྱི་མ་ཁྲང་དང་ཁུ་བ་རྒྱས་པར་བྱེད་པའི་ལས་ཀྱང་བྱེད་པ་དང་། ལྷག་པར་དུ་རྩུས་པ་ནི་ཁང་པ་ཞིག་ལ་མཚོན་ན་ནང་གི་ཀ་བ་དང་གདུང་མ་ལྟ་བུའི་ལུས་འདི་འདེགས་པར་བྱེད་པ་དང་ཁང་པའི་རྟེན་གཞི་ལྟར་གྱུར་ནས་ལུས་འདི་སྐྱོམ་རྟེན་གྱི་གཙོ་བོར་བྱེད་ཅིང་མཁྲང་བའི་ཆ་ལས་འདེགས་སྐྱོར་གྱི་ནུས་པ་ངེས་ཅན་ཞིག་ཐོན་ཡོད། 《རྒྱུད་བཞི》ལས། དཔྱི་རྩུས་གཉིས་ནི་རྩིག་པའི་འགྲམ་གཞི་འདྲ། །ཞེས་པའི་དོན་ལ་གཞིགས་ན་རྩུས་པའི་བྱེད་ལས་གང་འདྲ་ཞིག་ཡིན་པ་ངེས་ཤེས་ཐུབ་པའི་དྲང་དོན་གྱི་ངེས་པ་སྙེད། ལུས་ཀྱི་ཤ་པགས་རྩ་རྒྱུས་རྣམས་འདི་ལ་བརྟེན་ནས་རང་གི་ལས་ཚུལ་བཞིན་བྱེད་པ་དང་བཀྲུང་བསྐུམས་འབྱེད་འཛུམ་བྱེད་པའི་ལས་ནི་སྦྱིར་རྩ་རྒྱུས་ཀྱི་བྱེད་པ་དང་བྱེ་བྲག་རྩུས་པའི་བྱེད་ལས་ཡིན་པ་གོར་མ་ཆག། གང་ཞེ་ན། བྱེད་ལས་དང་ནུས་པ་ནི་གཅིག་མཚུངས་ཡིན་པ་དང་། བྱེད་ལས་ཡིན་ན་ནུས་པ་ཡིན་པས་ཁྱབ་པ་དང་། ནུས་པ་ཡིན་ན་བྱེད་ལས་ཡིན་པས་ཁྱབ་

པའི་ཕྱིར་རོ། །འོན་ཀྱང་། སྐབས་འགར་དབྱེ་གཞི་དང་ཆ་ཤས་ཀྱི་དབང་གིས་ཕྱོགས་མཚུངས་སུ་མི་རྟོགས་པའི་གཉིས་སྣང་ཤར་ཡང་དངོས་གནས་དཔགས་ན་གཅིག་མཚུངས་སུ་འགྲོ་མོད། རུས་པ་ཆེ་བ་དང་ཆུང་བ་དུམ་བུ་ཟླུམ་པོ་སོགས་སོ་སོར་བྱེད་ལས་ཡོད་པ་ནི་སྔོག་ཀྱུར་གྱི་གནས་ལུགས་ཤིག་མིན་པ་མངོན་སུམ་ཚད་མས་གྲུབ་པོ། །

༢། རུས་པའི་རིགས་ཀྱི་དབྱེ་ཚུལ་བཤད་པ།

སྤྱིར་རིགས་ཞེས་པ་ནི་དུ་མ་ཉིད་དུ་བྱས་པའི་སོ་སོའི་ཆོས་ཤིག་ལ་བརྗོད་མོད། དཔེར་ན་སྨྲ་ཤེས་དོན་གོ་བས་མིའི་མཚན་ཉིད་འཛོག་པ་ལས་མཚན་གཞི་ནི་བོད་རིགས་དང་རྒྱ་རིགས་ཞེས་དུ་མ་དབྱེ་བ་ལྟ་བུའོ། །དངོས་པོ་དང་ལྡན་མིན་འདུ་བྱེད་གང་རུང་དེ་མཚུངས་ཀྱི་རང་བཞིན་ལས་དབྱེ་གཞི་གཅིག་ཏུ་འགྱུར་

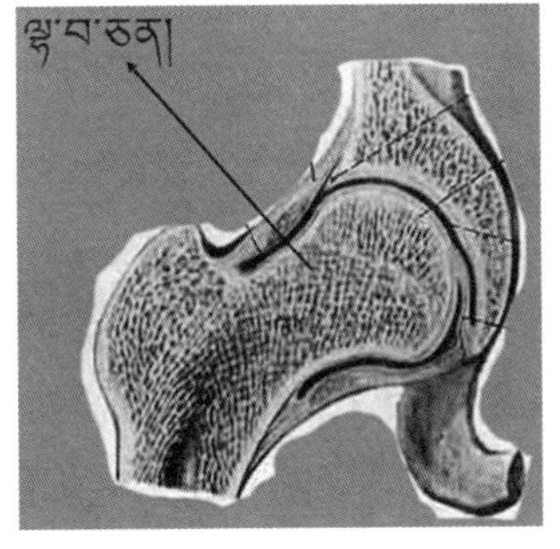

བ་ནི་དོན་དམ་གྱི་གནས་ལུགས་ཤིག་ཡིན། རུས་པ་རིགས་ཀྱི་དབྱེ་སྟངས་ནི་བྱེད་ལས་རྣལ་མ་དང་དབྱིབས་དང་གྲུབ་ཚུལ་གྱི་ཆ་ཤས་ལས་རྟེན་མཚུངས་ཀྱི་དབང་གིས་གྲངས་ཉེར་གསུམ་དུ་ངེས་པ་དང་། དེར་རྣམ་པའི་དབང་གིས་ཐོད་རུས་དང་ལྷག་རུས་དང་། བྱེད་ལས་

ཀྱི་དབང་གིས་སྒྲོག་རུས་རྗེབ་རུས། དཔྱིབས་ཀྱི་དབང་གིས་སྐལ་ཚིགས་དང་སོག་རུས། རྟེན་པའི་དབང་གིས་དཔྱི་རུས་བརླ་རུས་སོགས་དབྱེ་ཡོད། མགོ་སྐྱེ་བྱང་ཁོག་སོགས་སྦུབ་ཅན་གྱི་ནང་དུ་འདུ་བ་དང་དེ་དག་སོ་སོ་དོན་ཧྲིལ་གྱིས་དྲིལ་ན་རུས་པ་དངོས་དང་། རུས་པའི་སྙིགས་མ་གསུམ་གྱི་ནང་དུ་མ་འདུས་པ་མེད། རིགས་ཀྱི་དབྱེ་བ་ནི་ཁྱད་གཞི་དང་ཁྱད་ཆོས་ཀྱི་ཆ་ཤས་ལས་དཀར་བ་ནི་ཚད་མའི་རང་ཆོས་སུ་འགྱུར་བ་དང་། 《གསེར་མཚན་རྣམ་བཀྲ་གླེགས་བམ་གན་མཛོད་》ལས། རུས་རིགས་ཉེ་ཤུ་རྩ་གསུམ་ནི། །ཕོད་རུས་ལྷག་རུས་ཁྲུང་ཁྲུང་དང་། །སོ་རུས་མ་མགལ་མགོ་ལ་ལྔ། །སྐལ་ཚིགས་རུས་པ་དེ་ཡི་ནི། །བྱ་འདབ་རུས་དང་གཞུག་ཧོ་རུས། །དཔྱི་རུས་སོག་རུས་སྒྲོག་རུས་དང་། །བྲང་རུས་རྗེབ་མའི་རུས་པ་དང་། །ལྷ་རུ་རྩེ་སྣེ་ལུས་སྤྱིར་དགུ །དཔུང་རྐང་དང་ནི་ལག་ངར་དང་། །ལག་མགོའི་རུས་ཏེ་ལག་པར་གསུམ། །བརླ་རྐང་རུས་དང་ལྷ་ངའི་རུས། །རྗེ་ངར་རུས་དང་སྲི་ཕོང་རུས། །རྐང་མགོའི་རུས་ཏེ་རྐང་པར་ལྔ། །རྐང་ལག་སེན་མོ་དང་བཅས་ཏེ། །དྲིལ་བའི་ཉེ་ཤུ་རྩ་གསུམ་ཡིན། །ཞེས་གསུངས་སོ། །འདིར་ཁ་ཅིག་གིས་མགོ་རུས་ལྔ་བགྲང་སྐབས་ཡ་མགལ་དང་མ་མགལ་རུས་རིགས་གཉིས་སུ་བརྩིས་ནས་སོ་རུས་བཞག་མེད་ནའང་། ཡ་མགལ་དང་མ་མགལ་གཉིས་ཡས་མས་སུ་ཡོད་པའི་ཁྱད་པར་ལས་རུས་རིགས་གཅིག་ཏུ་བགྲང་བ།

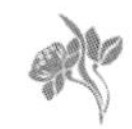

ཡན་ལག་ཏུས་པའི་ནང་ལག་ངར་བཞག་ཡོད་ལ་རྐང་ངར་བརྩིས་མེད་པས། དེ་གཉིས་རྐང་ལག་གི་ཁྱད་པར་རྫས་འགྱུར་རྒྱུ་ཆ་ལས་དཔུང་རྐང་དང་ལག་ངར། བརླ་རྐང་དང་རྗེ་ངར་ཞེས་རིགས་སུ་བགྲང་མི་ཆོག་པ་མེད་དོ། །ཡང་ན། བྲན་རྩེའི་ཏུས་པའང་ཏུས་རིགས་སུ་བགྲང་དགོས་ན། རྐང་ལག་གཉིས་ཀའི་བྲན་རྩེའི་ཏུས་པ་བགྲང་ན་ཅིས་མི་ཆོག། ཡང་ཁ་ཅིག་གིས། དཔུང་ཚིགས་དང་དཔུང་རྐང་གྲུ་མོ་དག་སོགས་སུ་བགར་ཡོད་ནའང་དཔུང་ཚིགས་ནི་དཔུང་རྐང་དང་། སོག་ཏུས། སྒྲོག་ཏུས་གསུམ་གྱི་འབྲེལ་མཚམས་ཚིགས་ཆེན་ཡིན་པ་ལས་ཏུས་པའི་རིགས་བགྲང་ཐུབ་མིན་བརྟག་དགོས་ལ། དེ་བཞིན་གྲུ་མོ་དང་མཁྲིག་མ་གཉིས་ཀྱང་རིགས་བརྩིས་ཡོད་ནའང་། གོ་རིམ་བཞིན་དུ་དཔུང་རྐང་དང་ལག་ངར་གཉིས་ཀྱི་འབྲེལ་མཚམས་དང་། ལག་ངར་དང་ལག་མགོའི་ཚིགས་གཉིས་ཀྱི་འབྲེལ་མཚམས་ལས་རིགས་སུ་དབྱེ་ནས་སྟོན་རྒྱུ་མེད་པ་ལྟ་བུའོ། །དེའི་ཕྱིར་ལག་པར་བྲན་རྩེ་དང་མཁྲིག་མ་སོགས་ལག་མགོ་རུ་གཏོགས་པས་གཅིག་ཏུ་བགྲང་རྒྱུ་མེད་པ་དང་། རྐང་པར་ཡོང་བུ་དང་རྗེ་ངར་གཉིས་སུ་མེད་པས་ལོགས་སུ་དགར་རྒྱུ་མེད་པ་དང་། བྲན་རྩེ་དང་རྐང་མགོ་གཉིས་ཀྱང་རྐང་མགོ་ཞེས་གཅིག་ཏུ་བརྩི་རྒྱུ་མེད་ལ། ཏུས་པའི་སྙིགས་མར་གཏོགས་པའི་སོ་ཏུས་རིགས་སུ་བགྲང་ཆོག་ན། རྐང་ལག་གི་སེན་མོའང་ཏུས་རིགས་སུ་བགྲང་མི་

ཆོག་པ་མེད་པས། དེ་བས་རྒྱུད་ཀྱི་དགོངས་པ་ཚད་མར་འཛིན་པ་ལས་གཞུང་འགའ་ཞིག་ལ་རིག་པས་དཔྱད་བསྡུར་བྱས་པ་དང་ཆབས་ཅིག་རུས་པའི་རིགས་ཉེར་གསུམ་དུ་ངེས་པ། རུས་པ་རིགས་ཀྱི་དབྱེ་སྟངས་ནི་རང་རིགས་ཀྱི་རིག་པའི་གཞུང་ལུགས་ཀྱི་ཆ་ཤས་ཟུར་བཀྱུན་ནས་བརྗོད་པ་མ་གཏོགས་རྩ་བའི་ཆ་ནས་གཞུང་ལུགས་དང་གནོད་འགལ་མེད་པར་དག་པ་དོན་མཐུན་ཡིན། ཡང་ན་ཁ་ཤས་ཀྱི་ཚིག་དོན་དང་ཟུར་དོན་གྱི་དགོངས་པ་མ་རྟོགས་པ་དྲན་དབང་རྣམས་ཀྱི་བཞེད་གཞུང་ལ་སོམ་ཉི་སྐྱེས་པ་ལས་གཏན་ཚིགས་དང་མཐུན་པའི་ཐ་ཚིག་གསོན་པོ་འདྲེན་རྒྱུ་མི་སྣང་། རྒྱུ་མཚན་དེའི་ཕྱིར་རྒྱུད་ཀྱི་དགོངས་དོན་གཞི་བྱས་ནས་གཞུང་གང་མང་ཞིག་དཔྱད་བསྡུར་བྱ་རྒྱུ་ནི་གནད་དུ་འཁེལ་བའི་ཐབས་ལམ་དང་དོན་དུ་འགྲོལ་བའི་བྱ་གཞག་ཅིག་ཡིན་པ་ཕྱོག་ཏུ་མེད་པའི་ཆོས་ཉིད་ཡིན་ནོ། །

བཞི། རུས་པའི་དབྱེ་གྲངས་འདྲེན་ཚུལ་རྒྱས་པར་བཤད་པ།

བོད་ལུགས་གསོ་རིག་ཏུ་རུས་པའི་དུམ་བུ་སུམ་བརྒྱ་དྲུག་ཅུའི་གྲངས་འདྲེན་ལུགས་འདིར་གཞན་དང་མི་མཚུངས་པའི་ཁྱད་ཆོས་མང་པོ་ལྡན་པ་དང་། ཀུན་རྫོབ་བློ་ཡི་སྣང་ངོ་ཙམ་མ་ཡིན་པར་ཕྱི་སྣོད་ཀྱི་འཇིག་རྟེན་དང་ནང་བཅུད་ཀྱི་སེམས་ཅན་གཉིས་ཕན་ཚུན་

ཉེར་ལེན་བྱེད་པའི་ཆོས་ཉིད་ལ་དགོངས་ནས་གསུངས་ཡོད་པ་དང་། ཕྱི་ནང་འབྱུང་མཐུན་གྱི་གནས་ལུགས་མཚོན་ཡོད། རུས་དུམ་སོ་སོའི་སྐྱེ་ཚུལ་ཐད་ལ་ཕྲ་བ་དང་རགས་པའི་དབང་དུ་བཏང་ནས་ཐང་ལ་འབར་སོགས་ཀྱི་སུམ་བརྒྱ་འདོད་པ་དང་དེ་མིན་གཞུང་ཁ་ཤས་ཀྱིས་སུམ་བརྒྱ་དྲུག་ཅུར་བཞེད་ཡོད་དེ། 《དགའ་བོ་མངལ་གནས་སམ་དཀོན་བརྩེགས་》ལས། རུས་པ་འདུས་ནས་ལུས་གྲུབ་པ། །ཐམས་ཅད་ལས་ཀྱི་རྒྱུ་ལས་བྱུང་། །མགོ་ཐོད་རུས་པ་དགུ་འདུས་ཤིང་། །འགྲམ་པའི་རུས་པ་གཉིས་འདུས་ཏེ། །སོ་ནི་སུམ་ཅུ་རྩ་གཉིས་ལྡན། །དེ་ཡི་རྩ་བའང་དེ་བཞིན་ནོ། །ཧ་རྩེ་གཉའ་བའི་རུས་པ་དང་། །ཙན་དང་སྣ་ཡི་རུས་པ་དང་། །བྲང་དང་མིད་པའི་རུས་པ་དང་། །བསྡུས་ན་རུས་པ་ཉི་ཤུ་ཡོད། །མིག་ལ་རུས་པ་བཞི་ཡོད་དེ། །ཕྲག་པ་མཇིང་པ་ཟུང་གཉིས་ཡོད། །ལག་པ་གཉིས་དང་སོར་མོ་རྣམས། །བསྡུས་ན་རུས་པ་ལྔ་བཅུ་ཡོད། །ལྟག་རྒྱབ་རུས་པ་བརྒྱད་ཡོད་དེ། །སྒལ་ཚིགས་ལ་ནི་སུམ་ཅུ་གཉིས། །འདི་དག་ཀུན་ལ་རྩ་ཡོད་པས། །དེ་ཡི་གྲངས་ནི་བཞི་ཆར་ཡོད། །རྩིབ་ལོགས་གཡས་པའི་རུས་པ་ནི། །ཕན་ཚུན་འབྲེལ་བ་བཅུ་གསུམ་ཡོད། །རྩིབ་ལོག་གཡོན་འབྲེལ་སྐྱེས་པ་ཡི། །རུས་པ་དག་ནི་སུམ་ཅུ་ཡོད། །རུས་པའི་ལུ་གུ་རྒྱུད་འདི་དག །གསུམ་གསུམ་དག་ནི་ཕན་ཚུན་འབྲེལ། །གཉིས་གཉིས་དག་ནི་ཚིགས་ལྡན་ཏེ། །ལྷག་མ་གཞན་ནི་

འབྲེལ་བ་མེད། །གཡས་གཡོན་བརླ་ནི་གཉིས་པོ་ལ། །བསྡུས་ན་རུས་པ་ལྔ་བཅུ་ཡོད། །ལུས་ནང་འབྲེལ་བའི་རུས་པ་ནི། །བསྡུས་ན་སུམ་བརྒྱ་དྲུག་ཅུ་ཡོད། །རུས་ཚིགས་ཕན་ཚུན་འབྲེལ་ནས་ནི། །སེམས་ཅན་ལུས་ནི་འགྲུབ་པ་ཡིན། །ཡང་དག་སངས་རྒྱས་མཁྱེན་པ་ཡིས། །བདེན་པའི་ཚིག་ཏུ་གསུངས་པ་ཡིན། །ཞེས་གསུངས་པ་ལྟར་ཏེ། མགོ་ཐོད་ལ་རུས་པ་དགུ། འགྲམ་རུས་གཉིས། སོ་ལ་སོ་གཉིས། རྣ་རྩ་ནས་མེད་པའི་རུས་པའི་བར་རུས་པ་ཉི་ཤུ། མིག་རུས་གཉིས། ཕྲག་པ་དང་ཕྱིན་པ་གཉིས་གཉིས། ལག་པ་དང་སོར་མོ་ལ་རུས་པ་ལྔ་བཅུ། ལྟག་རྒྱབ་ཀྱི་རུས་པ་བརྒྱད། སྐལ་ཚིགས་སུམ་ཅུ་སོ་གཉིས། དེའི་དབྱེ་བ་ཆ་བཞི་ཕྱེས་པས་ཕྱི་འདབ་མཁར་མཚམས་འཕང་ལོ་ལ་རུས་པ་བརྒྱ་དང་ཉི་ཤུ། རྩིབ་ལོགས་གཡས་གཡོན་ལ་ཉེར་དྲུག། བརླ་གཡས་གཡོན་དང་རྐང་པའི་སོར་མོ་དང་བཅས་པ་ལ་ལྔ་བཅུ་བཅས་དྲིལ་བས་སུམ་བརྒྱ་དྲུག་ཅུ་རྩ་ལྔ་ནི་ཐོད་པའི་རུས་པ་དུམ་བུ་དགུ་བའི་དབང་དུ་བྱས་པ་ཡིན་ནོ། །ཐོད་པ་ཕལ་ཆེར་དུམ་བུ་བཞི་བའི་དབང་དུ་བྱས་པས་སུམ་བརྒྱ་དྲུག་ཅུར་དགོངས་པ་ཡིན་ནོ། །ཡོངས་གྲགས་སུ་མགོ་བོ་དཔྲལ་བའི་རུས་པ་དང་ལྟག་པའི་རུས་པ་གཉིས་དུམ་བུ་རེ་རེ་དང་། ཐོད་པའི་རུས་པ་དང་། རྣ་ལྟན་གྱི་རུས་པ། མིག་ཐོར་རུས་པ། སྣ་གཞིའི་རུས་པ། སྣ་སྒྲིམ་གྱི་རུས་པ། མཁུར་ཚོས་ཀྱི་རུས་པ། ཡ་མགལ་ལམ་ཡ་

འགྲམ་གྱི་རུས་པ། རྐན་གྱི་རུས་པ་བཅས་དུམ་བུ་གཉིས་རེ་ཆ་བརྒྱད། མིག་དགྲག་ནང་ངོས་ཀྱི་རུས་པ། མིག་དགྲག་ཕྱི་ངོས་ཀྱི་རུས་པ། གཞོལ་རུས། ལྐེ་ཅོའི་རུས་པ། མ་མགལ་ལམ་མ་འགྲམ་གྱི་རུས་པ་བཅས་དུམ་བུ་རེ་རེ་ཡ་བདུན། རྣ་བ་གཡས་གཡོན་ལ་སྦྲ་ལེན་གྱི་རུས་པ་གསུམ་རེ་སྟེ་དྲུག་དང་། སོའི་གྲངས་ནི་སྦྲ་བརྗོད་སོགས་ལ་གཅེས་པའི་མདུན་སོ་ཡས་མས་བཞི་རེ་སྟེ་བརྒྱད་དང་། མཛོས་བྱེད་ཀྱི་མཆེ་བ་ཡས་མས་གཉིས་རེ་སྟེ་བཞི། ཟས་སོགས་ལྷད་ཅིང་གཅོད་པར་བྱེད་པའི་འགྲམ་སོ་ཡས་མས་བརྒྱད་རེ་སྟེ་བཅུ་དྲུག། མཐའ་བཞིའི་སོ་ཆུང་བཞི་སྟེ་བསྡོམས་པས་མགོ་བོར་རུས་དུམ་དྲུག་ཅུ་རེ་གཅིག། དེ་བཞིན་བྱང་ཁོག་ལ་མཛེང་ཚིགས་བདུན་དང་། སྒལ་ཚིགས་བཅུ་གཉིས། རྐེད་ཚིགས་ལྔ་བཅས་གཞུང་ཚིགས་ཉེར་བཞི་པོ་རྣམས་སོ་སོར་མཁར་རམ་འཕང་ལོ་རེ་རེ་དང་། མཁར་མཚམས་རེ་རེ། གཞོགས་གཡས་གཡོན་དུ་གྲེས་པའི་བྲེ་འདབ་ཀྱི་རུས་པ་གཉིས་རེ་བཅས་བཞི་རེ་དབྱེ་བས་བསྡོམས་དུམ་བུ་དགུ་བཅུ་གོ་དྲུག་དང་། མཚང་རུས་སམ་ཞ་གདོང་ལ་རུས་དུམ་ལྔ། གཞུང་ཆུང་རུས་དུམ་ལྔ། དཔྱི་རུས་གཡས་གཡོན་གཉིས། སོག་རུས་གཡས་གཡོན་གཉིས། སྒྲོག་རུས་གཡས་གཡོན་གཉིས། བྲང་རུས་ལ་བྲང་མགོ་དང་བྲང་དཀྱིལ་ལྕེན་རྣ་བཅས་ཕྲལ་བའི་རུས་དུམ་གསུམ། བྲང་རུས་དང་རྩིབ་མའི་བར་དུ་

འབྲེལ་བའི་ལྷ་རུ་རྩེའི་རུས་དུམ་ཉི་ཤུ། ལྷ་རུ་རྩེ་དང་འབྲེལ་བའི་རྩིབ་མ་གཡས་གཡོན་བཅུ་རེ་སྟེ་ཉི་ཤུ། བྲང་རུས་དང་མ་འབྲེལ་བའི་རྩིབ་ཕྲུང་གཡས་གཡོན་གཉིས་རེ་སྟེ་བཞི་བཅས་བསྒྲིལ་བས་བསྡོམས་བྱུང་ཁོག་ལ་རུས་དུམ་བརྒྱ་དང་ལྔ་བཅུ་ལྔ་དགུ་ཡོད་ལ། ལག་པར་དཔུང་རྐང་གི་རུས་པ་གཡས་གཡོན་གཉིས་དང་། ལག་ངར་གཡས་གཡོན་སོ་སོར་རུས་པ་ཆེ་ཆུང་གཉིས་རེ་སྟེ་བཞི། ལག་མགོ་གཡས་གཡོན་སོ་སོར་ཕྲན་རྩེ་རུས་པ་བརྒྱད་རེ་སྟེ་བཅུ་དྲུག། ལག་མཐིལ་གཡས་གཡོན་སོ་སོར་རུས་པ་ལྔ་རེ་སྟེ་བཅུ། སོར་མོ་གཡས་གཡོན་རྣམས་སོ་སོར་རུས་དུམ་བཅུ་བཞི་རེ་སྟེ་ཉེར་བརྒྱད། སེན་མོ་གཡས་གཡོན་ལྔ་རེ་སྟེ་བཅུ་བཅས་བསྡོམས་པས་ལག་པར་རུས་དུམ་བདུན་ཅུ་ཐམ་པ་དང་། དེ་བཞིན་རྐང་པར་བརླ་རྐང་གི་རུས་པ་གཡས་གཡོན་གཉིས་དང་། ལྷ་ངའི་རུས་པ་གཡས་གཡོན་གཉིས། རྗེ་ངར་གཡས་གཡོན་སོ་སོར་རུས་པ་ཆེ་ཆུང་གཉིས་རེ་སྟེ་བཞི། རྒྱ་ཚིགས་སམ་ལོང་ཚིགས་གཤམ་ན་རྟིང་རུས་སམ་སྲེ་ལོང་གི་རུས་པ་གཡས་གཡོན་གཉིས། ཕྲན་རྩེ་རུས་པ་གཡས་གཡོན་དྲུག་རེ་སྟེ་བཅུ་གཉིས། རྐང་མཐིལ་གཡས་གཡོན་སོ་སོར་རུས་པ་ལྔ་རེ་སྟེ་བཅུ། སོར་མོ་གཡས་གཡོན་རྣམས་སོ་སོར་རུས་དུམ་བཅུ་བཞི་སྟེ་ཉེར་བརྒྱད། སེན་མོ་གཡས་གཡོན་ལྔ་རེ་སྟེ་བཅུ་བཅས་བསྡོམས་པས་རྐང་པར་རུས་པ་བདུན་ཅུ་སྟེ་དེ་ལྟར་བྱུང་ཁོག་ཡན་ལག་དང་བཅས་པ་ཀུན་དྲིལ་བས་རུས་པའི་

དུམ་བུ་སུམ་བརྒྱ་དྲུག་ཅུ་འབྱུང་བའོ། །

བདུན། བོད་ལུགས་དང་ཕྱི་ལུགས་གཉིས་ཀྱི་རུས་གྲངས་འཛིན་ལུགས་ཀྱི་དཔྱད་བསྡུར།

བོད་ཕྱི་གཉིས་ཀྱི་རུས་གྲངས་འཛིན་ལུགས་ཐད་མི་འདྲ་བའི་སྣང་ཚུལ་ཤར་ཡང་གཅིག་གིས་མེད་པ་གསར་བསྐྲོན་བྱེད་པ་དང་གཅིག་གིས་ཡོད་པ་མེད་པར་བཟོས་པ་ཞིག་མ་ཡིན། རྒྱུ་མཚན་གང་ཡིན་ཞེ་ན། ངོ་བོ་དང་བྱེད་ལས། གནས་སའི་ཁྱད་པར། ན་ཚོད་སྨིན་མ་སྨིན་བཅས་ཀྱི་སྒོ་ནས་དབྱེ་སྟངས་དབང་གིས་གྲངས་འཛིན་ཚུལ་ཅུང་མི་འདྲ་བ་ཡོད་པ་དང་། དེར་དཔག་པར་གྱུར་པ་དང་གཞལ་བྱའི་གནས་ནི་ལུས་ཀྱི་ཕུང་པོ་འདི་ཡིན་ཕྱིར་རྩ་བའི་ཆ་ནས་གནོད་འགལ་མེད་པ་ནི་བསྐྱོན་མེད་ཀྱི་གནས་སུ་འཁྱུམས། དེ་བས་དཔྲལ་རུས་དུམ་གཅིག་དང་། ཕྲེད་རུས་དུམ་བུ་གཉིས། མུར་གོང་རུས་དུམ་གཉིས། ལྟག་པའི་རུས་དུམ་བཞི། ཀན་རུས་དཀྱིལ་ན་རུས་དུམ་དབྱིབས་རྒྱ་གྲམ་ལྟ་བུར་གནས་པ་བཞི། རྣ་བའི་རུས་པ་གཉིས། མིག་རུས་གཉིས། སྣ་རུས་བཞི། འགྲམ་རུས་གཉིས། གཞོལ་རུས་དང་ལྕེ་ཙེའི་རུས་པ་གཉིས། ཕྱི་ལུགས་གསོ་རིག་གིས་ལྟག་རུས་དུམ་བུ་གཅིག་ཏུ་འཛིན་པ་ནི་ན་ཚོད་དར་མའི་དུས་ལ་དཔག་ནས་དུམ་བུ་གཅིག་ཏུ་འཛིན་པ། བྱིས་པ་ལོ་གསུམ་མ་ལོན་

གོང་དུ་རུས་དུམ་བཞི་ཡོད་པ་ནར་སོན་རྗེས་རུས་འབྲེལ་བྱུང་ནས་གཅིག་ཏུ་ཆགས་པ་ཞིབ་པར་གཟིགས་ན་ཤུལ་མཐོང་བ་ལྟ་བུ་དང་། ཕྱི་ལུགས་གསོ་རིག་གིས་རྣ་རུས་དྲུག་འཛིན་པ་ནི་རུས་དུམ་ཆུང་བ་གསུམ་ལྷན་དུ་འབྲེལ་ཡོད་པས་གཡས་གཡོན་དུ་དུམ་བུ་རེ་རེ་བརྩི་བ་ཡིན། བོད་ལུགས་གསོ་རིག་གི་ཆ་བརྒྱད་ཡ་བདུན་གྲངས་འཛིན་ལུགས་ནི་དར་མོ་སྨན་རམས་པའི་དགོངས་པ་དང་མི་མཐུན། དེ་ཡང་གསོ་རིག་ཀུན་བཏུས་དང་འགྲེལ་བ་ཁ་ཤས་ཀྱིས་དེ་བཞིན་འཛིན་པར་སྣང་། དེ་ནི་ཕྱི་ལུགས་གསོ་རིག་དང་ཕལ་ཆེར་གཅིག་མཐུན་དུ་འགྲོ་བ། སོ་ལ་སྨྲ་བརྗོད་དང་མཛེས་བྱེད་སོགས་སོ་གཉིས་ནི་བོད་ལུགས་གསོ་རིག་ལས་ངོ་བོ་ལ་བལྟོས་ནས་རུས་པའི་གྲས་སུ་འཇོག་པ་དང་། ཕྱི་ལུགས་ཀྱི་བྱེད་ལས་ལ་བལྟོས་ནས་འཇུ་བྱེད་མ་ལག་གི་ཁོངས་སུ་བཞག་པས་མགོ་རུས་ཉེར་དགུ་འཛིན་པའི་རྒྱུ་མཚན་དེ་ཡིན། རང་ལུགས་རྒྱུད་ཀྱི་དགོངས་པ་སོ་དང་སེན་མོ་ཞེས་གཏན་འབེབས་བྱས་ཡོད་པ་གཞི་བཅོལ་ཞིང་ཚད་མར་བཟུང་ནས་དྲུག་ཅུ་རེ་གཅིག་འཛིན་པ་དོན་ལ་མི་འགལ་ལོ། །

བོད་ལུགས་གསོ་བ་རིག་པར་བྱུང་ཁོག་རུས་དུམ་བརྒྱ་དང་ང་དགུ་འཛིན་པ་ནི། སྐྱི་ཚིགས་བདུན་དང་། སྒལ་ཚིགས་བཅུ་གཉིས། རྐེད་ཚིགས་ལྔ་བཅས་ཉེར་བཞི་ཡོད་པ་དེ་དག་རེ་རེ་མཁར་དང་མཁར་མཚམས་བྱ་འདབ་གཉིས་བཅས་བཞི་རུ་ཕྱེ་བས་བསྡོམས་

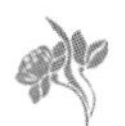

པས་དགུ་བཅུ་གོ་དྲུག་དང་། རྩིབ་མ་ཉེར་བཞི། ལྷ་རུ་རྩེ་ཉི་ཤུ། ཕ་གདོང་རུས་པ་ལྔ། གཞུག་ཆུང་རུས་པ་ལྔ། བྲང་རུས་གཡས་གཡོན་བཅུ་གཉིས། དཔྱི་རུས་གཉིས། སྒྲོག་རུས་གཉིས། སོག་རུས་གཉིས་བཅས་བྱུང་ཡོག་རུས་པའི་ཡོངས་ལ་འདྲེན་ནོ། །

བོད་ལུགས་གསོ་རིག་ཏུ་སྐལ་ཚོགས་དུམ་བུ་བཞི་འདྲེན་ཚུལ་ནི་བྱེ་བྲག་དང་སྤྲ་བའི་དབང་དུ་བྱས་པ་དང་། དེ་ནི་སྤྱི་དང་རགས་པའི་དབང་དུ་བྱས་ཚུལ་ནི། དཔེར་ན། མི་འགའ་ཞིག་གིས་ཕྱི་སྣོད་ཀྱི་འཇིག་རྟེན་འདི་གླིང་གཅིག་ཏུ་གཏོགས་པ་དང་། ཁ་ཤས་ཀྱིས་གླིང་བཞི་གླིང་ཕྲན་མང་པོ་ཡོད་པར་ངོས་འཛིན་པ་ལྟ་བུའོ། །དབྱེ་ཚུལ་མི་འདྲ་བ་ལས་དབྱེ་གཞི་གཅིག་ཏུ་གྱུར་པ་ལྟར། བོད་ཀྱི་གསོ་རིག་གཞུང་དུ་ཕ་གདོང་དང་གཞུག་ཆུང་ལྔ་རེ་དང་། བྲང་རུས་བཅུ་གཉིས་ངེས་པར་བཟི་བ། ཕྱི་ལུགས་ཀྱིས་དེ་དག་རེ་རེ་ལས་བརྩིས་མེད་མོད། འོན་ཀྱང་ལོ་ན་ཆུང་བའི་དུས་སུ་དེ་དག་ཁ་ཕྲལ་དུ་གནས་པ་ཡིན་ཞིང་། ནར་སོང་རྗེས་རུས་འབྲེལ་བྱུང་སྟེ་གཅིག་ཏུ་ཆགས་པ་དང་ཞིབ་པར་བརྟག་དཔྱད་བགྱིས་ན་འབྲེལ་ཤུལ་མཐོང་ཐུབ་པ་ལྟ་བུའོ། །དེ་ནི་རུས་པའི་གནས་ལུགས་དངོས་དང་མཐུན་པར་མ་ཟད། དེ་ཉིད་སྒྲིག་ཆགས་རིག་པའི་ལྟ་བ་དང་ཡང་མཐུན་གྱིན་ཡོད། དེ་མིན་དེང་རབས་གསོ་རིག་གིས་མངལ་ཆགས་འཕེལ་རིམ་ལ་ཞིབ་འཇུག་བགྱིད་པའི་འབྲས་བུ་དང་གཅིག་མཚུངས་སུ་འགྲོ་བ་དང་།

དེར་བསམ་གཞིགས་རྒྱལ་མ་བཏང་ན་མེས་པོ་གོང་མ་ཐུགས་ཀྱི་རྣོ་གྲོས་ཀུན་གསལ་གྱི་སྣང་ཡངས་བཞིན་སྲུས་ཀྱང་གཞལ་དུ་མེད་པའི་གནས་སུ་འཁྱམས། འདྲེན་ལུགས་དེ་དག་འགལ་བར་མེད་པ་ལས་མཚན་ཉིད་རིག་པའི་ལྟ་བ་དང་ཡང་མཐུན། ཕྱི་ལུགས་གསོ་རིག་གམ་དེང་རབས་གསོ་རིག་ཏུ་རྩིབ་རུས་དང་ལྷ་རུ་རྩེའི་རུས་པ་གཉིས་གཅིག་ཏུ་བྲངས་ཏེ་ཉེར་བཞི་བྱེད་པ་དང་། བོད་ཀྱི་གསོ་རིག་ཏུ་དེ་དག་སོ་སོར་འདྲེན་པ་དང་། རྩིབ་མ་བཅུ་གཅིག་དང་བཅུ་གཉིས་པ་ལྷ་རུ་རྩེ་རུས་པ་མེད་པར་ཐད་སྙིང་གི་རུས་པ་དང་འབྲེལ་བས། རྩིབ་མ་ཉེར་བཞི་དང་ལྷ་རུ་རྩེ་རུས་པ་ཉི་ཤུ་བཞག་པ་ཡིན་ཏེ་རུས་པ་སྲ་སླིའི་ཁྱད་པར་ལས་ཕྱེ་བ་ཡིན་ནོ། །

གཞན་ཡང་ཕྱི་ལུགས་གསོ་རིག་གིས་སྒྲོག་རུས་དང་སོག་རུས་དཔྱི་རུས་གསུམ་བྱེད་ལས་ལ་བལྟོས་ནས་ཡན་ལག་སྟོད་སྨད་ཀྱི་རུས་པའི་གྲས་སུ་བཞག་པ་དང་། བོད་ལུགས་གསོ་རིག་གིས་དེ་དག་གནས་ལ་བལྟོས་ནས་བྱང་ཁོག་རུས་པའི་གྲས་སུ་བཞག་པའོ། །ཕྱི་ལུགས་གསོ་རིག་ཏུ་བྱང་ཁོག་ལ་སྒལ་ཚིགས་ཉེར་བཞི་དང་བྲང་རུས་གཅིག། རྩིབ་མ་ཉེར་བཞི། ཞ་གདོང་རུས་པ་དང་གཞུག་ཆུང་རུས་པ་གཅིག་བཅས་ལྔ་བཅུ་ང་གཅིག་འདྲེན་པ་དེ་དག་རགས་པའི་དབང་དུ་བྱས་པ་རྗེས་དཔག་རིག་པའི་ལམ་ནས་ཡང་དག་གི་ངེས་པ་ཉིད། བོད་ལུགས་གསོ་རིག་གཞུང་དུ་ཡན་ལག་སྟོད་སྨད་ལ་རུས་པ་

 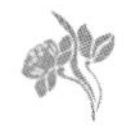

བདུན་ཅུ་བདུན་ཅུ་ཕྲེས་ནས་བརྒྱ་དང་བཞི་བཅུར་འདྲེན་པ་དང་། ཕྱི་ལུགས་གསོ་རིག་ལས་ཡན་ལག་སྟོད་ལ་སྒྲིག་རུས་དང་སོག་རུས་བརྩེ་བ་དང་སེན་མོ་མ་བརྩིས་པས་རུས་དུམ་དྲུག་ཅུ་རེ་བཞི་འདྲེན་པ་དང་ཡན་ལག་སྨད་ལ་དཔྱི་རུས་བརྩིས་པ་དང་སེན་མོ་མ་བརྩིས་པས་དྲུག་ཅུ་རེ་གཉིས་འདྲེན་པས་གོང་འོག་དེ་དག་བསྡོམས་པས་གཉིས་བརྒྱ་བཅུ་མེད་དྲུག་ཏུ་གྱུར་པ་ལྟ་བུའོ། །བོད་ལུགས་གསོ་རིག་གི་གཞུང་དུ་སེན་མོ་དྲངས་པ་ནི་གཞུང་དང་མི་མཐུན་པ་དང་གནས་ལུགས་མེད་པ་ཞིག་རྩ་བ་ནས་མ་ཡིན། དེར་རུས་པ་འཕེལ་ཟད་ཀྱི་གནས་ལུགས་དངོས་ལ་དཔག་ན་དྲང་དོན་གྱི་ངེས་པ་རྙེད་ཐུབ་པ་དང་། རང་ལུགས་ཀྱི་གཞུང་དུ་རུས་པའི་གྲངས་འདྲེན་ལུགས་ནི་ཧ་ཅང་ཞིབ་ཚགས་ཆེ་བ་དང་ལྷག་དོན་རྟེན་ཅིང་འབྲེལ་འབྱུང་གི་ལམ་ནས་གསུངས་པ་ཞིག་ཡིན། ཕྱིས་སུ་ལོ་པཎ་བགྲང་ལས་འདས་པ་ཞིག་གིས་བསྲེགས་བཅད་བརྡར་གསུམ་གྱིས་རིག་ལམ་རྣམ་པར་བཅད་ནས་སྙིག་གྱུར་གཉིས་ཀྱི་མཐའ་ལས་མ་འདས་པས་མངོན་སུམ་ཚད་མའི་གཞུང་འདི་འདྲེན་བྱེད་ཡུལ་དུ་གསལ་ལོ། །

<table>
<tr><th colspan="6">བོད་ལུགས་དང་ཕྱི་ལུགས་གཉིས་ཀྱི་རུས་གྲངས་འདྲེན་ལུགས་ཀྱི་དབྱེ་བསྡུར་རེའུ་མིག</th></tr>
<tr><th colspan="3">བོད་ལུགས་ཀྱི་རུས་གྲངས་འདྲེན་ལུགས།</th><th colspan="3">ཕྱི་ལུགས་ཀྱི་རུས་གྲངས་འདྲེན་ལུགས།</th></tr>
<tr><td>ཐོད་རུས།</td><td>༢</td><td rowspan="12">བོད་ལུགས་ཀྱིས་ལྟག་རུས་བཞི་འདྲེན་པ་ནི་བྲིས་པ་ཆུང་དུས་རུས་དུམ་བཞི་ཡོད་པ་དང་། ནར་སོང་རྗེས་རུས་པ་མཁྲེགས་པར་གྱུར་ནས་གཅིག་ཏུ་འགྱུར་བ། ཕྱི་ལུགས་ཀྱིས་གཅིག་ཏུ་བརྩི་བ་ནི་དར་མའི་སྐབས་ལ་དགོངས་པའོ།།</td><td>ཐོད་རུས།</td><td>༢</td><td rowspan="16">ཁན་རུས་ནི་རྒྱ་གྲམ་ལྟར་དབྱེ་ནས་བཞི་བྱས་པ་དང་། ཕྱི་ལུགས་ཀྱིས་དབུས་གཅིག་བུར་དབྱེ་ནས་རུས་དུམ་གཉིས་སུ་ཕྱེས་པ། སོ་ནི་བྱེད་ལས་ལ་དགོངས་ནས་རུས་པའི་གྲས་སུ་མ་བཞག་པར་འཛུ་བྱེད་མ་ལག་གི་ཁོངས་ལ་བཞག་པའོ།།

བོད་ལུགས་ཀྱི་སྐལ་ཚིགས་བྱ་འདབ་གཡས་གཡོན་བརྩིས་པས་༡༠༤་ཏུ་གྱུར་བ། བྱེད་ལས་ལ་དགོངས་ནས་སོག་རུས་ཡན་ལག་གི་ཁོངས་སུ་བཞག་པའོ།།</td></tr>
<tr><td>དཔྲལ་རུས།</td><td>༡</td><td>དཔྲལ་རུས།</td><td>༡</td></tr>
<tr><td>རྣ་ལྐན་རུས་པ</td><td>༢</td><td>རྣ་ལྐན་རུས་པ</td><td>༢</td></tr>
<tr><td>ལྟག་རུས།</td><td>༤</td><td>ལྟག་རུས།</td><td>༡</td></tr>
<tr><td>ཕྱི་ལེབ་རུས་པ</td><td>༢</td><td>ཕྱི་ལེབ་རུས་པ། ༡</td><td>ཟངས་ཚེ ༡</td></tr>
<tr><td>རྣ་རུས།</td><td>༤</td><td>རྣ་བའི་སྦུ་ལེན།</td><td>༦</td></tr>
<tr><td>ཁན་རུས།</td><td>༤</td><td>ཕྱི་ལེབ་རུས་པ</td><td>༢</td></tr>
<tr><td>མིག་རུས།</td><td>༤</td><td>མིག་ཆུའི་རུས་པ།</td><td>༢</td></tr>
<tr><td>སྣ་རུས།</td><td>༤</td><td>སྣ་བའི་རུས་པ།</td><td>སྣ་སྒྲོམ། ༢</td></tr>
<tr><td>མུར་གོང་རུས</td><td>༢</td><td>ཡ་མགལ་རུས།</td><td>མ་མགལ། ༡</td></tr>
<tr><td>འགྲམ་རུས།</td><td>༢</td><td>མུར་གོང་རུས།</td><td>༢</td></tr>
<tr><td>སོ་རུས།</td><td>༣༢</td><td>གཞོལ་རུས། ༡</td><td>ལྕེ་རུས། ༡</td></tr>
<tr><td>རྩིབ་མ། ༢༤</td><td>ལྷ་རུ་རྩེ། ༡༤</td><td>བྱང་ཁོག་རུས་གྲངས</td><td>རྩིབ་མ།</td><td>༢༤</td></tr>
<tr><td>ཐང་རུས། ༡༤</td><td>ལྷན་སྣ། ༡</td><td rowspan="3">བྲིས་པའི་སྐབས་སུ་ཐང་རུས་༡༢་ནར་སོང་རྗེས་རུས་འབྲེལ་བྱུང་ནས་གཅིག་ཏུ་འདྲིལ་བ།</td><td>རྩིབ་མ།</td><td>༡</td></tr>
<tr><td>སྐལ་ཚིགས། ༡༠༤</td><td>དཔྱི་རུས། ༢</td><td rowspan="2">སྐལ་ཚིགས།</td><td rowspan="2">༢༦</td></tr>
<tr><td>སོག་རུས། ༢</td><td>སྒྲོག་རུས། ༢</td></tr>
</table>

དཔྱང་ཀང་།	༢	ཡན་ལག་གི་ཐུས་གྲངས།	དཔྱང་ཀང་།	༢
རྗེ་ངར།	༨	ཕྱི་ལུགས་གསོ་རིག་གིས་སེན་མོ་ཐུས་པ་ཐུས་པའི་སྙིགས་མའི་ཁོངས་སུ་བཞག་ནས་ཐུས་པའི་གྲངས་སུ་མི་འདྲེན་པ་དང་། བོད་ལུགས་གསོ་རིག་གིས་སོ་དང་སེན་མོ་ཞེས་ཐུས་པའི་གྲས་སུ་འཛོག་པ་ནི་ཐུས་པའི་དངོས་ལུགས་དང་མཐུན་གྱིན་འདུག	རྗེ་ངར།	༨
སྤྲན་རྩེ་ཐུས།	༡༦		སྤྲན་རྩེ་ཐུས།	༡༦
མཐེ་བོང་	༦		ཀང་མཐིལ་ཐུས།	༡༠
སོར་མོ་ཐུས།	༣༢		སོར་མོ་ཐུས་པ།	༢༥
སེན་མོ་ཐུས་པ།	༡༠		བརླ་ཀང་ཐུས་པ།	༢
བརླ་ཀང་ཐུས།	2		ལྷ་ངའི་ཐུས་པ།	༢
ལྷ་ངའི་ཐུས་པ།	2		རྗེ་ངར།	༨
རྗེ་ངར་ཐུས་པ།	4		སྤྲན་རྩེ་ཐུས་པ།	༡༨
ཧིང་ཐུས་དང་རྒྱ་ཚོགས་པར། ༡༨			ཀང་མཐིལ་ཐུས་པ།	༡༠
མཐེ་བོང་གཡས་གཡོན། ༦			སོར་མོ་ཐུས་པ།	༢༥
སོར་མོ་ཐུས།	༣༢		སོག་ཐུས།	༢

བརྒྱད། ཞར་བྱུང་རུས་པ་དང་དོན་མཁལ་མའི་འབྲེལ་འཁོར་བཤད་པ།

རུས་པ་དང་མཁལ་མ་གཉིས་ནི་སྤྱིར་གསང་བ་རྫོ་རྗེའི་ལུས་འདི་ཡང་རྟེན་འབྲེལ་གྱི་ཆོས་ཉིད་ལས་མི་འདའ་ཞིང༌། བྱེ་བྲག་ལུས་ཟུངས་རུས་པ་དང་དོན་མཁལ་མའི་འབྲེལ་བའི་སྐོར་ཕན་ཚུན་བར་ལ་དམ་ཟབ་ཀྱི་འབྲེལ་བ་ཡོད་པ་གཞིར་བྱས། མཁལ་མ་ནི་རུས་པ་རྒྱས་པའི་དངོས་རྒྱུར་འགྲོ་བ་དང་ལུས་ཟུངས་ཀྱི་དྭངས་མའི་ཆ་དེ་རྒྱུའི་རྒྱུ་ཡིན། ཕན་ཚུན་བར་གྱི་ལྷན་ཅིག་བྱེད་རྐྱེན་ནི་མཁལ་མའི་མེ་དྲོད་རང་ཡིན། མཁལ་མའི་མེ་དྲོད་ནི་མཁལ་མ་དང་ལྷན་སྐྱེས་སུ་གནས་པའི་རླུང་མཁྲིས་བད་ཀན་གསུམ་གྱི་ཆ་ཤས་སུ་གྱུར་པའི་དྲོད་ལ་བརྗོད། མཁལ་མ་ནི་འབྱུང་བའི་ཉེར་ལེན་གྱི་དབང་གིས་ས་ཆའི་ཁམས་ཤས་ཆེ་བས། དེའི་རྐྱེན་འབྱུང་བ་སའི་མཚན་ཉིད་དམ་ཁྱད་ཆོས་ནི་སྲ་ཞིང་འཐས་པའི་རྣམ་པ་ཞིག་ཡིན་པ་ཚད་མའི་རང་གཤིས་སྟེ། 《དཔལ་ལྡན་རྒྱུད་བཞི》ལས། ས་ལས་ཤ་དང་རུས་པ་སྣ་དྲི་སྐྱེད《སྨན་དཔྱད་ཟླ་རྒྱལ》ལས། མཁལ་མས་རུས་པ་རྒྱས་པ་སྟེ། །མཁལ་རྩས་རུས་ལ་ཁྱབ་པའི་རྩ། །དབང་རྩ་རེ་རེ་དག་ལས་མེད། །མཆིན་པའི་སྙིགས་མ་མཁལ་མར་འགྲོ། །བད་ཀན་མཁྲིས་པ་རླུང་གིས་སྐྱེ། །ལུས་ཟུངས་འཛིན་བྱེད་རླུང་གིས་དྲངས། །མཁལ་མའི་སྟོབས་སུ་འགྲོ་བ་སྟེ། །རླུང་མཁྲིས་བད་ཀན་གསུམ་གྱིས་

 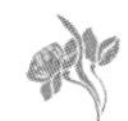

བཞུ། །བཅུད་ཀྱི་རྩ་སྦུབས་ཀུན་ཁྱབ་སྟེ། །བཅུད་ཀུན་རུས་མིག་འདྲེན་པར་བྱེད། །ལྷ་བ་རུས་པ་ཐམས་ཅད་རྒྱས། །ཞེས་གསུངས་པ་ལྟར། 《གནད་ཀྱི་ལྡེ་མིག་》ལས། མཁལ་མ་རུས་པ་དང་འབྲེལ་ནས་ལྷ་བ་རྒྱས་པར་བྱེད་པ། ཞེས་གསུངས། མཁལ་མའི་ནུས་པ་ཉམས་ནས་རུས་ནད་རབ་དང་རིམ་པ་མང་པོ་བྱུང་བཞིན་ཡོད་པ་ནི་ནད་ཐོག་ལག་ལེན་ཁྲོད་དུ་ར་སྤྲོད་གསལ་པོ་བྱེད་ཐུབ། དཔེར་ན་མཁལ་ཚད་སོགས་ཀྱི་ནད་བྱུང་ནས་རུས་པ་ཟད་འགྲོ་བ་ནི་མངོན་སུམ་ཚད་མ་དང་གཞུང་གི་དགོངས་པ་དངོས་སུ་མཐུན་པ། དེ་ཡང་《དཔལ་ལྡན་རྒྱུད་བཞི་》ལས། རུས་པ་ཟད་པས་སྐྲ་འབྱི་སོ་སེན་ལྷུང་། །རུས་པའི་ཚད་པ་མཁལ་མའི་རྩ་ལ་གཏར། །ཞེས་སྨན་དཔྱད་ཀྱི་རྩ་དོན་བསྟན་ཡོད་པའི་གནད་ལ་གཞིགས་ན། མཁལ་མ་དང་རུས་པའི་འབྲེལ་བ་མངོན་སུམ་ཚད་མས་གཞལ་ནུས། རུས་པ་ནི་ལུས་ཀྱི་བཅུད་གསོག་སའི་གནས་ཁྱད་པར་ཞིག་ཡིན་པའི་རྒྱུ་མཚན་ནི་རླུང་ནད་ཕལ་ཆེར་ལུས་ཀྱི་ཟུངས་བཅུད་ཉམས་པ་ལས་བྱུང་བ། དེ་ནི་རླུང་རྒྱུ་བའི་ལམ་ཡིན་པའི་གཞི་གྲུབ། ལུས་སྨད་ཀྱི་བཅུད་མཁལ་མར་འདུས་པ་མཁལ་མས་རུས་པ་གསོ་ཞིང་བསམ་སེའུ་ཉེར་ལེན་བྱས་ནས་ཁུ་བ་དང་ཐིག་ལེ་དྭངས་མ་སོགས་བདག་རྐྱེན་མཛད་པའི་ཚད་མ་ཉིད་དོ། །

གཉིས་པ། རྣམ་པར་མ་གྱུར་པའི་རུས་པའི་གནས་ལུགས་བྱེ་བྲག་ཏུ་བཤད་པ།

གཅིག། མགོའི་རུས་པའི་གནས་ལུགས་བཤད་པ།

མགོའི་རུས་པ་ནི་རུས་པ་ལྷ་བ་ཅན་གྱི་རུས་དངོས་ལས་གྲུབ་ཅིང་ཕྱུ་ལེ་བ་དང་ཕྱུ་ལེ་བ་མ་ཡིན་པའི་རུས་དུམ་ཉེར་དགུ་ལས་གྲུབ་པ་ཡིན། དེ་དག་རུས་སྦུབས་དང་སྦྲོམ་ལ་བརྟེན་ནས་ཕན་ཚུན་དམ་པོར་འབྲེལ་ནས་ཀླད་སྙིང་སོགས་སྲུང་བར་བྱེད་པའོ། །ཕྱིའི་ལྷག་རུས་ནི་མཁྲིགས་པོ་ཡིན་པ་དང་སྤྱི་གཙུག་དང་རྣ་ལྷན་རུས་པ་ནི་དེ་ལས་ཐུང་སླ་བ་ཡིན། སྤྱིར་རུས་པ་དང་ཀླད་རུས་སོགས་ཉིས་གསུམ་དང་འབྱུང་ལྡུའི་སྟོབས་ཆེ་ཆུང་གི་ཆ་ལས་སྲ་སྙིའི་ཁྱད་པར་ཤིན་ཏུ་ཡོད་པ་དང་དེ་དག་གི་གནས་དངོས་ལ་གཞིགས་ནས་མགོ་དབྱིབས་བདུན་གྱིས་ཡོད། མགོ་རུས་ནི་ཕྲ་བ་དང་རགས་པ་ཆེ་བ་དང་ཆུང་བ་སོགས་འདུས་ནས་གྲུབ་པ་ཞིག་དང་། དེར་སྐང་དང་རྫིབས་ཞེས་དབྱེ་གཞི་ནི་རུས་པའི་སྲབ་མཐུག་མཁྲིགས་སྙོན་དང་ཕན་ཚུན་བར་གྱི་ལྷ་བ་ཆེ་ཆུང་གི་ཁྱད་ཆོས་ལ་གཞིགས་ནས་དབྱེ་བར་བྱེད་ལ། སྐང་ནི་མཐུག་ལ་རྫིབས་ནི་དེ་ལས་སྲབ། གོང་མ་ལས་འོག་མ་སྙི་ལ་རུས་

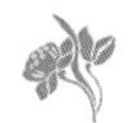

སྐྱོན་དེ་བས་འབྱུང་སྣ། 《རྒྱུད་བཞི》ལས། ལྷག་པ་སྨིན་དཀྱིལ་སོར་བཞི་ཞུར་བོ་སྣང་། །རུས་པ་མཐུག་མཁྲེགས་སྐྲོན་ལ་ལྷ་བ་ཆེ། །དེ་ཡི་གཡས་གཡོན་སོར་བཞི་རུས་པའི་རྩིབས། །གོང་བས་སྲབ་ལ་ལྷ་གདུང་སྐོམ་པར་བཤད། །དེ་ཡི་མཐའ་མ་རྣ་ལྷག་ལྷག་མ་རྣམས། །ལྷ་བ་ཆུང་ཞིང་སྲབ་ལ་སྐྲོན་པར་བཤད། །ཅེས་གསུངས་པ་ལྟར། མགོ་བོ་རྒྱ་གྲམ་བྱས་ནས་ཐིག་འཐེན་ནས་དབུས་དང་གཡས་གཡོན་སོ་སོར་དབྱེ་ནས་སྣང་དང་རྩིབས་ཞེས་དབྱེ་སྟངས་ནི་དམངས་ཁྲོད་དང་སྲོལ་རྒྱུན་དུ་དར་བའི་ཐབས་ལམ་ཞིག་ཡིན། དེའི་མཐའ་བསྐོར་དུ་གནས་པའི་རུས་པ་རྣམས་དཀྱིལ་གཅིག་ཏུ་བརྩིས་པས་ཀླད་ཁྲིམ་མདུན་རུས་རྒྱབ་རུས་ཞེས་པའི་ཆ་ཤས་གྲུབ། ཀླད་ཁྲིམ་རུས་པ་ནི་སྣེ་ལྔ་ལ་འབྲེལ་ཡོད།

༡. དེའི་མདུན་ནི་དཔྲལ་རུས་དང་འཕྲད་ཡོད། དཔྲལ་རུས་ནི་དམངས་ཁྲོད་ངག་རྒྱུན་དུ་ཐོད་རུས་ཟེར། དེ་ནི་དུམ་བུ་བཞི་བ་དང་གཅིག་པ་ཆ་ཤས་མི་འདྲ་བ་ལས་གྲུབ།

༢. ཟགས་ཚགས་རུས་པ་འདི་ནི་དབྱིབས་འདྲ་བ་ལ་བལྟོས་ནས་བཏགས། བོད་ཀྱི་གསོ་བ་རིག་པའི་རུས་དུམ་སོ་སོ་ལ་མིང་གི་ཁྱད་ཆོས་རེ་སྦྱར་ནས་བསྟན་ཡོད། རུས་པ་འདི་ཉིད་ངོ་བོ་སྲབ་ལ་སྐྲོན་རིགས་ཀྱི་ཁོངས་སུ་འདུ་ལ། མུར་གོང་དང་མིག་རུས་བར་ལ་གནས་ཤིང་། སྣའི་ཁྲིམ་བར་དང་སྣ་དང་ཀླད་པའི་དབྱེ་མཚམས་ལྟ་

བུར་གྱུར་ནས་གནས་པ་དང་། དེའི་བུ་གུའི་ནང་དུ་ཁྲག་རྩ་ཁ་ཤས་རྒྱུ་ཡོད།

༣. ཨུར་གོང་རུས་པ་ནི་ཁྲག་ཁྱིམ་རུས་པའི་དཀྱིལ་དུ་གནས་ཤིང་ཕྱི་དབྱིབས་ནི་ཕྱེ་མ་ལེབ་དང་མཚུངས་པ། སྟེང་ཕྱོགས་ཀྱི་དབྱིབས་དཀྱིལ་དུ་གོང་གོང་ཞིག་ཡོད་པའི་ཆ་ནས་རྟའི་སྒ་དང་འདྲ་བས་སྒ་རུས་ཀྱང་ཟེར། དེར་རྣ་ལྷན་རུས་པ་དང་མཁུར་ཚོས་རུས་པ། དཔྲལ་རུས་དང་འབྲེལ་ཡོད་པ་དང་གཙོ་བོ་དེའི་དཀྱིལ་ངོས་ན་བུ་ག་ཞིག་ཡོད་པ་དེ་ཉིད་ཁྲག་རྩ་རྒྱུ་བའི་གནས་ཤིག་ཡིན། དེ་ནི་མིག་སྲུང་བའི་རྩ་ཞིག་ཡིན་པས་མིག་སྲུང་བུ་ག་ཡང་ཟེར། མིག་ནད་ཁ་ཤས་ལ་གསང་དེར་མེ་བཙའ་བཞག་ན་ཕན་སྐྱེད་འབྱུང་།

༤. རྣ་ལྷན་རུས་པ་ནི་ཁྲག་ཁྱིམ་རུས་པའི་འོག་ཕྱོགས་སུ་གནས་པ་དཀྱིལ་དབུས་ཀྱི་དབྱིབས་ནི་གཞུ་དབྱིབས་དང་འདྲ་བའི་རུས་འབུར་དེ་ནི་རྣའི་སྦུབས་ཀྱི་ཁ་གཅོད་ཅེས་བྱ། རྒྱབ་ངོས་ཀྱི་དབུས་སུ་བུ་ག་ཆུང་ཆེ་བ་ཞིག་ཡོད་པ་དེ་ནི་རྣ་བའི་བུ་ག་ཡིན་པ་དང་། འོག་ཕྱོགས་སུ་འབུར་གཤོང་མི་སྙོམ་པའི་སར་བུ་ག་ཞིག་ཡོད་པ་དེ་ནི་གཉིད་ལོག་རྒྱུ་བའི་ཤུལ་ཡིན། རུས་དུམ་འདི་ནི་སྲབ་ལ་སྙི་ཆ་མེད་པ་དབྱིབས་ཕྲ་ལེ་བ་མ་ཡིན་པའི་རུས་པ་ཞིག་ཡིན།

༥. ལྟག་རུས་ནི་རུས་འབུར་མང་ཞིང་ངོ་བོ་ཆུང་སྲ་བའི་རྣམ་པ་ཅན་ཞིག་མགོ་བོའི་རྒྱབ་ཕྱོགས་སུ་གནས་ཤིང་དབྱིབས་ནི་གཟར་

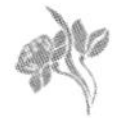

བུ་ཞིག་དང་འདྲ་བ་དང་། འོག་ཕྱོགས་སུ་རྒྱུངས་པ་རྒྱ་བའི་བུ་ག་ཆེན་པོ་ཞིག་ཡོད་པ་དེ་ལ་ལྟག་ཁུང་ཟེར།

༤. སྤྱི་གཙུག་རུས་པ་ནི་ཕྱི་འབུར་ལ་ནང་ཁོང་ཁོང་དུ་ཆགས་པའི་རུས་ཙོས་གྲུ་བཞི་ཞིག་ཡིན་ཞིང་སྤྱི་བོའི་གཙུག་ཏུ་གནས་པ་སྟེ། 《སྨན་དཔྱད་ཟླ་རྒྱལ》ལས། སྤྱི་གཙུག་རུས་པ་དཀར་ལ་ཁྱོང་། ། ཞེས་གསུངས་པ་ལྟར། སྤྱི་གཙུག་རུས་པ་ནི་ཐུང་མཐུག་པོ་ཞིག་ཡིན་ནོ། །

༥. མ་མགལ་རུས་པ་ནི་ངོ་བོ་ཐུང་སྲ་ལ་སྣེ་གཉིས་ཡོད་ལ་དབྱིབས་རྟའི་རྨིག་པ་མཚུངས་པ་དཀྱིལ་དབུས་གཞུ་དབྱིབས་དང་འདྲ་བ། སྣེ་གཉིས་ཀྱི་དབྱིབས་ནི་ཐུང་ཟླུམ་པ། དབུས་ནི་ཕྱི་རུ་འབུར་ཞིང་འབུར་ཐོན་གྱི་རུས་པ་དེ་ལ་མ་ནེའི་རུས་འབུར་ཟེར།

༦. ལྐེའི་རུས་པ་ནི་མ་མགལ་རུས་པའི་རྒྱབ་ཏུ་གནས་ཤིང་དབྱིབས་རྟའི་རྨིག་པའི་ལྟགས་དང་འདྲ་བ། རུས་པ་དེ་ཉིད་དབུས་སུ་ཞིང་ཐུང་ཆེ་ལ་རྒྱབ་ཏུ་རུས་འབུར་ཞིག་ཡོད་པ་དེ་ལ་ལྐེ་རུས་རྭ་ཆེན་ཟེར།

༧. ཡ་མགལ་རུས་པ་ནི་ཐུང་འཁྱོག་པའི་ཉམས་ཡོད་ཅིང་ནང་ངོས་སུ་སྦུབས་ཡོད་པ་དང་མདུན་ངོས་བུ་ག་ཡོད་པ་དེ་ལ་མིག་འོག་བུ་ག་ཟེར།

༡༠. ཀན་གྱི་རུས་པ་ནི་ཡ་མགལ་རུས་པའི་ནང་ངོས་ཀྱི་

ཕྱོགས་སུ་གནས་པའི་རུས་དུམ་ཞིག་ཡིན།

༡༡. སྣ་སྒྲོམ་རུས་པ་ནི་དབྱིབས་སྲིན་འབུ་ནར་མོ་ཞིག་དང་འདྲ་ཞིང་དེ་ནི་རྩ་བ་ཁ་ཆེ་ཞིང་རྩེ་མོ་ཁ་ཆུང་བའི་རུས་ལེབ་ཅིག་ཡིན།

༡༢. མིག་ཆུའི་རུས་པ་ནི་དབྱིབས་གྲུ་བཞི་ཡིན་ལ། ངོ་བོ་ཐུང་སྲ་ཞིང་སྲབ་པའི་རུས་པ་ལེབ་མོ་ཞིག་སྟེ། དེ་ནི་མིག་རུས་ནང་ངོས་ཀྱི་ལྷེབས་ཀྱི་མདུན་ཕྱོགས་སུ་གནས་ཡོད།

༡༣. སྣ་གཤམ་རུས་པ་ནི་དབྱིབས་གོར་གོར་ཞིག་ཡིན་ལ། ངོ་བོ་སྲབ་ལ་དུང་ལྟར་འཁྱིལ་བ་དེ། རྐན་རུས་ཀྱི་སྦུབས་སུ་འབྱར་ནས་གནས་ཡོད།

༡༤. མཁུར་ཚོས་རུས་པ་ནི་དཀྱིལ་དབུས་སུ་གོང་བུའི་དབྱིབས་དང་ཕྱི་ངོས་སུ་ཐུང་གུག་པ་དང་ཟུར་གསུམ་དང་ལྡན་པ་ཞིག་ཡིན།

༡༥. གཞོལ་རུས་ནི་དབྱིབས་ལེབ་མོ་དང་གྲུ་བཞི་རྣམ་པ་ཅན་ཞིག་ཡིན་པ་དང་། རུས་པ་དེ་ཉིད་སྣ་དབྲག་རུས་པ་དང་འབྲེལ་ནས་གནས་ཡོད།

གཉིས། རྟེན་ཕོ་མོའི་སྣ་ནས་དབྱེ་བ།

ལར་ན་རྟེན་གྱི་དབྱེ་ཚུལ་ནི་ཕོ་དང་མོ་མ་ནིང་གསུམ་དུ་དབྱེ་བ་དང་། རྟེན་ཞེས་པ་ནི་ལུས་གནས་ལ་ཕན་ཚུན་རྟེན་དང་བརྟེན་

པའི་ཚུལ་དུ་གནས་པ། བརྟེན་པ་ལུས་ལ་རྟེན་པོ་མོ་མ་ནིང་ཞེས་པའི་རྟེན་གཞི་གྲུབ་པ་ལྟ་བུ་སྟེ། དཔེར་ན། འདི་ཡོད་པས་ན་འདི་འབྱུང་བ་ལྟ་བུའོ། །རིང་པོ་ཡོད་ན་ཐུང་ངུ་འབྱུང་བའི་ཆོས་ཉིད་བཞིན། མེ་འབྱུང་བས་ན་འོད་འབྱུང་བ་བཞིན་ལུས་འབྱུང་བས་ན་རྟེན་པོ་མོ་མ་ནིང་ཞེས་པའི་མཚན་གཞི་འབྱུང་བ་ཡིན། སྐབས་དོན་མགོ་བོའི་རུས་པའི་གནས་ལུགས་བསྟན་པའི་ཐད་བྱེད་ལས་དང་ངོ་བོའི་དབང་གིས་པོ་མོ་མ་ནིང་བྱས་པའི་རྒྱུ་མཚན་ནི་པོ་རུས་སྟེང་འོག་གི་གདུང་མཐུག་ཅིང་བར་གྱི་ལྟ་བ་ཆུང་ལ་རུས་པ་སྲ་མཁྲེགས་དང་ལྡན་པ་ཞིག་སྟེ། མོ་རུས་ནི་ལྟ་བ་དང་གདུང་སློམ་ཤིང་རུས་པ་སྤྱིར་སྲབ་ལ་མཉེན་པ་ཞིག་ལ་བྱ་བ་དང་། མ་ནིང་རུས་པ་ནི་ལྟ་བ་ཆེ་ལ་རུས་པ་སོབ་པ་ཞིག་ལ་བརྗོད་ཡོད། 《སྨན་དཔྱད་ཟླ་རྒྱལ་》ལས། ལྟ་བ་ཕོ་དང་མོ་དག་གོ །ལྟ་མིག་ཆེ་བ་ཕོ་ཡིན་ཏེ། །ལྟ་མིག་ཆུང་བ་མོ་ཡིན་ནོ། །ས་དང་རླུང་ཡང་པོ་ཡིན་ཏེ། །མེ་དང་ཆུ་ནི་མོ་ཡིན་ནོ། །རུས་པ་ས་རུས་མདོག་ཁམ་མཐུག །ཆུ་རུས་མདོག་སྐྱོ་འཇམ་ལ་སྲབ། །མེ་རུས་མདོག་དམར་རྩུབ་པ་དང་། །རླུང་རུས་ནག་ལ་ཁམ་ཁོམ་ཆེ། །ཞེས་གསུངས་པ་ལྟར་དང་། ཡང་ན་གདུང་དང་ལྟ་བ་ཞེས་པ་ནི་སྟེང་འོག་གཉིས་ཀའི་རུས་པ་སྲ་ཞིང་མཁྲེགས་པ་དེ་ལ་གདུང་ཞེས་ཐ་སྙད་གྲུབ་པ་དང་གདུང་གི་བར་དུ་གནས་པའི་རུས་སོབ་དེ་ལ་ལྟ་བ་ཞེས་བརྗོད། སྐབས་འདིར་སྤྱིར་རུས་པའི་བཟང་

ངན་ལ་དགོངས་པ་དང་ལྷག་དོན་ཕྱི་རྐྱེན་མཚོན་དང་བརྡབ་འགྲམས་སོགས་འབྱུང་བའི་ཕོ་རུས་མོ་རུས་མ་ནིང་རུས་པ་ཞེས་རུས་པའི་སྲ་སྙི་དང་ངོ་བོ་ལ་བསྟོས་ནས་དགོངས་པ་ཡིན་ནོ། །

གསུམ། ན་ཚོད་ཀྱི་སྒོ་ནས་དབྱེ་བ།

ན་ཚོད་ནི་ལུས་འདི་འཚར་བསྐྱེད་བྱུང་བ་ནས་འཕེལ་བའི་རྒྱུད་རིམ་ལ་བརྟེན་ནས་བྱིས་པ་དར་མ་རྒན་པ་གསུམ་དུ་དབྱེ་བ། 《རྒྱུད་བཞི་》ལས། ན་ཚོད་དབྱེ་བ་བཅུ་དྲུག་བར་བྱིས་པ། །དེ་ལས་ལུས་ཟུངས་དབང་པོ་གཟི་མདངས་སྟོབས། །འཕེལ་འགྱུར་བདུན་ཅུ་བར་དུ་དར་མ་དང་། །དེ་ལས་ཟད་པ་ཕན་ཆད་རྒན་པ་ཡིན། །ཞེས་གསུངས། རྒྱུད་ཀྱི་དགོངས་པ་འདི་ཉིད་ཚེ་ལོ་བརྒྱ་བའི་དུས་ལ་བཞེད་པ་དང་། ཕྱིར་བཏང་དབྱེ་གཞི་ནི། མི་གང་ཞིག་སྐྱེས་པ་ནས་ལོ་བཅུ་དྲུག་ཙུན་ཆད་ཀྱི་བར་ནི་བྱིས་པ་སྟེ་ཕྲུའུ་འམ་ཕྲུག་གུ་ཞེས་བྱ་བ་དང་། དེ་ལས་འདས་ནས་ལུས་ཀྱི་ཟུངས་བདུན་པོ་དང་མིག་སོགས་དབང་པོ་ལྔ་དང་ལུས་ཀྱི་གཟི་བརྗིད་དང་བཀྲག་མདངས་སྟོབས་ལ་སོགས་པ་རྣམས་འཕེལ་བར་འགྱུར་ཞིང་ལོ་བདུན་ཅུའི་བར་དུ་དར་མ་ཞེས་བྱ་བ་དང་། དེ་ལས་འགྲིབ་པའི་མགོ་རྩོམ་པ་ཡན་ཆད་ལ་རྒན་པོ་ཞེས་དང་། ཡང་ན་མིའི་ལུས་ཁམས་ཀྱི་རང་བཞིན་དང་བཟའ་བཏུང་གི་འཚོ་བཅུད་ཁོར་ཡུག་ཆ་རྐྱེན་ལེགས་ཉེས་

སོགས་ཀྱི་དབང་གིས་ལུས་ཟུངས་ཀྱི་འཕེལ་འགྲིབ་མཐའ་གཅིག་ཏུ་མ་ངེས། དེའི་ཕྱིར་ས་གནས་སོ་སོའི་མིའི་གཟུགས་སྟོབས་དང་ལང་ཚོ་ལ་ཁྱད་པར་ཆེ་བ་རྒྱུ་རྐྱེན་དེར་རག་ལས། དོན་དུ་ལང་ཚོ་མ་རྫོགས་པར་དུ་ནི་བྱིས་པའི་རང་བཞིན་དང་སྟོབས་མདངས་བྲི་མགོ་མ་བཙམས་ཙམ་ནི་དར་མ་དང་དེ་ནས་རིམ་གྱིས་འགྲིབ་པའི་དུས་ནི་རྒན་པོ་ཞེས་བརྗོད། ཆུང་བྱིས་པའི་དུས་སྐབས་ནི་བད་ཀན་ས་ཆུའི་རང་བཞིན་གྱི་ཁམས་ཤས་ཆེ་བའི་ཕྱིར་ནུས་པ་དེ་ཉིད་མཉེན་པ་དང་། དར་མའི་དུས་སུ་མེ་ཁམས་ཤས་ཆེ་བའི་ཕྱིར་ནུས་པ་དེ་ཉིད་སྲ་མཁྲེགས་ཡིན་པ། རྒས་པའི་དུས་སུ་རླུང་ཁམས་ཤས་ཆེ་བའི་ཕྱིར་ནུས་པའི་བཅུད་སོགས་ཟད་པའི་ཆ་ནས་ནུས་སོབ་འབྱུང་ཉེན་ཆེ་བའམ། ཡང་ན་ནུས་པའི་རྒྱུ་ལ་ཐད་གནོད་འབྲེལ་བ་ཧ་ཅང་ཆེ་བར་མ་ཟད། ལུས་འདི་འཚར་བསྐྱེད་འབྱུང་དུས་ཟས་སྤྱོད་ཀྱི་ཤུགས་རྐྱེན་ཐེབས་ཚུལ་སོགས་ལའང་རག་ལས་པའི་ཕྱིར། ཆུང་བའི་དུས་སུ་ནུས་པ་ལ་བརྟབ་འགྲམས་སོགས་ཀྱི་རྐྱེན་བྱུང་ན་ཆག་པ་འཁྱོར་སླ་བ་དང་དེ་བས་དྲག་སྐྱེད་འབྱུང་སླ་བ་སོགས་ཀྱི་ཁྱད་ཆོས་ལྡན། བྱིས་པ་ནི་བད་ཀན་གྱིས་མི་ཡིན་པ་དང་། བད་ཀན་ས་ཆུའི་རང་བཞིན་གྱི་ཕན་ཚུན་ཉེར་ལེན་བྱས་ནས་འབྱུང་བ་སའི་མཚན་ཉིད་འཕེལ་སྐྱེན་པས་རྟེན་བྱ་བརྟེན་གཞིའི་ཆ་ནས་ངོ་བོ་རང་ཆོས་སུ་གྲུབ་པ་ལྟ་བུའོ། །

བཞི། རང་བཞིན་གྱི་སྒོ་ནས་དབྱེ་བ།

རང་བཞིན་གྱི་དབྱེ་བ་ནི་མིའི་ལུས་ཁམས་ལ་དུག་གསུམ་གྱི་རྒྱུ་བྱེད་པ་དང་རྣམ་པར་ཤེས་པ་སོགས་ཀྱི་ཉེར་ལེན་བྱས་ནས་ཕུང་ཁམས་འདི་ཉིད་བདག་རྐྱེན་བྱེད་པ་ནས་བཟུང་རང་བཞིན་མི་འདྲ་བ་ཁ་ཤས་གྲུབ་ཡོད། སྤྱིར་རང་བཞིན་ཞེས་པ་ནི་དངོས་པོ་གང་རུང་གི་རང་ཆས་སུ་གྲུབ་པའི་ནུས་པ་དང་རྣམ་པའི་མིང་སྟེ། དཔེར་ན། སྣང་བ་ནི་འོད་ཀྱི་རང་བཞིན་དང་མེ་ནི་ཚ་བའི་རང་བཞིན་ལྟ་བུ་དང་ཟག་བཅས་ཀྱི་ལུས་འདི་ཤ་ཁྲག་ལས་གྲུབ་པའི་རང་བཞིན་ཅན་ལྟ་བུ། ཆོས་ཐམས་ཅད་ཀྱི་རང་བཞིན་བདག་མེད་པ་ལྟ་བུའོ། །དེར་ལུས་ལ་རང་བཞིན་དུ་གནས་པའི་སྒོ་ནས་དབྱེ་ན་རླུང་རྐྱང་པ་དང་མཁྲིས་པ་རྐྱང་པ་བད་ཀན་རྐྱང་པ་དེ་གསུམ་ལས་ཀྱང་རླུང་མཁྲིས་གཉིས་སུ་ལྡན་པ་དང་དེ་བཞིན་དུ་བད་མཁྲིས་གཉིས་སུ་ལྡན་པ་དང་། བད་རླུང་གཉིས་སུ་ལྡན་པ་དང་གསུམ་དེ་གསུམ་ག་འདུས་པ་གཅིག་སྟེ་དྲིལ་བས་རྣམ་པ་བདུན་ཡོད། དེ་བཞིན་རུས་པ་ཡང་ཉེས་གསུམ་གྱི་ཆ་ཤས་དང་མཚན་ཉིད་ཀྱི་དབང་གིས་རུས་པའི་སྲ་སྐྱི་རབ་འབྲིང་ཐ་གསུམ་འབྱུང་བ་སྟེ། ཉེས་པ་རླུང་གི་རང་བཞིན་གྱི་མི་རླུང་གི་མཚན་ཉིད་ཡང་གཡོ་འཛིན་པའི་ཆ་ནས་ཀླད་པ་རུས་པ་ཆོས་ཉིད་ཀྱི་དབང་གིས་སྐྱི་བ་འབྱུང་བ། མཁྲིས་པའི་མཚན་ཉིད་རྣོ་བ་དང་ཚ་བའི་དབང་གིས་ཀླད་པ་དང་རུས་

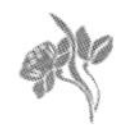

པ་དེ་བཞིན་མཁྲིགས་པ་འབྱུང་བ། བད་ཀན་མཚན་ཉིད་སྣུམ་པ་དང་རྟུལ་བའི་ཆ་གང་འཛིན་པའི་ཁྱད་གཞི་ལས་ཁྱད་ཆོས་ཀླད་པ་དང་རུས་པ་སྲ་བ་འབྱུང་བ། དེ་བས་མཚན་ཉིད་དང་རྗེས་མཐུན་གྱི་མགོ་དབྱིབས་དང་ཀླད་པའི་དབྱེ་བ་བདུན་འབྱུང་བ་དང་། མི་རིགས་བད་ཀན་གྱི་རང་བཞིན་ལ་མགོ་དབྱིབས་སྒྲེ་རིང་དང་། ཀླད་པ་ཤ་ཀླད་འོང་བ། དེ་བཞིན་བད་མཁྲིས་ཀྱི་མི་ལ་ལྷག་འབུར་དང་ཀླད་པ་མར་ཀླད་འོང་། འདུས་པའི་མི་ལ་མགོ་དབྱིབས་སོག་པ་དང་བུང་ཚང་ཅན་འབྱུང་། མཁྲིས་པའི་མི་ལ་མགོ་དབྱིབས་གྲུ་བཞི་དང་ཀླད་པ་ཞྲུམ་ཀླད་འོང་། བད་རླུང་གི་མི་ལ་མགོ་དབྱིབས་ཟླུམ་པོ་དང་ཀླད་པ་ཞོ་ཀླད་འོང་། རླུང་མཁྲིས་ཀྱི་མི་ལ་འཕྲེད་ཉལ་གྱི་དབྱིབས་དང་ཀླད་པ་འོ་ཀླད་འོང་། རླུང་གི་མི་ལ་མགོ་དབྱིབས་སྒྲེ་བོ་ལེབ་མོ་རྣམ་པ་དང་ཀླད་པ་ཆུ་ཀླད་འོང་། གོང་གི་འདི་དག་བདུན་པོ་ཀླད་པ་དང་རུས་པ་གོང་མ་གོང་མ་རྣམས་བཟང་བར་བཤད་ལ། སྔ་མ་སྔ་མ་རྣམས་འཚོ་བར་སླ་སྦྱུར་ལ་གཞིགས་ནས་འདི་ལྟར་སྦྱར་བ་དང་། འོན་ཀྱང་འགྲེལ་བ་ཁ་ཤས་ཀྱི་སྦྱར་ལུགས་མི་འདྲ་བ་ཅུང་མཆིས། དེ་དག་བསྡེགས་བཅད་བརྟར་གསུམ་གྱི་ལམ་ནས་ཞིབ་འཇུག་རྣལ་མ་བགྱིད་རྒྱུ་ནི་གནད་དུ་འཁེལ་བའི་ཐབས་ལམ་ཉག་གཅིག་ཡིན། 《སྨན་དཔྱད་ཟླ་རྒྱལ་》ལས། ཀླད་པ་དབྱེ་ན་བརྒྱད་ཡོད་དེ། །ཞོ་ཀླད་འོ་ཀླད་ཁྲི་ཀླད་དང་། །བུང་ཚང་ཅན་དང་ཅེའུ་ཀླད་དང་། །རི་དྭགས་ཀླད་དང་རྫ་

མ་གཅིག །འོ་ཀླད་ཞོ་ཀླད་འཛིང་བ་དང་། །གྲུ་བཞི་མིག་འབྱུར་ངན་པའོ། །ཁྲི་ཀླད་རྫ་མ་གཅིག་པ་དང་། །ཟླུམ་དང་གྲུ་གསུམ་མིག་གོང་བའོ། །བྱུང་ཚང་ཅན་དང་རི་དྭགས་ཀླད། །ལྟག་པ་འབྱུར་དང་ར་མགོ་དང་། །ཁྲེའུ་ཀླད་དང་ནི་རིམ་པ་ཅན། །སྤྱི་ལེབ་སྒང་པོ་རྒྱབ་ལ་འོ། །ཞེས་གསུངས་སོ། །གོང་གི་ཀླད་པའི་རྣམ་པ་འགའ་ཞིག་གླེང་ན། ཞ་ཀླད་དེ་ཞ་ཙམ་མཁྲེགས་པའི་ཀླད་པ་དང་། མར་ཀླད་དེ་མར་གྱི་སྲ་མཁྲེགས་དང་མཚུངས་པའི་ཀླད་པ། བྱུང་ཚང་སྟེ་བྱུང་བའི་སྦྲང་རྩི་ལྟ་བུར་དུམ་བུ་ཁམ་བུ་ཙམ་རེ་སྒྲིགས་གཅིག་ཏུ་འབྲེལ་ཞིང་ནང་སོབ་སོབ་ཏུ་ཆགས་པ་ལྟ་བུ་དང་། ཟླུམ་ཀླད་དེ་ཞོ་ཟླུམ་མ་ཙམ་ཞིག་གི་མཁྲང་སྣ་དང་འདྲ་བའི་ཀླད་པ་དང་། ཞོ་ཀླད་དེ་ཞོ་ཡི་གར་སྣ་ཙམ་གྱི་ཀླད་པ་དང་། འོ་ཀླད་དེ་འོ་མ་ལྟར་སྣ་བའི་ཀླད་པ་དང་། ཆུ་ཀླད་དེ་ཆུ་ལྟར་སྣ་བའི་ཀླད་པ་སྟེ་ཀླད་རིགས་རྣམ་པ་བདུན་མཆིས། དེ་དག་ནི་ཀླད་པའི་མཁྲང་སྣ་དང་ཚོ་ཟིན་མ་ཟིན་ལ་གཞིགས་ཏེ་དབྱེ་བ་འབྱེད་པ་ནི་གོང་གི་མཚན་ཉིད་དང་དེ་མཐུན་གྱི་གནས་ལུགས་སོ། །སྐྱེམས་པ་ཚེ་དབང་གིས་བརྩམས་པའི་《རྒྱུད་བཞིའི་རྣམ་བཤད》འདིར་ཡང་མི་རིགས་བད་ཀན་ཤས་ཆེ་བའི་རང་བཞིན་ཅན་ལ་མགོ་དབྱིབས་སྤྱི་རིང་ཀླད་པ་ཞ་ཀླད་དེ་ཞ་ཙམ་དུ་མཁྲེགས་པ་འབྱུང་། དེ་བཞིན་དུ་བད་མཁྲིས་ལྡན་པ་ལ་དབྱིབས་ལྟག་འབྱུར་ཀླད་པ་མར་ཀླད། འདུས་པ་ལ་དབྱིབས་སོག་ག་སྟེ་སོག་པ་ལྟ་བུ་ཀླད་པ་བྱུང་ཚང་ཅན་ཏེ་

ལྷུ་སྲུབ་བྱུང་བའི་ཚང་འདྲའོ། །མཁྲིས་པའི་མི་ལ་མགོ་དབྱིབས་གྲུ་བཞི་གླད་པ་ཕྲུམ་སྟེ་ཐུད་ཕྱེ་སྐྱུར་མོའི་རྒྱུ་ཨན་མའམ་གངས་ཚལ་ཞེས་པ་དེ་སྙིང་ཕྲལ་ཙམ་མོ། །བད་རླུང་གི་མི་ལ་མགོ་དབྱིབས་ཟླུམ་པོ་ཞོ་གླད་དོ། །རླུང་མཁྲིས་ཀྱི་མི་ལ་མགོ་དབྱིབས་འཕྲེད་ཉལ་ཏེ་ལྷག་པ་དང་མཆོགས་མ་རིང་བའི་མགོ་འཛིང་གླད་པ་འོ་གླད་དོ། །རླུང་གི་མི་ལ་མགོ་དབྱིབས་སྤྱི་ལེབ་གླད་པ་ཆུ་གླད་དོ། །འདི་དག་ནི་གླད་པའི་མཁྲང་སླ་དང་ཚོ་ཟིན་མ་ཟིན་ལས་བདུན་དུ་བཞག་སྟེ་ལུས་ཁམས་ཀྱང་དེ་མཐུན་དུ་ལྟའོ། །འདི་དག་རིམ་པས་གོང་མ་བཟང་བར་འདོད་ཅེས་པ་བདུན་པོ་འདི་དག་ཀུན་ཀྱང་གོང་མ་གོང་མ་བཟང་བས་གསོ་སླ་བར་འདོད་དོ། །《གཙང་སྨན་ཡེ་ཤེས་བཟང་པོའི་སྨན་ཡིག་ཕྱོགས་བསྒྲིགས》ལས། རླུང་རྒྱུང་བའི་མགོ་ནི་སྤྱི་བོ་རིང་བའམ་མཐོ་ལ་ལྡོང་བ་ཡིན། དེ་བཞིན་དུ་རླུང་མགོ་དང་འདྲ་བ་ལྷག་པར་འབྱུར་བ་མཁྲིས་པ་རྒྱུང་བའི་མགོ་བོ་ཡིན། མགོ་སྟོད་གཡས་གཡོན་དུ་ཞེང་ཆེ་བ་མགོ་སྨད་ཕྲ་བ་སོག་པའི་དབྱིབས་ལྟ་བུ་བད་ཀན་རྒྱུང་བའི་མགོ་བོ་ཡིན། སྤྱི་བོ་ལེབ་ལ་གྲུ་བཞི་པ་རླུང་ལྡན་པའི་མགོ་བོ་ཡིན། ཟླུམ་པའམ་རིལ་མོ་བད་མཁྲིས་ལྡན་པའི་མགོ་བོ་ཡིན། འཕྲེད་ཉལ་ཞེས་མགོ་གཡས་གཡོན་གང་རིགས་གཅིག་ལ་འཁྱོགས་པ་བད་ང་ལྡན་པའི་མགོ་བོ་ཡིན། གཡས་གཡོན་ནར་སྙོང་ཡོད་པ་རླུང་མཁྲིས་བད་ཀན་གསུམ་འདུས་པའི་མགོ་བོ་ཡིན། དེ་རྣམས་སུ་མཚོན་དང་རྗེ་དཔྱུག་ལ་

སོགས་པ་ཐོག་ཀྱང་དང་པོ་རླུང་མགོ་སྨིན་ཆུང་བས་བཟང་ལ། དེ་བཞིན་མཁྲིས་པ་ནས་ཕྱི་མ་ཕྱི་མ་རིམ་པས་དམན་ཞིང་སྨིན་ཆེ་བས་ཤེས་པར་བྱ། ཞེས་གསུངས་པ་ལྟར་དང་། 《ལྷ་བཙུན་པའི་སྨན་ཡིག་ཕྱོགས་བསྒྲིགས》ལས། དམུ་ལུགས་ཁྲ་ཡི་མགོ་དང་གཅིག །ཟླུམ་ཆུང་སྲན་མའི་མགོ་དང་གཉིས། །ལྟག་འབུར་འཕྱི་བའི་མགོ་དང་གསུམ། །ཟུར་བཞི་ཁྲ་ཡི་མགོ་དང་བཞི། །ཡོན་པོ་ཁྲུ་ཡི་མགོ་དང་ལྔ། །ཕོ་མགོ་ཁྲ་ཡི་མགོ་དང་དྲུག །མོ་མགོ་གཡག་གི་མགོ་དང་བདུན། །ནར་མོ་ལ་འབུར་མགོ་དང་བརྒྱད། །ཅེས་གསུངས་སོ། །ལར་ན་མི་རིགས་རང་བཞིན་དབྱེ་བ་ནི་ཕ་མའི་ཁུ་ཁྲག་སེམས་གསུམ་རྒྱུ་བྱས་པ་གང་ཞིག་བར་དོའི་རྣམ་པར་ཤེས་པའི་ཉེར་ལེན་བྱས་ནས་མིའི་མངལ་དུ་ཉིང་མཚམས་སྦྱར་བ་ནས་ཟས་སྤྱོད་ཀྱི་དབང་གིས་རང་བཞིན་མི་འདྲ་བ་བདུན་གྲུབ་ཡོད་དེའི་ཁྱད་གཞི་དང་ཁྱད་ཆོས་ཀྱི་དབང་གིས་རུས་པ་སྲ་བ་དང་སླེ་བ་མཁྲང་བ་དང་མཉེན་པ་འབྱུང་བ་ཡིན་པ་མི་སྲིད་པའི་ཤེས་བྱ་ཞིག་མིན་པ་ནི་རྟག་པར་རྟོགས་པའི་ཚད་མས་དཔག་ནུས། མཚན་ཉིད་ལས་མཚན་གཞི་གྲུབ་པ་ནི་དངོས་པོའི་ཆོས་ཉིད་དོ། །

མི་རིགས་མགོ་དབྱིབས་དང་ཀླད་པ་སྦྱར་ལུགས་ཀྱི་བཞེད་སྲོལ་མི་འདྲ་བ་བཀོད་པའི་རེའུ་མིག								
མགོ་དབྱིབས། ཞེས་པ།		སྲུང་།	མཁྲིས་པ།	བད་ཀན།	རླུང་མཁྲིས།	བད་རླུང་།	བད་མཁྲིས།	འདུས་པ།
པི་སྟོན།	མགོ་དབྱིབས།	སྒྲོ་རིང་།	ལྕག་འབྱུར།	སོག་ཀ	གྲུ་བཞི།	འཕྲེལ་ཞལ།	ཟླུམ་པོ།	སྒྲོ་ལེབ།
	ཀླད་པ།	ཤ་ཀླད།	མར་ཀླད།	བྱང་ཚང་།	ཕྲུམ་ཀླད།	འོ་ཀླད།	ཞོ་ཀླད།	ཆུ་ཀླད།
མེས་ཞལ།	མགོ་དབྱིབས།	སྒྲོ་ལེབ།	ལྕག་འབྱུར།	སྒྲོ་རིང་།	འཕྲེད་ཞལ།	ཟླུམ་པོ།	གྲུ་བཞི།	སོག་ཀ
	ཀླད་པ།	ཆུ་ཀླད།	མར་ཀླད།	ཤ་ཀླད།	འོ་ཀླད།	ཞོ་ཀླད།	ཕྲུམ་ཀླད།	བྱང་ཚང་།
རྒྱམས་འགྲེལ།	མགོ་དབྱིབས།	སྒྲོ་ལེབ།	གྲུ་བཞི།	སྒྲོ་རིང་།	འཕྲེད་ཞལ	ཟླུམ་པོ།	ལྕག་འབྱུར།	སོག་ཀ
	ཀླད་པ།	ཆུ་ཀླད།	ཕྲུམ་ཀླད།	ཤ་ཀླད།	འོ་ཀླད།	ཞོ་ཀླད།	མར་ཀླད།	བྱང་ཚང་།
ཀུན་བཏུས།	མགོ་དབྱིབས།	སྒྲོ་ལེབ།	ལྕག་འབྱུར	སྒྲོ་རིང་།	འཕྲེད་ཞལ	ཟླུམ་པོ།	གྲུ་བཞི།	སོག་ཀ
	ཀླད་པ།	ཆུ་ཀླད།	མར་ཀླད།	ཤ་ཀླད།	འོ་ཀླད།	ཞོ་ཀླད།	ཕྲུམ་ཀླད།	བྱང་ཚང་།
གཙང་སྨན།	མགོ་དབྱིབས།	སྒྲོ་རིང་།	ལྕག་འབྱུར	སོག་ཀ	སྒྲོ་ལེབ།	ཟླུམ་པོ།	འཕྲེད་ཞལ	ནར་སྔོང་།
	ཀླད་པ།	ཤ་ཀླད།	མར་ཀླད།	བྱང་ཚང་།	ཞོ་ཀླད།	ཕྲུམ་ཀླད།	འོ་ཀླད།	ཆུ་ཀླད།

ཡན་བརྒྱད།	མགོ་དབྱིབས།	ལྷག་འདུར།	སོག་ཀ།	གྲུ་བཞི།	ཟླུམ་པོ།	འཕྲེད་ཞལ།	སྒྲི་ལེབ།	སྒྲི་རིང་།
	སྣད་པ།	མར་སྣད།	ཤ་སྣད།	བུང་ཚང་།	ཕྱུམ་སྣད།	ཞོ་སྣད།	འོ་སྣད།	ཆུ་སྣད།
ཟླ་རྒྱལ།	མགོ་དབྱིབས།	འཛིང་བ།	མིག་འདུར།	ཛ་དབྱིབས།	མིག་ཀོང་།	ར་མགོ།	གྲུ་གསུམ།	སྣང་པོ་རྒྱབ།
	སྣད་པ།	ཞོ་སྣད།	འོ་སྣད།	ཕྱི་སྣད།	བུང་ཚང་།	ལྷག་འདུར།	བྱེའུ་སྣད།	རི་དྭགས།
ཡན་སྟོང་།	མགོ་དབྱིབས།	སྒྲི་ལེབ།	གྲུ་བཞི།	སྒྲི་རིང་།	འཕྲེད་ཞལ།	ཟླུམ་པོ།	ལྷག་འདུར།	བུང་ཚང་།
	སྣད་པ།	ཆུ་སྣད།	ཕྱུམ་སྣད།	ཤ་སྣད།	འོ་སྣད།	ཞོ་སྣད།	མར་སྣད།	བུང་ཚང་།
	དུམ་བུ།	བདུན་པ།	བཞི་པ།	གཅིག དྲུག་པ།	ལྔ་པ།	གཉིས་པ།	གསུམ་པ།	

༤། སྐེ་རུས་སྦྱི་ཡི་གནས་ལུགས་བཤད་པ།

 སྤྱིར་སྐེ་རུས་ནི་རུས་པ་ལྔ་བ་ཅན་གྱི་རུས་དངོས་ལས་གྲུབ་པ་དང་། དེ་ནི་མགོ་རུས་དང་འབྲེལ་ཞེ་བས་རྒྱུངས་པ་དང་རྐྱང་པར་པན་ཚུན་ཞེར་ལེན་བྱེད་པའི་ཆ་ནས་རྐྱང་རུས་ནང་འདུ་ཐུབ་པའི་སྣང་བ་ཤར་ཡང་། དོན་དངོས་མི་མཐུན་མོད། རྒྱུ་མཚན་ནི་བྱེད་ལས་དང་རིགས་ཀྱི་དབྱེ་གཞི་སོགས་ལ་དཔག་པར་བགྱིད་ན་མགོ་རུས་དངོས་ཀྱི་ནང་ཚུད་མི་ཐུབ། ཅིའི་ཕྱིར་ཞེ་ན། རུས་པ་གཞན་ཞིང་འགྱུར་བས་མགོ་རྩ་དང་མཚུངས་ཀྱང་རྩ་གཞན་དང་ཆུ་རྒྱུས་རྩ་ཐིགས་གསོག་པས། འཆད་འགྱུར་བྱང་ཁོག་ཡན་ལག་གི་རྩ་དང་འདྲ་བས་བྱེད་ལས་དབང་དུ་མགོ་རུས་དངོས་ཀྱི་གྲས་སུ་ཚུད་མི་ཐུབ། སྐེ་རུས་དེར་ཨན་སྟོང་ཡན་དུ་རུས་པའི་འཕང་ལོ་ལྔག་རུས་ཐི་བའི་རྣམ་པ་ལྔ་ཡོད་པ་དང་དེ་ཡང་། 《སྨན་དཔྱད་ཟླ་རྒྱལ》ལས། སྐེ་ལ་རུས་པའི་འཕང་ལོ་ནི། །ལྔའམ་བདུན་ཏེ་སྙིང་ཁུང་ངོ་། །ཞེས་གསུངས་པ་ལྟར་དང་། ཡང་《གཅང་སྟོད་ཟིན་ཐིག》ལས། མགོ་དང་བྱང་ཁོག་གཉིས་མི་གཏོགས། །ཡན་ལག་ཁོངས་སུའང་གཏོགས་པ་མིན། །སྐེ་ནི་བདུད་ཀྱི་འཕྲང་ཁ་སྟེ། །རུས་པ་ཐམས་ཅད་ཀྱི་མཁར། རྩ་གནད་ཀུན་གྱི་འཕྲེང་། ཤ་དང་ཆུ་རྒྱུས་ཀྱི་འདྲིལ་

ས། ཞེས་དང་། དེ་ནི་ལྟག་པའི་རུས་ཚིགས་དང་། ཚིགས་བར་གྱི་མཁར་དངོས་དང་མཁར་མཚམས་མཁར་གྱི་གཡས་གཡོན་དུ་གྱེས་པའི་གཞོག་པ་ལྟར་བརྒྱངས་པའི་བྱ་འདབ་བཅས་ཡོད་པ། སྐེ་ཚིགས་སམ་མཛིང་ཚིགས་བདུན་དུ་བཅེ་བ་དང་གོང་མ་ལྟག་རུས་དང་འབྲེལ་བའི་ཚིགས་ཕྲན་གཉིས་ནི་མཁར་དངོས་ལས་གྱེས་པའི་བྱ་འདབ་མེད་པས། འཕང་ལོ་ཐེ་བའི་རྣམ་པ་ལྡ་ཞེས་ཟུར་དུ་དགར་བའི་ཁྱད་ཆོས་ཤིག་ཅེས་པའི་བཞེད་པ་ཁག་དང་། འགའ་ཞིག་གིས་ལྟག་རུས་དང་འབྲེལ་བའི་ཡར་སྣེ་ཚིགས་གཅིག་ལྟག་རུས་ནང་དུ་འདུ་བ་དང་། སྒལ་ཚིགས་དང་འབྲེལ་བའི་ཨན་སྟོང་ཚིགས་པ་དང་པོ་སྒལ་ཚིགས་ནང་དུ་འདུ་བའི་བཞེད་པ་སོགས་མཆིས་པས་དོན་དུ་སྐེ་ཚིགས་བདུན་ཡིན་པ་བསྙོན་མེད་ཀྱི་གནས་སུ་འཁྱུམས། སྐེ་རུས་ཀྱི་མཁར་ནི་ཅུང་ཆུང་ལ་དབྱིབས་ཟླུམ་པ་དང་བྱ་འདབ་དབུས་སུ་ཁྲག་རྩ་རྒྱུ་བའི་བུ་ག་མཆིས། སྐེ་རུས་ཐལ་ཆེར་སྒལ་ཚིགས་རུས་པ་དང་འདྲ་ཡང་དང་པོ་གཉིས་པ་ནི་བར་གྱི་མཁར་མཚམས་མེད་པ། མཁར་མཚམས་ཀྱི་མཐའ་འཁོར་ནི་ངོ་བོ་སྲ་ལ་མཉེན་ཆ་ལྡན་པ་ཡས་མས་ཀྱི་མཁར་ལ་དམ་པོར་འབྲེལ་ཡོད་དོ། །

༣ག། བྱང་ཁོག་རུས་པའི་གནས་ལུགས་བཤད་པ།

ལུས་འདི་ཉིད་བརྟེན་པར་བྱེད་པའི་རུས་པའི་གནས་ལུགས་

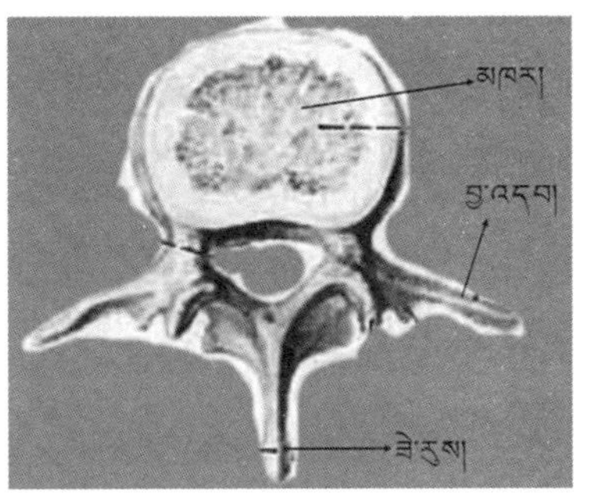

བསྟན་ པ་ ལ་ སྒལ་ ཚིགས་ཉེར་བརྒྱད་ནང་དུ་ཡར་གྱི་སྐེ་རུས་དང་མར་གྱི་མཇུག་ཐུང་རྣམས་ལ་སྒལ་ཚིགས་ཞེས་ པའི་ ཐ་ སྙད་ གྲུབ་ པ་དང་། དེ་བཞིན་བྲང་རུས་ལྷ་བ་ཅན་བཅུ་གཉིས་དང་། རྫིབ་མ་ཉེར་བཞི། རྫིབ་མའི་སྣ་ལྷ་རུ་རྩེ། སྒྲོག་རུས་གཉིས། དཔྱི་རུས་གཉིས། སོག་པ་གཉིས། གོང་སློས་གཞུག་ཐུང་གསུམ་སྟེ་བྱུང་ཡོག་སྐབས་འདིར་རུས་རིགས་བརྒྱད། སྒལ་ཚིགས་དེ་ ཉིད་ ལ་ ཚིགས་ པའི་ རུས་ པ་ དངོས་ ཏེ་ མཁར་ དང་། མཁར་དང་མཁར་བར་གྱི་མཚམས། གཡས་གཡོན་ དུ་ གཞོག་ པ་ལྟར་བཏགས་ པའི་ བྱ་ འདབས་ ཏེ་ རྣམ་ པ་ གསུམ་ དུ་ དབྱེ་ བའོ། །《སྨན་དཔྱད་ཟླ་རྒྱལ》ལས། སྒལ་རུས་ཉི་ཤུ་རྩ་གསུམ་སྟེ། །ལྟག་པ་དག་ཀྱང་སྲིད་པའོ། །མཇུག་ཐུང་དྲ་མིག་བཅས་པ་དང་། །བྲང་རུས་ཕར་དྲུག་ཚུར་དྲུག་དང་། །སྒྲོག་རུས་འགར་བ་གཉིས་དང་ནི། །རྫིབ་མ་དྲུག་དྲུག་ནམ་ཚོང་དང་། །ལག་འོག་དྲུག་དྲུག་བཅུ་གཉིས་དང་། །རྫིབ་ལྟག་དག་ཀྱང་སྲིད་པ་སྟེ། །གོང་ཁབ་དག་ཀྱང་དྲུག་ཏུའོ། །ཞེས་དང་། སྤྱིར་སྒལ་ཚིགས་ནི་གཞུག་ཚང་ནས་ཕུད་པའི་ཚིགས་བྱིངས་ལ་འཇུག་པ་དང་དེ་ལྟ་བུའི་སྒལ་ཚིགས་དངོས་ཀྱི་

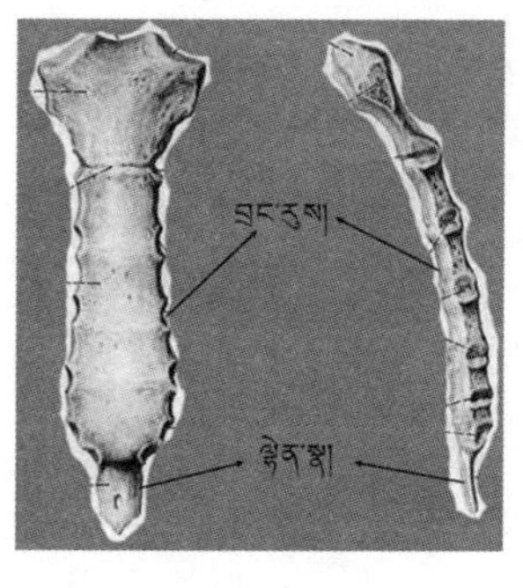

འཕང་ལོ་ལ་རྩིབ་མ་དང་འབྲེལ་བ་བཅུ་གཉིས་དང་མ་འབྲེལ་བ་བཅུ་དྲུག་ཡོད་མོད། སྣལ་ཚིགས་འཕང་ལོ་དེ་དག་སྦྱིར་བཏང་སྐེ་རུས་དང་འདྲ་བར་མཁར་དང་མཁར་མཚམས། བྱ་འདབ་དབུས་ཀྱི་རུས་མིག་བཅས་ལས་གྲུབ་པ་དང་། རྩིབ་མ་དང་འབྲེལ་བའི་འཕང་ལོ་བཅུ་གཉིས་པོ་དེ་མཁར་ཐུང་བ། རྩིབ་མ་དང་མ་འབྲེལ་བའི་སྣལ་ཚིགས་ཡོད་པ་དེ་དག་གི་ཁྱད་ཆོས་ནི་མཁར་ཅུང་སྦོམ་ལ་ངོས་སློམ་པའོ། །སྣལ་ཚིགས་འཕང་ལོ་ཉེར་བརྒྱད་ནི་གསེར་གྱི་མཆོད་རྟེན་གྱི་ཆོས་འཁོར་ལྟ་བུ་འདི་ཉིད་འབྲས་བུ་གསང་སྔགས་ཀྱི་ཐེག་པ་དང་སྦྱར་ན་རྒྱ་སྐར་ཉེར་བརྒྱད་ཀྱི་ཚུལ་དུ་གནས་སོ། །

༧. སོག་རུས་ནི་ངོ་བོ་ལྷ་བ་ཅན་གྱི་རུས་དངོས་ལས་གྲུབ་ཅིང་སྲ་ཞིང་མཁྲེགས་ལ་མཉེན་ཆ་ལྡན་པ་ཞིག་སྟེ། འོག་ནི་རྩིབ་མ་དང་འབྲེལ་བ་དང་། སོག་མཐིལ་གོང་འོག་གཉིས་ཆགས་ཡོད་དེ། འོག་མ་ལ་སོག་པའི་མེ་ལོང་ཞེས་བརྗོད་པ་དང་དཔུང་འཇུམ་ཐད་ཀྱི་རུས་ཪོག་དེ་ཡིན་པ་དང་དེར་སོག་པའི་རུས་མགོ་ཡང་ཟེར། དེར་སྒྲོག་རུས་དང་འབྲེལ་བ། སོག་པའི་ནང་ཟུར་སྲབ་པ་དང་ཅུང་རྣོ་བའི་ཉམས་དང་ལྡན་པ། ཕྱི་ཟུར་མཐུག་ལ་སྦོམ་ཅིང་དཔུང་རྐང་རུས་

པའི་སྐྱོགས་རའི་ཚིགས་མཚམས་ལ་འབྲེལ་བའོ། །

༢. སྒྲོག་རུས་ནི་བྲང་རུས་དང་སོག་པ་གཉིས་ཕན་ཚུན་སོ་སོར་མི་གྱེས་པར་བྱེད་པའི་རུས་པ་ནར་མོ་སྟེ། དེ་ཉིད་བྱེད་ལས་ལ་བསྟོས་ནས་བཏགས་པའི་མིང་ཞིག། དེ་ཡང་ལུས་ཀྱི་ནང་ངོས་བྲང་རུས་དང་ཉེ་བའི་ཕྱོགས་སུ་གསུམ་ཆ་གཉིས་གནས་ཡོད། རྩང་སྦོམ་ལ་ཕྱི་རུ་འབུར་ཞིང་དབྱིབས་རྩང་ནང་དུ་གུག་ཡོད། དཔུང་འཛུམ་དང་ ཉེ་ བའི་ དབྱིབས་ ལེབ་ མོ་ ཡིན་ པ་ དང་ དཔུང་ ཚིགས་ སོགས་འདེགས་སྐྱོར་གྱི་ནུས་པ་ངེས་ཅན་ལྡན་ནོ། །

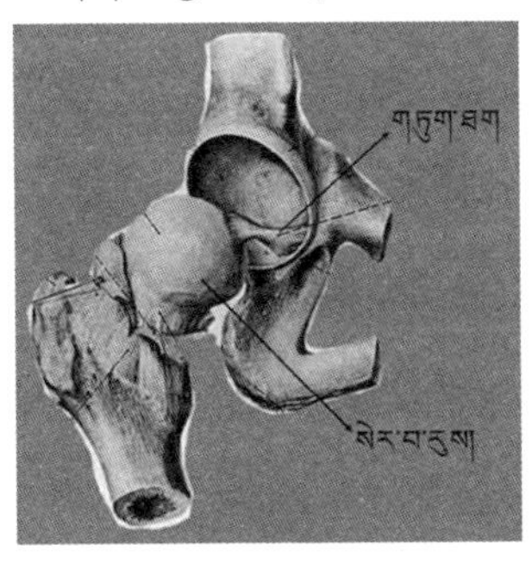

《རྒྱུད་བཞི》ལས། སྒྲོག་རུས་གཉིས་ནི་མཁར་བད་བཏགས་པ་འདྲ། །ཞེས་དཔེར་ན་ཁང་པ་ལ་མཚོན་ན་སྒྲུག་རུས་གཉིས་ནི་བད་དང་ཕུ་ཤུ་བཀལ་པ་འདྲ་བ་དེར་བྱེད་ལས་དང་མཚུངས་ལྡན་རྣལ་མ་ཞིག་གི་ཁྱད་ཆོས་འབུར་དུ་བཏོན་ནས་གནས་ཡོད།

༣. བྲང་རུས་ནི་སྲ་སྙི་བར་མ་འདྲེས་ནས་གྲུབ་པ་ཞིག་སྟེ། དབྱེ་ན། བྲང་མགོ་དཀྱིལ་ལྟེན་སྣ་དང་གསུམ་འདུས་ཏེ་ལོ་བཅུ་གཉིས་མ་ལོན་གོང་རུས་དུམ་གཡས་གཡོན་དྲུག་རེ་ཡོད་པ་དང་རྗེས་

སུ་ཕན་ཚུན་འབྲེལ་ནས་རྩ་ལེབ་ནར་མོ་ཞིག་ཏུ་ཆགས་ཡོད། གཡས་གཡོན་གྱི་ཟུར་གཉིས་རྩིབ་མ་གཉིས་པ་དང་བདུན་པར་འབྲེལ་ཡོད། 《རྒྱུད་བཞི》ལས། བྲང་རྩ་གྲུ་བཞི་གདུང་མ་བཀལ་བ་འདྲ། །ཞེས་བྲང་རྩ་ནི་རིན་པོ་ཆེ་གདུང་མ་མིག་མངས་རིས་སུ་བཀལ་བ་དང་འདྲ་བ་དེ་དབྱིབས་འདྲ་བའི་དབང་གིས་ཉེ་བླས་བརྒྱན་པའི་ཚུལ་དུ་གནས་པ།

༤. རྩིབ་མ་ནི་རུས་པ་ལྷ་བ་ཅན་དང་ལྷ་བ་ཅན་མ་ཡིན་པ་གཉིས་ཀྱིས་པ། དེ་དག་སོ་སོར་ཐུན་མོང་མ་ཡིན་པའི་ཁྱད་ཆོས་ལྡན་པ། གཞུ་དབྱིབས་དང་འདྲ་བ་ངོ་བོ་སླེ་ལ་མཉེན་ཆ་ཆེ་བ་དང་ནང་དུ་ཙུང་གུག་པའི་ཚུལ་དུ་གནས། གྲངས་ཉེར་བཞི་བགོད་པ་ནི་འབྲས་བུ་གསང་སྔགས་ཀྱི་ལམ་ལ་སྦྱར་ནས་ཡུལ་ཉི་ཤུ་རྩ་བཞི་དང་ཡུལ་ཆེན་ཉེར་བཞི་གནས་སོ། །དེ་ཡང་ཡས་ནས་བརྩིས་པས་རྩིབ་མ་དང་པོ་ནས་བདུན་པའི་བར་ལྷ་རེ་རྩེ་ལ་བརྟེན་ནས་བྲང་རྩ་དངོས་དང་འབྲེལ་ཞིང་གནས་པ་དང་། དེ་བཞིན་རྩིབ་མ་བརྒྱད་པ་དང་། དགུ་པ། བཅུ་པ་གསུམ་ནི་ལྷ་རུ་རྩེ་བརྒྱུད་ནས་བརྩིས་པས་གོང་མ་དང་འབྲེལ་བ་ཙམ་ལས། བྲང་རྩ་དངོས་དང་མ་འབྲེལ་ལོ། །རྩིབ་མ་བཅུ་གཅིག་དང་བཅུ་གཉིས་གཉིས་ནི་བྲང་རྩ་དང་མ་འབྲེལ་བའི་རྩིབ་ཐུང་ཞིག་ཡིན། ནང་གི་གློ་སྙིང་མཆིན་མཆེར་སྲུང་བར་བྱེད་པ་ནི་ཁང་བའི་གྱང་ལྟ་བུའི་ནུས་པ་ལྡན་ལ་ཕྱི་ལྟུགས་རི་

སྣ་བུས་སྐྱུང་བར་བྱའོ། །

༥. དཔྱི་རུས་ནི་ལུས་ཧྲིལ་པོ་བརྟེན་ཞིང་གནས་སའི་གཞི་ཡིན་སྟབས། རྩིག་པའི་འགྲམ་གཞི་ལ་དཔེ་བཞག་ནས་དཔེ་ཅན་ལུས་སྟོད་ཀྱི་ལྗི་འདེགས་པར་བྱེད་པའི་ཆ་ནས་རྩིག་པའི་འགྲམ་གཞི་དང་འདྲ་མཚུངས་སུ་སྦྱར་རོ། །རུས་པའི་ངོ་བོ་སྲ་མཁྲེགས་ཀྱི་རྣམ་པ་ཅན་ཞིག་དབུས་རྩུང་ཟད་སྲབ་ལ་མཐའ་མཐུག་པའི་ཁྱད་ཆོས་ལྡན། སྟོད་ཁ་ཞེང་ཆེ་ལ། བར་སྐྱེད་པ་ཉག་པ། སྨད་ཕྲ་ཞིང་རུས་མིག་གཉིས་དང་ལྡན། དཔྱི་རུས་ཀྱི་མས་ནི་སེ་བ་རུས་པ་འབྲེལ་ཞིང་ཚིགས་དེ་ལ་དཔྱི་ཡི་འཁོར་མིག་ཀྱང་ཟེར། དཔྱི་ལེབ་དང་འཕོངས་རུས་མདོ་རུས་གསུམ་ནི་ལོ་བཅུ་དྲུག་བར་ལ་དཔྱི་ཡི་འཁོར་མིག་མཚམས་ནས་ཕན་ཚུན་དཀྲུས་གཅིག་ཏུ་འབྲེལ་ཡོད་དོ། །

བདུན། ཡན་ལག་རུས་པའི་གནས་ལུགས་བཤད་པ།

ཡན་ལག་རུས་པ་ནི་རིང་བ་ཐུང་བ་ལྷམ་པ་དང་ཟླུམ་པོ་སྒྲུ་ལེ་བ་དང་སྒྲུ་ལེབ་མ་ཡིན་པར་རུས་དུམ་དུ་མར་གྲུབ་ཡོད་པ་སྟེ།

༡. དཔུང་རྐང་རུས་པ་ནི་ལག་པའི་རུས་པའི་ནང་གི་རིང་ཤོས་ཏེ། རུས་པའི་ངོ་བོ་སྲ་ལ་ཡས་མས་ཀྱི་རུས་མགོ་ནི་རྩུང་སླ་བའི་ཉམས་ཡོད་པ་དང་དཔུང་རྐང་གི་སྟོད་ཀྱི་ཆ་ནི་དབྱིབས་ཟླུམ་པོ་དང་སྨད་ཀྱི་ཆ་ནི་དབྱིབས་ཟུར་ཡིན་པ། དཔུང་རྐང་མས་ཀྱི་རུས་མགོ་ནི་

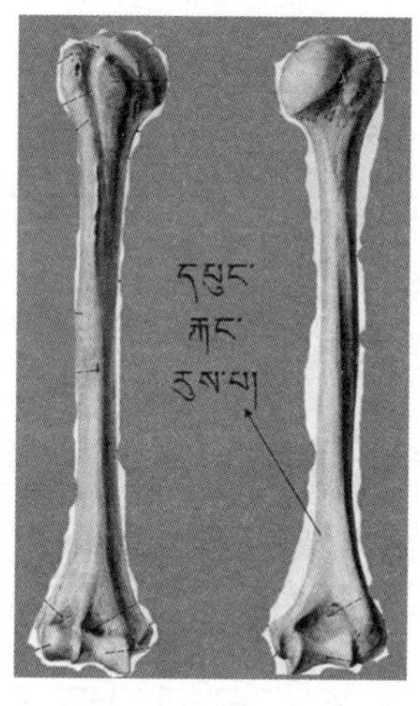

དབྱིབས་རྩུང་ལེབ་ཅིང་ཆེ་བ་ཞིག་སྟེ། དེའི་སྟེང་ན་ལག་ངར་ཆེ་ཆུང་གཉིས་ཀ་འབྲེལ་བའི་ཚིགས་མགོ་མཆིས།

༢. ལག་ངར་རུས་པ་ཆེ་བ་ནི་ལག་ངར་གྱི་ཕྱི་ངོས་སུ་གནས་པ་དང་རུས་པ་དེ་ཉིད་ཡས་ཀྱི་ཕྱོགས་རྩུང་ཟད་སྦོམ་པ་དེ་ལ་ལག་ངར་རུས་ཆེན་མགོ་ཞེས་བརྗོད་པ་དང་། རུས་མགོ་རྩུང་གུག་སྐམ་ཡོད་པ་དེ་ཉིད་དཔུང་ཀང་རུས་པ་དང་འབྲེལ་བའི་ཚིགས་མཚམས་ཡིན་པ། མས་ཀྱི་རུས་མགོ་རྩུང་སྦོམ་པ་དང་། དེ་ཟླུགས་སུ་རྗེ་ངར་ཆུང་བ་དང་ཕྲན་རྩེའི་རུས་པ་ཚིགས་མཚམས་ཡོད། ལག་ངར་ཆུང་བ་ནི་ལག་པའི་ནང་ངོས་ན་གནས་པ་དང་དེ་ཡས་ཀྱི་རུས་མགོ་རྩུང་སྦོམ་ལ་ཆེ་བ་ལག་པ་འགུལ་སྐྱོད་ཕྱོགས་ལ་རམ་འདེགས་ཀྱི་ནུས་པ་གང་ལེགས་འདོན་གྱིན་ཡོད།

༣. ལག་མཐིལ་རུས་པ་དང་སོར་མོ་རུས་པ་ནི་དབྱིབས་ནེར་མོ་དང་ངོ་བོ་སྲ་སྙི་བར་མའི་རུས་དུམ་ཞིག་ཡིན། ཡས་ཀྱི་ཚིགས་མགོ་རྩུང་ཟླུམ་པ་དང་ལག་ངར་ཆེ་ཆུང་གཉིས་ཀར་འབྲེལ་ཡོད། མས་ཀྱི་ཚིགས་མགོ་གྱེས་སུ་གནས་ཡོད་ཅིང་སོར་མོ་རུས་པ་དང་

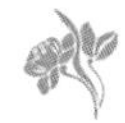

འབྲེལ་བ། སོར་མོ་རུས་པ་ནི་ལྷུ་ཚིགས་དུ་མ་ལས་གྲུབ་ཡོད་ལ་རུས་པའི་ངོ་བོ་མཉེན་པ་ཞིག་སྟེ། རུས་པའི་སྙིགས་མ་ལས་གྲེས་པའི་སེན་མོ་རུས་པ་དང་འབྲེལ་ཡོད།

༤. བརྒྱ་ཀང་རུས་པ་ནི་མི་ལུས་ཀྱི་རུས་པའི་ནང་ནས་རིང་ཤོས་ཤིག་ཡིན་པ་དང་། ངོ་བོ་སྲ་མཁྲེགས་ཀྱི་རང་བཞིན་ཅན་གྱི་རྣམ་པ་ཞིག་ཡིན། རུས་པའི་མགོ་ལ་བེ་ཏའི་འབྲས་བུ་མཚུངས་པའི་རུས་པ་རྟོག་རྟོག་ཞིག་ཡོད་པ་དེ་ལ་སེ་བའི་རུས་པ་ཟེར། དཔུང་བའི་རུས་མགོ་དང་བརྒྱ་ཀང་རུས་མགོ་གཉིས་ནི་ཤིན་ཏུ་ཉེན་ཆེ་བ། སེ་བ་རུས་པའི་གཤམ་ཕྱུང་ཕྲ་བའི་གནས་དེ་ལ་བརྒྱ་ཀང་གཏུག་སྐེ་ཟེར་བ། དེ་ཕྱི་ཟུར་ནང་ཟུར་གཉིས་ལ་རུས་འབུར་ཆེ་ཆུང་མི་འདྲ་བ་གཉིས་ཡོད།

༥. རྗེ་ངར་རུས་པ་ནི་ངོ་བོ་སྲ་མཁྲེགས་རང་བཞིན་དང་དབྱིབས་རིང་བའི་རྣམ་པ་དང་རུས་པ་ངོས་ནི་ཟུར་གསུམ་པའི་རྣམ་པ། ཡས་ཀྱི་རུས་མགོ་སྟེང་དུ་ཚིགས་ངོས་གཉིས་ཡོད་པ་དེ་ཉིད་བརྒྱ་ཀང་རུས་པའི་བར་ཚིགས་དང་འབྲེལ། མས་ཀྱི་རུས་མགོ་ནི་སྦོམ་ཞིང་ནང་ངོས་སུ་རུས་པ་འབུར་པོ་ཞིག་དོན་ཡོད་པ་དེ་ལ་ཕྱི་ལོང་རུས་པ་ཞེས་སུ་བྱའོ། །

༦. སྦྲི་ལོང་རུས་པ་ནི་ངོ་བོ་སྲ་བ་དང་དབྱིབས་ཕལ་ཆེར་གྲུ་བཞི་ནར་མོ་ལྟ་བུ་ཞིག་ཡིན། 《སྨན་དཔྱད་ཟླ་རྒྱལ་》ལས། རྟིང་པ་

བྱི་ཡི་འབུར་པོ་ནི། །ཁྲི་ཤོང་ཆུ་བ་དག་དང་འབྲེལ། །རྒྱ་ཚིགས་ཤོང་མོ་བར་དག་ནི། །རུས་པ་དུང་ཁབ་ཅེས་བྱ་བ། །རླ་བ་ཁམ་པ་འདྲ་བའི་རུས། །དེ་ནི་གནད་ཡིན་འཆི་བར་འགྱུར། །རྐང་བའི་རྗེ་ངར་གྱི་ཚིགས་མཚམས་དང་འབྲེལ། ཞེས་དང་རྐང་བའི་བྱི་རྟེང་དང་སྟེ་རྟེང་གཉིས་ལ་འདེགས་འཛོག་གི་ནུས་པ་ངེས་ཅན་ཐོན་ཡོད།

༧. རྐང་མཐིལ་རུས་པ་ནི་ལག་མཐིལ་རུས་པ་དང་འདྲ་ཞིང་དེ་ལས་ཉུང་སྒོམ་པ། སོར་མོ་རུས་པ་ནི་ཕྲ་སྒོམ་མ་གཏོགས་ཕལ་ཆེར་འདྲ་བ། སེན་མོ་རུས་པ་དེ་བཞིན་ནོ། །སྦྲེར་རུས་པ་ནི་སྦྲི་དང་བྱེ་བྲག་ཕྲ་བ་དང་རགས་པའི་དབང་དུ་བརྗོད་ན་འབྱུང་བ་སའི་མཚན་ཉིད་ཀྱི་ཁྱད་ཆོས་ལས་གྲུབ་པ་ཞིག་ཡིན། དེར་ཁམས་ཀྱི་རང་བཞིན་དང་འབྱུང་སྟོབས་ཆེ་ཆུང་དབང་གིས་ཕོ་མོ་མ་ནིང་དང་རུས་པ་རིགས་མི་འདྲ་བ་དུམ་གྲུབ་པོ། །

ས་བཅད་གསུམ་པ། རྣམ་པར་ཕྱུར་པའི་རུས་པའི་ནད་རིགས་བཤད་པ།

དང་པོ། རུས་པ་འཕེལ་ཟད་ཀྱི་རྒྱུ་སྤྱིར་བསྟན་པ།

སྤྱིར་ལུས་ཁམས་སྤྱི་དང་སྒོས་སུ་ལུས་ཟུངས་བདུན་གྱི་ཡ་གྱལ་རུས་པ་འཕེལ་ཟད་ཀྱི་རྒྱུ་ནི་འབྱུང་ལྔ་ལྡན་གྱི་རྫས་གང་ཞིག་ལྷག་བཞུ་དྭངས་གསུམ་བྱེད་པའི་མེ་དྲོད་ཀྱི་བྱེད་ལས་རྣལ་མ་ཞིག་སྟེ། མེ་དྲོད་དེ་ཉིད་གཙོ་ཆར་ཕོ་རྒྱུ་མཁྲིས་གནས་སུ་གནས་ཀྱང་ཆ་ཤས་ལུས་ཟུངས་ཀུན་ལ་གནས་ཏེ། དེ་མཐུན་གྱི་བྱེད་ལས་འོག་ལུས་ཟུངས་སོ་སོའི་ཆ་ཤས་རྒྱས་པར་བྱེད་པ་ནི་རྗེས་སྒྲུབ་རྣལ་མའི་རྐྱེན་མཚུངས་ཀྱི་གནས་ལུགས་ཤིག་སྟེ། འབྱུང་བའི་དབང་དུ་བྱས་ན། སའི་མཚན་ཉིད་དང་རྗེས་མཐུན་དུ་སྲ་ཞིང་མཁྲེགས་པའི་རྣམ་པ་འབྱུང་བ་ནི། རྐྱེན་ཅིང་འབྲེལ་འབྱུང་གི་གནས་ལུགས་ཤིག་ཡིན་པ་ནི་དག་པ་དོན་མཐུན་གྱི་ཚད་མའི་རང་གཤིས་ཏེ། རུས་པ་ནི་ལུས་འདི་བརྟེན་པར་བྱེད་པའི་ཆ་ལ་མེད་ན་མི་འབྱུང་བའི་ཚུལ་དུ་གནས་པ་ནི་དེ་མཐུན་གྱི་གནས་ལུགས་ཤིག་སྟེ། དེ་ཕྱིར་འདི་འཕེལ་ཟད་ཕྱོགས་སུ་མ་གནས་

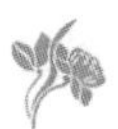

པར་བཏང་སྐོམས་སུ་མར་གནས་པ་ནི་ཆེ་སྲོག་ཡུན་དུ་གནས་པའི་ཆ་ལ་མཐུན་རྐྱེན་ཡང་དག་བསྐྲུན་ངེས། རུས་པ་འཕེལ་ཟད་འབྱུང་བའི་རྒྱུའི་རྒྱུ་ནི་རོ་དྲུག་ཏུ་གཏོགས་པའི་ཟས་ཡིན་པ་དང་། བརྒྱུད་རྒྱུ་ནི་ལུས་ཟུངས་སོ་སོར་སྨིན་པའི་ཐད་ལ་མེད་ཐབས་བྲལ་བའི་མེ་དྲོད་ཡིན་པ། ལྷག་དོན་བཅུད་ཀྱི་དྭངས་མ་རུས་མིག་ལ་འདྲེན་མཁན་ནི་རླུང་མེ་མཉམ་དང་མཁལ་མའི་ནུས་པ་རང་ཡིན། རླུང་མེ་མཉམ་ནི་ནང་གྲོལ་ཀུན་ཏུ་རྒྱུ་ཞིང་དྭངས་སྙིགས་སོ་སོར་འབྱེད་ཅིང་གནོད་བྱའི་ཁམས་སྨིན་ནས་ཟུངས་རྒྱས་པའི་ཐད་ལ་མཐུན་རྐྱེན་ཡང་དག་སྐྲུན་པ་ནི་སྨོས་མ་དགོས་ཏེ། མཁལ་མའི་རུས་པ་རྒྱས་པ་ཞེས་པ་བཅུད་ཀྱི་དྭངས་མ་རྒྱས་པའི་གནས་ལུགས་ལ་གཞིགས་ནས་རྟོགས་པར་ནུས། རྒྱུ་མཚན་ནི་རླུང་རུས་པ་རྒྱུ་བ་དང་རུས་པ་ནི་རླུང་གིས་ཉེར་ལེན་བྱེད་སའི་གཞི་ཡིན་པས། རླུང་འཕེལ་དུས་རུས་པ་ཟད་པ་དང་རུས་པ་ཟད་དུས་རླུང་འཕེལ་བ་ནི། ཕན་ཚུན་རྟེན་དང་བརྟེན་པའི་འབྲེལ་ཚུལ་དང་ཕན་ཚུན་གཅིག་གིས་ཉེར་ལེན་བྱས་ནས་འཚར་བསྐྱེད་བྱུང་བ་རྗེས་དཔག་ཚད་མས་རྟོགས་པར་ནུས་ལ་མངོན་སུམ་ཚད་མའི་གཞལ་བྱའི་གནས་སུ་གྱུར། རླུང་ཟད་དུས་རུས་པ་འཕེལ་བ་ནི་ཕན་ཚུན་གཉེན་པོ་བསྟེན་ཚུལ་གྱིས་ཟས་ཀྱི་ཡོན་ཏན་དང་རླུང་གི་མཚན་ཉིད་དང་ལྡོག་པའི་རྐྱེན་གྱིས་དེ་ལྟར་འབྱུང་བ། སྤྱིར་ལུས་ནད་གཉེན་པོ་ཐམས་ཅད་འབྱུང་བ་ལྔ་ལས་གྲུབ་པ

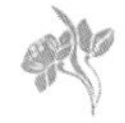

ཡིན་པས། རྟེན་ལུས་ཟུངས་ལ་སོགས་པའི་གནོད་བྱ་རྣམས་དང་དེར་བརྟེན་པའི་གནོད་བྱེད་ཉེས་པ་རྣམས་འཕེལ་བ་དང་ཟད་པ་བཅོས་ཐབས་གཅིག་སྟེ། དཔེར་ན། རྟེན་དྭངས་མ་འཕེལ་བ་དང་བརྟེན་པ་བད་ཀན་འཕེལ་བའི་བཅོས་ཐབས་སྦྱུང་བར་གཅིག་པུས་བཅོས་པ་དང་། རྟེན་དྭངས་མ་ཟད་པ་དང་བརྟེན་པ་བད་ཀན་ཟད་པ་བརྟ་བ་གཅིག་པུས་གསོ་བ་ཡིན། རྟེན་དང་བརྟེན་པའི་འཕེལ་ཟད་བཅོས་ཐབས་ཞེས་པ་ནི་བརྟ་བར་བྱ་བའམ་སྦྱུང་བར་བྱ་བ་གཅིག་པོ་ན་ཡིན་ཞེས་པར་བཞེད་པ་དང་། དེ་བཞིན་དུ་རྟེན་ཁྲག་འཕེལ་བ་དང་བརྟེན་པ་མཁྲིས་པ་འཕེལ་བ་གཉིས་སྦྱུང་བར་ཐབས་ཀྱིས་གསོ་དགོས་པ་ལྟ་བུ་དང་། རྟེན་ཁྲག་ཟད་པ་དང་བརྟེན་པ་མཁྲིས་པ་ཟད་པ་གཉིས་བརྟ་བ་གཅིག་པུས་གསོ་བར་བྱ་དང་། འོན་ཀྱང་རྟེན་རུས་པ་དང་བརྟེན་པ་རླུང་གི་འཕེལ་ཟད་བཅོས་ཐབས་གོང་དང་མི་མཚུངས་པར། དཔེར་ན། གང་རུས་པ་འཕེལ་བའི་སྨན་མཁལ་མ་ཞོ་ཤ་ལྟ་བུར་མཚོན་ན། རོ་མངར་བ་དང་ནུས་པ་སྣུམ་པ་ཡོན་ཏན་འཇམ་པ་སོགས་ཀྱི་ཆ་ནས་རུས་པ་རྒྱས་པར་བྱེད་ཅིང་། རླུང་གི་མཚན་ཉིད་རྩུབ་པ་སོགས་འཇོམས་པའི་དབང་གིས་རླུང་ཟད་པར་བྱེད་པ། ཡང་ན་རླུང་འཕེལ་བར་བྱེད་པའི་སྨན་གསེར་གྱི་མེ་ཏོག་ལྟ་བུའི་རོ་ཁ་བ་དང་ནུས་པ་རྩུབ་པར་བརྟེན་ན། རླུང་གི་མཚན་ཉིད་དང་རྗེས་སུ་མཐུན་པས་རླུང་འཕེལ་ཅིང་ནུས་པ

སྙུམ་པ་སོགས་ཆ་མེད་པས། ལུས་ཀྱི་བཅུད་ཉུང་བར་གྱུར་པ་ལས་ལུས་ཉམས་དམད་པར་བྱེད་པ་དང་མཚུངས་ཤིང་། སྐྱུང་བར་བྱེད་པ་དང་རྗེས་སུ་མཐུན་པས་རུས་པ་ཟད་པ་བཞིན་ནོ། །དེ་ཕྱིར་རླུང་འཕེལ་བ་དང་རུས་པ་ཟད་པ་གཉིས་སྐྱུང་བ་གཅིག་ཕྱུས་བཅོས་པ་དང་། རླུང་ཟད་པ་དང་རུས་པ་འཕེལ་བ་ལ་ནི་བརྟ་བ་གཅིག་ཕྱུས་གསོ་བར་བྱ་བ་ཡིན་ནོ། །རྒྱུ་མཚན་དེའི་ཕྱིར་སྤྱིར་རུས་པ་འཕེལ་བའི་དངོས་རྒྱུ་ནི་ཟས་དང་སྨན་རོ་མངར་བ་དང་ནུས་པ་སྙུམ་པ་ལ་སོགས་པའི་མཐུན་རྐྱེན་སྦྲུར་རྒྱུ་ནི་ལུས་བརྟས་ཤིང་རུས་པ་འཕེལ་བ་དང་། དེ་ལས་ལྡོག་སྟེ་སྨན་སོགས་ནུས་པ་རྩུབ་པ་བསྟེན་ཚེ་ལུས་དམད་པ་དང་རུས་པ་ཟད་པའི་ཚད་མ་ཉིད་དོ། །

གཉིས་པ། རུས་པའི་ནད་རིགས་ཕྱེ་བྲག་ཏུ་བསྟན་པ།

གཅིག། གསོད་བྱ་ལུས་ཟུངས་དབང་གིས་རུས་པའི་ནད་རིགས་བཤད་པ།

༡. རུས་པ་འཕེལ་བའི་ནད་བཤད་པ།

(༡) རུས་ལྷག་དང་སོ་ལྷག་གི་ནད་བཤད་པ། སྤྱིར་རུས་པ་འཕེལ་བའམ་རུས་ལྷག་ནི་ཟས་དང་སྤྱོད་ལམ་གཉིས་ཀྱིས་རྐྱེན་བྱས་ནས་ཚིགས་པའི་མཁར་དང་། དེ་མིན་ཚིགས་མཚམས་སོགས་ལ་

རུས་པ་ལྷ་བ་ཅན་སྐྱེས་པ་ལ་བཟློད་དུ་རུང་མོད། འོན་ཀྱང་འདིར་རྐྱེན་སྟོབས་ཆེ་ཆུང་དབང་གིས་བྱུང་ཚུལ་ཐད་ལ་འདྲ་མིན་སྣ་ཚོགས་མཆིས་ལ་འབྱུང་སའི་གནས་ནི་ཚིགས་མཚམས་ཡིན། 《རྒྱུད་བཞི》ལས། རུས་པ་འཕེལ་བས་རུས་ལྷག་སོ་ལྷག་འབྱུང་། །ཞེས་སོ། །དེ་ཡང་རུས་འབུར་དང་རུས་མདུད་ཀྱི་རྣམ་པ་ལྷ་བུ་ཧོག་རུ་ཧོན་པ་དང་། སོའི་ཡ་རྐན་དང་སོ་རྙིལ་གྱི་ཕྱི་ནང་ལྷ་བུར་སོ་ལྷག་སྐྱེས་པ་རྣམས་གཞི་གྲུབ་པའི་ཕྱིར། རུས་པ་འཕེལ་བ་ནི་ལུས་ཟུངས་རྒྱས་པ་དང་རུས་པ་འཚར་སྐྱེས་ཚུལ་བཞིན་འབྱུང་བར་ཟས་སྤྱོད་དམན་ལྷག་ལོག་གསུམ་གྱི་དབང་གིས་རྣམ་འགྱུར་རང་བཞིན་གྱི་ཚད་མ་ཞིག་སྟེ། དེར་རྟེན་མཚུངས་རང་བཞིན་གྱི་རྣམ་པ་མི་འདྲ་བ་མང་དུ་མཆིས་པ་དང་། དེ་ཉིད་བྱུང་སའི་གནས་མི་འདྲ་བའི་དབང་གིས་ཁྱད་ཆོས་མང་དུ་ལྡན་ཞིང་། སྐེ་ཚིགས་དང་པུས་ཚིགས། གྲུ་ཚིགས། མཁྲིག་ཚིགས་ཚིགས་ཕྲེན་སོགས་འབྱུང་སྲིད་མོད། དེ་ལས་མང་དུ་འབྱུང་སླ་བ་ནི་སྐེ་ཚིགས་དང་པུས་ཚིགས་ཡིན་པ་དང་། སྐེ་ཚིགས་རུས་འཕེལ་གྱི་རྣམ་འགྱུར་རང་བཞིན་གྱི་མཚན་མ་ནི། རུས་པ་དེར་གཉན་ཁ་ཆེར་རྒྱས་ནས་སྐྲངས་ཞིང་གཟུགས་དབྱིབས་རྣམ་པ་ངེས་ཅན་ཞིག་ཏུ་འགྱུར་བ། དབང་རྩ་བཙན་བརྟུངས་བྱུང་བས་ལུས་ཀྱི་གཞོགས་ཕྱེད་རུལ་བ་དང་མགོ་བོ་བརྡབ་འཁྲུགས་བྱུང་ནས་ཚོར་བ་དང་ཤེས་པ་རྒྱུན་ལྡན་མི་འབྱུང་བ་སོགས་ཀྱི་ངང་ཚུལ་

ཐོན་སྲིད། དེང་སང་དུས་ཀྱི་དབང་གིས་ན་མཁན་བརྒྱ་ཆ་ལྔ་བཅུ་ཡས་མས་ཟིན་འདུག། དེ་ཕྱིར་འདིའི་ཕྱོགས་ལ་བསམ་གཞིགས་དང་གདེང་འཛོག་ཚད་མེད་གནང་བཞིན་ཡོད་པས། མངོན་གསལ་གྱི་ཕན་འབྲས་ཀྱང་ཐོན་བཞིན་མཆིས། ཕྱི་ལུགས་གསོ་རིག་གིས་གཤག་བཅོས་ལ་བསྟེན་པ་མ་གཏོགས་ཐུན་མིན་གྱི་ཁྱད་ཆོས་མེད་པ་དང་། དེ་ནི་གནས་སྐབས་ཀྱི་ན་ཟུག་བྲལ་བ་ཙམ་ལས་ཁྱོན་ཡོངས་ནས་བདེ་ཐང་དུ་འགྲོ་བའི་རེ་བ་དཀོན་གནས་སུ་གྱུར་འདུག། དེ་ཕྱིར་བོད་ལུགས་གསོ་རིག་གི་ཐུན་མོང་མ་ཡིན་པའི་ཁྱད་ཆོས་བེད་སྤྱོད་ནས་གསོ་བཅོས་བྱས་ན་བླ་མེད་ཀྱི་ཕན་འབྲས་ཤིག་ཐོན་པ་ནི་མངོན་སུམ་ཚད་མ་ཞིག་སྟེ། གཉེན་པོ་བཞི་བརྒྱུད་རིམ་ལྡན་ཞིང་ལྷུང་ཟད་རུས་འཕེལ་གྱི་གསོ་བཅོས་རྩ་དོན་གཞི་འཛིན་རྒྱུ་ནི་གནད་དུ་འཁེལ་བའི་ཐབས་ལམ་ཞིག་ཡིན། རུས་འཕེལ་ལམ་རུས་ལྷག་རྩ་བ་ནས་ཐ་མལ་དུ་གནས་པར་འཇུག་མཁན་བོད་ལུགས་གསོ་རིག་ལས་གཞན་དུ་གནས་སྐབས་མ་མཆིས་སོ། །

（༢）རུས་མཛེར་གྱི་ནད་བཤད་པ། སྤྱིར་རུས་ལྷག་དང་རུས་མཛེར་གཉིས་ནི་རུས་པ་འཕེལ་བའི་ཁོངས་ཡིན་ལ། དེ་གཉིས་ཀྱི་ཁྱད་ཆོས་དངོས་དང་བསྟུན་ན་ཁྱད་པར་ཅུང་ཡོད་པ་དང་འབྱུང་བའི་གཞི་དང་རྣམ་འགྱུར་གྱི་ངོ་བོ་སོགས་ཅུང་མི་མཐུན་ཏེ། རུས་མཛེར་ནི་ལྷན་སྐྱེས་སུ་བྱུང་བ་ཅུང་ཉུང་བ་དང་རྩ་བ་ནས་མེད་པ་ཡང་

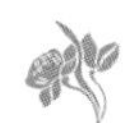

མེད། དམིགས་བསལ་རང་བཞིན་གྱི་མཐོང་བའང་ཡོད། གོང་དུ་བརྗོད་པ་བཞིན་རུས་ལྷག་གམ་རུས་འཕེལ་ནི་འབྱུང་གཞི་ཚོགས་མཚམས་ཡིན་ལ། ལུས་འགུལ་སྐྱོད་དང་ངལ་དུབ་ཀྱི་དུས་ཡུན་འགྱངས་ན་མངོན་གསལ་གྱི་ན་ཟུག་ཡོད་པ་དང་། དུས་ཡུན་རིང་ཙམ་ཞིག་ལ་སླེབས་དུས་ཚོགས་མཚམས་ཀྱི་གཟུགས་དབྱིབས་འགྱུར་ཞིང་དགྱེ་སྒུར་དཀའ་བ། རུས་མཛེར་ནི་རུས་པ་ཕྱི་རྐྱེན་བརྡབ་འགྲམས་ཀྱི་དབང་གིས་གས་ཆག་བྱུང་བའི་རྗེས་སུ་བྱུང་བ་མང་དུ་སྣང་། དབྱིབས་འདྲ་མིན་སྣ་ཚོགས་མཆིས། དབྱིབས་གོར་གོར་དང་ཤ་མོའི་རྣམ་པ། ལི་ཤིའི་དབྱིབས་སོགས་རྣམ་པ་མང་དུ་འབྱུང་སྲིད། དེར་ཕྱི་རྐྱེན་དང་ནང་རྐྱེན་གཉིས་ལ་བརྟེན་ནས་འབྱུང་བ་དང་། ནང་རྐྱེན་འདུ་བ་འཁྲུགས་པ་ལས་འབྱུང་བ་དང་ཕྱི་རྐྱེན་བརྡབ་འགྲམས་ཀྱིས་ལྷ་ཁྲག་སྨིན་ཤོར་ཏེ་རུས་རྩེ་ལ་ཉེན་ཤོར་བས་རུས་རྩེ་ཉམས་ནས་འབྱུང་བ་དང་། འབྱུང་སའི་གནས་ནི་སྒྲིད་རུས་དང་དཔུང་ཀང་བརླ་ཀང་སོགས་ལ་འབྱུང་རྒྱུ་ཆུང་མང་བ། དེར་ན་ཟུག་ཆེ་བར་མ་ཟད་དུས་ཡུན་འགྱངས་ན་ཕྱི་རུས་པའི་མདོག་འགྱུར་བ་སོགས་ཀྱི་ངང་ཚུལ་ཐོན་པ། རུས་མཛེར་ནི་རུས་ཀང་ལྷ་བའི་ནང་ལ་གཉན་ཚད་རྒྱས་ཤིང་ལྷག་ཁྲག་གི་ངོ་བོ་འགྱུར་ནས་རུས་མཛེར་བྱུང་བ་ནི་གསོ་རིག་ཀུན་གྱི་དགོངས་པ་གཅིག་མཐུན་དུ་གྱུར་པ། 《རྒྱུད་བཞི་》ལས། རུས་སྒྲོ་རུས་སྟེང་ཤ་འུ་མཛེར་ཐབས་སྐྱེས། །

ཞེས་པའི་ཐད་ལ་གཞིགས་ན། རྣམ་འགྱུར་དབང་གིས་རུས་པའི་དབྱིབས་དང་གཟུགས་འགྱུར་བ་ལ་བལྟོས་ནས་བརྟགས་པ་ཞིག་ཡིན་པ་རྟོགས་ནུས། དེ་མིན་ཟས་ཀྱི་དབང་གིས་རྐང་གི་བཅུད་ཞུང་ཤས་སུ་གྱུར་ནས་རུས་མཛེར་བྱུང་བ་ནི་ལྟོས་བཅོས་ཀྱི་རང་བཞིན་ནོ། ། དེ་མིན་རུས་བཅུད་མི་ལྡང་བ་དང་བརྡབ་རྐྱེན་གྱི་ཤུགས་ལས་ཡང་འབྱུང་སྲིད་དོ། །

༢. རུས་པ་ཟད་པའི་ནད་བཤད་པ།

ནད་གང་ཡིན་ཡང་འཕེལ་ཟད་འཁྲུགས་གསུམ་གྱི་རྣམ་པ་མ་ཡིན་པ་གཅིག་ཀྱང་མེད་དེ། རུས་པ་ཟད་པ་དང་འཕེལ་བ་འཁྲུགས་པ་གསུམ་ནི་ཉེར་ལེན་གྱི་ཁྱད་གཞི་ལས་ལྷར་སྣང་རྟེན་མཚུངས་རང་བཞིན་གྱི་ཁྱད་ཆོས་ལས་རྟོགས་ཐུབ། དཔེར་ན། འཕེལ་བ་མིན་ན་ཟད་པ་ཡིན་པས་ཁྱབ་པ་དང་། ཟད་པ་མིན་ན་འཁྲུགས་པ་ཡིན་པས་ཁྱབ་པའི་ཕྱིར་རོ། །ཕན་ཚུན་ཡིན་ཁྱབ་མཉམ་མིན་ཡང་། གཅིག་གི་ཉེར་ལེན་གཅིག་གིས་བྱེད་པས་སོ། །རྒྱུ་མཚན་ནི་རུས་ནད་གང་ཡིན་རུང་འཕེལ་ཟད་འཁྲུགས་གསུམ་གྱི་ཚུལ་ལས་མ་འདས། རུས་པ་ཟད་པའི་ནད་ཅེས་པ་ནི་རུས་པ་རྒྱུན་ལྡན་གྱི་གྲུབ་ཆ་ལས་ཉུང་དུ་ཕྱིན་པའི་ཆ་ལ་བརྗོད་མོད། དོན་དངོས་ནི་རུས་པ་འཕེལ་བའི་གྲུབ་ཆ་རྐང་མར་གྱི་ལྡང་ཚད་དམན་པར་གྱུར་ནས་རླུང་འཕེལ་རྟགས་ཀྱི་མཚན་མ་རང་བཞིན་གྱིས་མངོན་ཐུབ། རྒྱུ་མཚན་

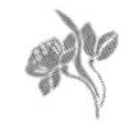

ནི་ངོ་བོའི་དབང་དུ་བྱས་ན་མཁལ་མའི་ནུས་པ་ཟད་པའི་ཕྱིར་རོ། །གང་ཡིན་ཞེ་ན། བྱེད་ལས་ཀྱི་ཆ་ནས་བརྗོད་ན་འདོད་ཆགས་ཀྱི་ངོ་བོ་ཟད་པའི་ཕྱིར། ཁྱབ་པ་ཁས་མ་གྲུབ་ན། འདོད་ཆགས་དང་མཁལ་མ་གཉིས་ཕན་ཚུན་ཉེར་ལེན་གྱི་ཆ་ཞིག་ཡོད་པ་དག་པར་རྟོགས་པའི་ཚད་མས་སྒྲུབ་ཚོག། མཁལ་མས་ནུས་པ་རྒྱས་པ་ཞེས་པ་ནི་གཏན་ཚིགས་དང་མཐུན་པའི་རྒྱུད་ཀྱི་དགོངས་པ་རྣལ་མ་ཞིག་སྟེ། འདོད་ཆགས་དེ་ཉིད་ཟད་མི་ཟད་ཁམས་དཀར་ལ་རག་ལས་པའི་ཕྱིར། ཁམས་དཀར་ནི་འདོད་ཆགས་ཀྱི་ཉེར་ལེན་ཡིན་པས་སོ། །དེ་ཕྱིར་མཁལ་མའི་ཁམས་དཀར་ལ་བདག་རྐྱེན་མཛད་པའི་ཕྱིར་རོ། །རྟེན་གཞི་ནི་རྐང་མར་ཡིན་པ་དང་རྐང་མར་ནི་ནུས་པའི་འཕེལ་རྒྱུ་ཡིན་པས་མེད་དུ་མི་རུང་བའི་ཕྱིར་རོ། །དེ་བཞིན་རྐང་མར་ཟད་དུས་ནུས་པ་སོབ་སོབ་ཆགས་པ་དང་། ནུས་པ་ཟད་པའམ་ནུས་སོབ་འདི་ཉིད་སྣ་དྲངས་ནས་ནུས་ནད་མི་ཉུང་བ་ཞིག་བྱུང་དང་འབྱུང་བཞིན་པ་ནི་མངོན་སུམ་ཚད་མས་དཔག་པར་ནུས། དེར་མཐུན་གྱི་ནད་རྟགས་སྣ་ཚོགས་འབྱུང་བ་ནི་རང་བཞིན་གྱི་ཆོས་ཉིད་ཅིག་གོ། རྟེན་མཚུངས་ཀྱི་རྟགས་ནི་ལུས་ཀྱི་ཤེད་ཤུགས་ཇེ་ཞན་དུ་འགྲོ་བ་དང་མདངས་ཉམས་ཤིང་དབང་པོ་མི་གསལ་བ་སོགས་ཀྱི་ངང་ཚུལ་འབྱུང་། ན་ཚོད་དབང་དུ་ཞོ་ན་རྒན་པོ་རིགས་འབྱུང་སླ་ལ། ཁམས་ཀྱི་རང་བཞིན་གྱི་དབང་གིས་དར་མ་ལ་འབྱུང་རྒྱུ་མང་།

《རྒྱུད་བཞི་》ལས། རུས་པ་ཟད་པས་སྐྲ་འབྲི་སོ་སེན་སྤྱུང་། །ཞེས་གསུངས་པ་ལྟར། རུས་པ་ཟད་པ་འདི་ཉིད་ཕྱི་རྐྱེན་ནང་རྐྱེན་གཉིས་ལས་ནང་རྐྱེན་ལ་བརྟེན་ནས་འབྱུང་རྒྱུ་ཙུང་མང་ཤོས་སུ་འགྱུར་བ་དང་། བཅུད་མེད་ཀྱི་ཁ་ཟས་དང་ལན་ཚྭའི་རིགས་བསྟེན་དྲགས་པ་སོགས་ལས་འབྱུང་བ། རྒྱུ་མཚན་ནི་ལན་ཚྭ་རུས་པའི་དུག་ཏུ་ངོས་འཛིན་པའི་ཕྱིར་རོ། །

（7）སྐྲ་བྲི་བའི་ནད་བཤད་པ། སྤྱིར་སྐྲ་བྲི་བ་ནི་རྒྱུ་རྐྱེན་མང་པོ་ཞིག་གིས་ཉེར་ལེན་བྱས་ནས་བྱུང་བ་ཤ་སྟག་ཡིན། ལར་ན་ལུས་ཟུངས་རེ་རེ་ལ་དྭངས་མ་དང་སྙིགས་མ་ཡོད་པ་ནི་བྱེད་འབྲེལ་ལས་མཐུན་གྱི་མཚོན་བྱེད་ཅིག་སྟེ། རུས་པ་ཡང་བད་མཁྲིས་རླུང་གསུམ་གྱི་བྱེད་ལས་ལ་བརྟེན་ནས་དྭངས་སྙིགས་སོ་སོར་ཕྱེ་ནས་ཟུངས་ཐ་མ་རྒྱས་ནས་ཕྱི་མ་ཡང་རྒྱས་པ་ནི་ངོ་བོ་མི་འགྱུར་བའི་ཆོས་ཉིད་ཅིག་དང་། རྒྱུ་མཚན་ནི་ཟུངས་སོ་སོ་ཁམས་རང་རང་གི་འཕེལ་ཟད་འཁྲུགས་གསུམ་གྱི་དབང་དུ་མ་སོང་བར། ཚད་དང་མཐུན་པར་གནས་ན། ལུས་ཀྱི་གཟི་མདངས་རྒྱས་པ་ནི་མངོན་སུམ་ཚད་མའི་གཞལ་བྱའི་ཡུལ་དུ་གྱུར། རུས་པའི་ལྷང་ཚད་དེ་ཉིད་བཏང་སྙོམས་སུ་གནས་ན་ལུས་ཀྱི་སྐྲ་མདོག་གསལ་ལ་བཀྲག་མདངས་རྒྱས་ངེས་པ་དང་། དེ་བཞིན་སོ་སེན་བ་སྤུ་སོགས་དེ་མཐུན་གྱི་གནས་ལུགས་གནང་བཞིན་ནོ། །རུས་པའི་སྟེང་དུ་པགས་སྐྱིའི་གཡོག་པ་དང་སྐྱི་

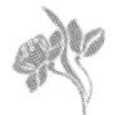

སོ་དང་པགས་པའི་བུ་གའི་བར་ནས་སྐྲ་སྐྱེ་བ་ནི་ལུས་ཀྱི་གནས་ལུགས་ལས་གདེངས་ཐོབ་ཀྱི་ངེས་པ་རྙེད། རུས་པ་དང་སྐྲ་གཉིས་ཕན་ཚུན་དམ་ཟབ་ཀྱི་འབྲེལ་བ་ཡོད་པ་ནི་རུས་ཆག་སྐབས་སུ་མངོན་སུམ་གསལ་ནུས། ཅིའི་ཕྱིར་ཞེ་ན། རུས་པ་སྐྱོན་ཤོར་ན་ཐད་ཀར་སྐྲ་གྲེན་དུ་སྲིངས་པ་དང་རུས་ཚད་སོགས་ཀྱི་ནད་འབྱུང་ན་རང་ཤུགས་ཀྱིས་སྐྲ་བྱི་བ་སོགས་མཚན་མ་འབྱུང་སྲིད་མོད། སྐྲ་བྱི་བའི་ཉེ་རྒྱུ་ནི། ཉེས་པ་རླུང་འཕེལ་ཟད་འཁྲུགས་པར་བྱེད་པའི་ཟས་སྤྱོད་རྟག་པར་བསྟེན་ཚེ་འཕེལ་བར་བྱེད་ལ། རླུང་འཕེལ་དུས་རུས་པ་ཟད་པ་ནི་མཚན་མཚོན་རང་བཞིན་གྱི་ཆོས་ཉིད་ཅིག་གོ། ལྷན་ཅིག་བྱེད་རྐྱེན་ནི་ཟས་བཅུད་མེད་དང་ལན་ཚྭའི་རིགས་བསྟེན་དྲགས་པས་རྐང་མར་དང་ལྷ་ཁྲག་ཉུང་དུ་ཕྱིན་པ་དང་ཆབས་ཅིག། རུས་པ་སོབ་སོབ་ཀྱི་རྣམ་པ་ཅན་དུ་གྱུར་ནས་སྐྲ་བྱི་བ་ནི་ནད་འགྱུར་གྱི་གནས་ལུགས་དངོས་དང་མཐུན་ཞིང་ཡིན་པ་མི་སྲིད་པའི་ཤེས་བྱ་ཞིག་མིན་པ་ནི་གཞུང་ལུགས་ཀུན་གྱི་ཞལ་མཐུན་མོད། རྒྱུ་མཚན་དེ་ལ་དཔག་ནས་སྐྲ་བྱི་གསོ་སྐབས་རྗེ་ཡི་དྭངས་མ་ཙོང་ཞིའི་སྦྱོར་བ་བསྟེན་པ་ནི་གནས་ལུགས་དེ་ལ་གཞིགས་ཡོད། ནད་གང་གསོ་བ་ལ་ནད་ཀྱི་ངོ་བོ་འཛོམས་པར་མ་ཟད། རྒྱུ་རྐྱེན་གཞི་མཐུན་གྱི་ཆོས་ཉིད་དངོས་དང་སྦྱར་ནས་བཅོས་རྒྱུ་ནི་གསོ་ཐབས་ཀྱི་རྩ་དོན་ཉག་ཅིག་ཡིན། དེ་ཕྱིར་རྒྱུ་མ་བཅོས་པར་འབྲས་བུ་བཅོས་པ་ནི་དུག་གི་རྩ་བ་མ་ཕྱུང་བར་ལོ་མ་བཅད་པའི་ཚུལ་ལས་མ་

འདས་སོ། །

(༢) མིའུ་ཐུང་ནད་ཀྱི་བྱུང་ཚུལ་བཤད་པ། མིའུ་ཐུང་ནི་རྟག་པར་མཐོང་མང་བའི་ནད་ཅིག་ཡིན་པ་དེ་ནི་ལྷན་སྐྱེས་དང་ཞར་བྱུང་ནད་ལས་བྱུང་བ་ཁག་གཉིས་ཏེ། ཐོ་མ་ནི་ཁྲིམ་རྒྱུད་ལས་བྱུང་བ་དང་མའི་མངལ་ན་གནས་པའི་སྐབས་མའི་ཟས་སྤྱོད་ལེགས་ཉེས་དབང་གི་ལས་མ་ལྷུང་བུ་ལ་ཐོག་རྐྱེན་འཚར་བསྐྱེད་འབྱུང་མི་ཐུབ་པ་གཞི་བྱས་ནས་མིའུ་ཐུང་འབྱུང་བ་དང་། ལྷག་དོན་བྱིས་པའི་དུས་འདིར་རུས་པ་མང་ཤོས་ལྷ་བ་ཅན་ཡིན་པ་རུས་སྐྲོན་ངེས་ཅན་འགྱུར་མེད་པར་ཟས་སྤྱོད་ཀྱི་ཆ་ལ་ངེས་པར་རིག་པ་སྒྲིམ་རྒྱུ་གལ་འགངས་ཆེ། ཅིའི་ཕྱིར་ཞེ་ན། མའི་མངལ་གནས་ལྷན་སྐྱེས་སུ་མིའུ་ཐུང་བྱུང་ན། གསོ་བཅོས་ཀྱི་མཐུན་རྐྱེན་གང་རུང་སྦྱར་ན་དེ་བས་སེང་དྲག་ཏུ་འགྲོ་རྒྱུ་དཀའ་བའི་གནས་སུ་འགྱུར་བཞིན་པའི་གནས་ཚུལ་མངོན་སུམ་མཐོང་བར་གོར་མ་ཆག་སོད། ཡང་ན་ལྷན་སྐྱེས་ཡིན་ན་ནད་མ་ཡིན་པས་ཁྲབ་ཟེར་ན། མི་ཁྲབ་སྟེ། ཕ་མ་གང་རུང་ཞིག་ལ་མཆིན་ནད་ཀླེམ་བུ་དང་རུས་གཙོང་སོགས་ཀྱི་ནད་ཡོད་ཚེ་བུ་ཡང་དེ་བཞིན་འབྱུང་བ་ལྟ་བུ་དང་། དེ་དང་དེ་མཚུངས་ཀྱི་དངོས་གནས་རང་བཞིན་གྱི་གནས་ལུགས་མངོན་སུམ་གསལ། ཁྲིམ་རྒྱུད་ལས་བྱུང་བ་ནི་དེའི་རྒྱུའི་རྒྱུ་ནི་ཕ་མའི་ཁམས་དཀར་དམར་དང་བརྒྱུད་རྒྱུའམ་འབྲས་བུ་ནི་མིའུ་ཐུང་རྒྱུ་ངེས་ཅན་ལས་འབྲས་བུ་ངེས་ཅན་འབྱུང་

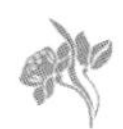

ཚད་མ་གནང་བ་བཞིན་ནོ། །དཔེར་ན། ནས་ཀྱི་དངོས་རྒྱུ་སྔོ་ལོགས་སུ་བྱུང་བའི་ས་བོན་དང་ནས་ཀྱི་བརྒྱུད་རྒྱུ་ཕྱི་ལོགས་སུ་བྱུང་བའི་སྨྱུ་གུ་ལ་ཆུ་ལུད་དྲོད་གསུམ་གྱི་མཐུན་རྐྱེན་སྦྱར་བའི་ལོ་ཏོག་དེ་ཉིད་སྔ་མའི་ས་བོན་གྱི་རི་གང་ཡིན་ན། ཕྱི་མའི་ལོ་ཏོག་གི་རི་དེ་བཞིན་འབྱུང་བའི་གནས་ལུགས་ཀྱི་ཚུལ་ལས་མ་འདས། ཕ་མའི་ཁམས་ཀྱི་ཆ་ནས་ནད་དེའི་རྒྱུ་ཡོད་པ་གཞི་བྱས་བུའི་ལུས་ལ་དེ་བཞིན་འབྱུང་བ་ནི་རྒྱུ་འབྲས་ནང་འགལ་མི་འབྱུང་བའི་ངང་ཚུལ་ལོ། །མིའུ་ཐུང་རུས་པ་ཟད་པའི་གྲས་སུ་ཚུད་པའི་ཆ་རྐྱེན་ནི་ལྷན་སྐྱེས་དང་ནད་འགྱུར་རང་བཞིན་གང་ཡིན་རུང་། རུས་པའི་གནས་ལུགས་རྒྱུན་ལྡན་ལས་ཉུང་དུ་ཕྱིན་པའི་དོན་གྱིས་སོ། །རྒྱུ་རྐྱེན་དེར་དགོངས་ནས་སྤྱིའི་དབང་དུ་བཞག་པའོ། །སྨྲ་གུ་བཙས་ནས་ལོ་ཤས་འགྲངས་པའི་བྱིས་པ་ཁ་ཤས་སྟོན་གཟུགས་ཕུང་གི་འཚར་ལོངས་ལེགས་ཤིང་ཕྱིས་སུ་འགལ་རྐྱེན་གང་རུང་ལ་ཕྲད་ནས་གློ་གཙོང་སོགས་ཀྱི་ནད་ཐོག་པ་དང་ཆབས་ཅིག། ལུས་ཕུང་འཚར་བསྐྱེད་མེད་པའི་གནས་ཚུལ་ཡོད་པ་ལྟ་བུ་དང་། དེ་བཞིན་དར་མ་ལ་ནད་འགྱུར་གྱི་དབང་གིས་སྟོན་དང་བསྟུར་ན་གཟུགས་པོ་ཇེ་ཐུང་དུ་འགྲོ་བ་སོགས་དངོས་གནས་རང་བཞིན་གྱི་གནས་ལུགས་ཤིག་སྟེ། དེ་དག་རུས་པ་འཕེལ་བའི་ཟུངས་ཀྱི་གྲུབ་ཆ་ཉུང་དུ་ཕྱིན་པའི་ཤུགས་ལས་འབྱུང་བ་ཤ་སྟག་ཡིན་ནོ། །

གཉིས། གསོད་བྱེད་ཉེས་པའི་དབང་གིས་རུས་པའི་ནད་རིགས་བཤད་པ།

༡. དྲེག་ནད་བཤད་པ།

དྲེག་ནད་ཅེས་པ་ནི་གནས་སམ་མདོག་ལ་བལྟོས་ནས་བཏགས་པའི་ལག་པའི་གྲུ་མོ་དང་། རྐང་པའི་རྒྱ་ཚིགས་སུ་ཐོག་པའི་རླུང་ཁྲག་འཁྲུགས་པའི་ནད་ཀྱི་མིང་། དེ་ཡང་ནད་ཀྱི་ངོ་བོ་ནི་རླུང་ཁྲག་འཁྲུགས་པ་གཞི་བྱས། རྒྱབ་རྟེན་བད་ཚིལ་སོགས་ཀྱིས་ཉེར་ལེན་བྱས་ནས་ཁྲག་གི་འཁོར་བསྐྱོད་ལ་གནོད་པ་ཐེབས་པ་དང་ཆབས་ཅིག། གྲུ་ཚིགས་སོགས་ཀྱི་ལྷ་ཁྲག་གི་བྱེད་ལས་ལོག་པས་ཁྲག་རྒྱུའི་ལམ་འགགས་པས་ན་ཟུག་ཁོལ་བར་བཏང་ཞིང་། རིམ་གྱིས་མདོག་ནག་པོར་གྱུར་པས་མིང་ལ་མཐིང་ནག་འཛིགས་པ་ཡང་ཟེར། ནད་འདི་ས་གནས་དང་ཁོར་ཡུག་གི་ཆ་ནས་འབྱུང་སླ་ཞིང་དྲག་དཀའ་བའི་ནད་ཀྱི་གྲས་སུ་ཚུད་ཡོད། ཅིའི་ཕྱིར་ཞེ་ན། རླུང་ཁྲག་འཁྲུགས་པའི་རྐྱེན་གྱིས་འབྱུང་སླ་བ་དང་བད་ཚིལ་དང་ཆུ་སེར་བསྡོངས་སླ་ཡོད་ཅིང་རིམ་བཞིན་རྙིང་ནས་རུས་ནད་ལ་མཆེད་འགྲོ་བའི་ཕྱིར། 《གཙང་སྟོད་ཟིན་ཐིག་དང་ཡང་ཐིག་》ལས། ཉེས་པ་གསུམ་དང་ཁྲག་འཁྲུགས་ཡིན། །བྱེ་བྲག་ཁྲག་ནི་འཁྲུགས་བྱེད་ཟས། །ཚ་བ་དང་ནི་མི་འཕྲོད་པ། །རྟེན་དང་སྦྱོར་བ་ལོག་པ

དང་། །ཉལ་པོ་དྲགས་དང་སྐྱེད་པར་གནས། །ཉིན་གཉིད་མཚན་གཉིད་མ་ལོག་དང་། །ཚང་འཐུང་དྲགས་དང་བཞོན་པ་དྲགས། །བརྡབས་དང་མཆོང་དང་བཅིངས་པ་ཡིས། །མའི་ཁྲག་ནི་འཁྲུགས་གྱུར་ཅིང་། །རླུང་སྐྱེད་པ་ཡི་ཟས་ཟོས་པས། །འཕེལ་བས་འཁྲུགས་ཏེ་ལམ་གཞན་ཞུགས། །དེ་བཞིན་ཁྲག་ཀྱང་ལམ་འཁྱོག་པས། །ཉིང་ལག་ཚིགས་ལ་གནོད་པར་བྱེད། །གནས་ལ་རང་གཞན་གཉིས་ཡིན་ཏེ། །རང་གནས་རྐང་བའི་རྒྱ་ཚིགས་དང་། །རྩེང་བའི་སོར་ཏོག་མཐེའུ་ཆུང་། །རྐང་སོར་ཚིགས་ཕྲན་པིར་མགོའི་ཚིགས། །ལོང་མོའི་ཚིགས་ལ་འཁོར་ཞིང་གནས། །ལག་པ་ཡི་ཡང་དེ་བཞིན་ནོ། །གཞན་ཡང་བརླ་རྐེད་པུས་མོ་དང་། །ཨན་སྐོང་དཔུང་བ་གྲུ་མོ་ཚིགས། །ཀུན་ལ་ཁྱབ་པར་བྱེད་པ་ཡིན། །དང་པོ་ལུས་ཀྱི་ཕྱོགས་གཅིག་ནས། །ཞུགས་ནས་གཉའ་མཇིང་ལག་པར་སླེབས། །དེ་ན་ཡང་ནི་རྐང་བ་ཡི། །ཕྱོགས་གཅིག་གནས་ཞུགས་སྔོན་བཞིན་ནོ། །དེ་ནས་དྲིག་མཁར་བཞི་ལ་གནས། །ངོ་བོ་རླུང་ཁྲག་གཉིས་ཡིན་ནོ། །མིང་གི་རྣམ་གྲངས་འདི་ལྟ་སྟེ། །རྒྱ་གར་མཐིང་ནག་སྟོབས་འཇིགས་ཟེར། །རྒྱ་ནག་ཕྱུག་པའི་རླུང་ཡང་ཟེར། །བལ་པོའི་ཤུགས་དྲིག་ཡན་ལག་ཟེར། །བོད་ནི་འདི་ལ་དྲིག་ནད་ཟེར། །དོན་གཅིག་མིང་གི་རྣམ་གྲངས་ལ། །གང་ལྟར་བཅོས་ཀྱང་ཉེས་པ་མེད། །ཅེས་དང་། ཡང་ན་《ཞང་བོད་གསོ་རིག་དགའ་སྟོན་རོལ་

བའི་རྒྱུད་》ལས། གང་ཡང་གསར་དུས་པགས་དང་ཁྲག་ལ་གནས། །ཕལ་ཆེར་རྐང་བའི་མཐེ་བོང་གཙོར་སྨྲས་ཏེ། །མཐིལ་བཞི་ཡོང་ཚོགས་མན་དང་ལག་པ་ཡི། །གྲུ་མོར་གནས་ལ་རིམ་པས་མཆེད་པ་དེ། །ཐམར་རྐྱེང་ནས་རྩ་ཆུ་རུས་ཚིགས་ཁྱབ། །ཅེས་དྲིག་ནད་འདི་ནི་བསྐྱེད་བྱ་སྐྱེད་བྱེད་དམ་རྒྱུ་རྐྱེན་གཞི་གཅིག་ཏུ་འདྲིལ་ནས་བརྗོད་པར་བྱ་བ་ལ། ཐོག་མར་ཁ་ཟས་སི་པན་སོགས་རོ་ཚ་བ་དང་ངར་པོ་དྲོད་ཀྱི་ཆ་བསྟེན་དྲགས་ན་ཉེས་པའི་མཁྲིས་པའི་མཚན་ཉིད་ཚ་བ་དང་རྗེས་སུ་མཐུན་པས། མཁྲིས་པ་འཕེལ་བར་བྱེད་ཅིང་མཁྲིས་པ་དང་ཁྲག་ནི་ཕན་ཚུན་ཉེར་ལེན་བྱེད་པའི་རྐྱེན་གྱིས་ཁྲག་འཁྲུགས་པར་བྱེད་པ་དང་། ཤ་ཆེལ་སོགས་རོ་མངར་བ་དང་ནུས་པ་སྙུམ་པ་སོགས་ཀྱི་བད་ཀན་མཚན་ཉིད་སྙུམ་པའི་ཆ་འཕེལ་བ་དང་། དེ་བཞིན་རླུང་གི་མཚན་ཉིད་རྩུབ་པ་འཇོམས་པས་རླུང་ཟད་ཅིང་རླུང་ཁྲག་ཕན་ཚུན་ཟུང་འབྲེལ་ཡིན་པས་ཁྲག་འཁྲུགས་ཏེ་ལོག་པའི་ལམ་དུ་ཞུགས་པས་ཁྲག་རྒྱུའི་ལམ་འགགས་པ་སོགས་ཀྱི་དྲིག་ནད་སྐྱེད་པ་ཡིན་ནོ། །

༢. གྲུམ་བུའི་ནད་བཤད་པ།

གྲུམ་བུའི་ནད་ཅེས་པ་ནི་ལུས་ཀྱི་ཚིགས་མིག་དབར་ལ་ཆུ་སེར་འཕེལ་བས་ཚིགས་རྣམས་ཆག་གྲུམ་བྱུང་བ་ལྟར་ནད་ཀྱི་ན་ལུགས་དང་རྟགས་ལ་བལྟོས་ནས་བཏགས་པའི་མིང་ཞིག། གྲུམ་བུའི་ནད་

འདི་ཉིད་ཀྱི་མཚན་ཉིད་ནི་གྲུམ་ཞེས་གས་ཆག་ཤོར་བའམ་ཆག་གྲུམ་གྱི་དོན་ལ་གོ་ནུས་ཏེ། དཔེར་ན་རྫ་སྣོད་ཡུན་རིང་བེད་སྤྱོད་བྱས་པའི་མཐར་རྫ་མའི་ཞབས་སམ་མཐིལ་གས་ཆག་གི་སྐྱོན་ཤོར་ནས་ཆུ་སོགས་གཤེར་བའི་རྫས་རྣམས་རང་བཞིན་དོན་པའམ་ལུགས་འགྲོ་བ་ལ་རྫས་སྣོད་གྲུམ་ཞེས་ཟེར་བ་ལྟར། རང་ལུགས་གསོ་བ་རིག་པའི་གཞུང་ལུགས་སུ་དོན་ལྔ་སྣོད་དྲུག་དང་། དེ་བཞིན་མགོ་ཀླད་པའི་དཀྱིལ་འཁོར་ དང་ བཅས་ པའི་ འཁོར་ སྐོགས་ མཁལ་ མ་ གདུང་བརྟེགས་ཀྱི་ ཀ་ བ་ ལྟ་ བུས་ རྐང་ ལག་ བཞི་ ཡི་ གནས་ དེར་ ཟས་ སྤྱོད་དམན་ལྷག་ཡོག་པའི་དབང་གིས། ཕྱི་ཤ་པགས་གནས་དང་། བར་རྩ་དང་ཆུ་རྒྱུས་ཀྱི་གནས། དེ་ལྟར་ནང་དོན་སྣོད་དང་། རུས་པའི་གནས་ལ་རང་རང་ལྷང་ཚད་ལས་འཕེལ་ཟད་འཁྲུགས་གསུམ་བྱུང་བའི་གནས་སྐབས་དེར། རྐང་ལག་གི་གདེང་འཛོག་བྱ་བ་ཉམས་ནས་ལུས་རྟིལ་པོའི་འགུལ་སྐྱོད་རང་བཞིན་ལ་གནོད་སྐྱོན་བྱུང་བ་དང་ཆབས་ཅིག། ལུས་རྟིལ་པོ་གོག་པའམ་གྲུམ་པའི་སྣང་བའི་ཆ་ནས་གྲུམ་བུ་ཞེས་པའི་ཐ་སྙད་སྦྱར་བ་དང་བྱེད་ལས་ལ་བལྟོས་ནས་བཏགས་པའི་མིང་སྟེ། ནད་ཀྱི་ངོ་བོ་ནི་རྐྱེན་གང་རུང་ཞིག་གི་རྒྱབ་རྟེན་འོག་ཚིགས་མིག་ཆུ་སེར་འཕེལ་ནས་བད་ཀན་འཁྱོར་བྱེད་ཀྱི་བྱེད་ལས་ཉམས་ནས་ཚིགས་ཀུན་ཆག་གྲུམ་ཤོར་བ་ལྟར་ན་བ་ལ་གྲུམ་བུ་ཞེས་བརྗོད་པ་སྟེ། 《གཙང་སྟོད་ཟིན་ཐིག་》ལས། དེ་རྒྱུ་ཆུ་

སེར་དཀར་ནག་ཡིན། །དེ་རྐྱེན་ཚད་པ་ཟས་ཀྱིས་གནན། །དྲག་ཤུལ་བྱུས་རྗེས་ཉེན་གཉིད་ལོག །རླན་ཅན་སྨུམ་པའི་ཡུལ་དག་གིས། །དྭངས་མ་མ་སྨིན་རླུང་ཚད་དང་། །ཆུ་སེར་བད་རླུང་རྐྱེན་གྱིས་བྱེར། །ཤ་ཏུས་རྩ་རྒྱུས་གནས་ནས་བསྐྱེད། །འགྲམས་དང་འབྲུགས་ལས་བྱུང་བ་ཡིན། །ཞེས་དང་ཡང་ན། 《ཕྲག་རྫོར་གསོ་རིག་ཕྱོགས་བསྒྲིགས་》ལས། རིམས་སམ་ཚམས་པའི་གཞུག་དག་ལ། །ཟས་སྤྱོད་ཉེས་པའི་ཚ་བའི་གཞུག །ཕྱི་ཡི་ཤ་དང་ཏུས་ལ་བབ། །ཏུས་ལ་ཞེན་ནས་གྲུམ་བུ་འགྲོ། །ཞེས་དང་། ཡང་《ཡན་ལག་བརྒྱད་པའི་སྙིང་པོ་བཏུས་པ་ཡིད་བཞིན་ནོར་བུ་》ལས། གྲུམ་བུའི་ནད་རྒྱུ་ཚད་གཞུག་རླུང་གིས་བུས། །ཆུ་སེར་ལྡན་པ་ཏུས་ལ་ཞེན་པའམ། །རླན་གྲངས་སྨུམ་བཙུད་ཁ་ཟས་མ་ཞུ་བས། །དྭངས་མ་གནས་སུ་མ་སྨིན་ཆུ་སེར་རྒྱུས། །ཤ་ཏུས་རྩ་རྒྱུས་ལ་གནས་གྲུམ་བུ་བསྐྱེད། །ཅེས་སོ། །《ཞང་བོད་གསོ་རིག་དགའ་སྟོན་རོལ་བའི་རྒྱན་》ལས། དེ་ཡང་ཚད་པའི་ནད་རིགས་གང་ཡང་ཏུང་། །བཙུད་ཉོར་ཉེན་གཉིད་དྲག་ཤུལ་གདར་སྤ་དྲགས། །ཚ་བ་བྱེར་ཞིང་ཕལ་ཆེར་སྨད་དུ་ལྷུངས། །ཆུ་སེར་བསྡོངས་ཟླ་བཅས་པ་ཚོགས་ལ་ཞེན། །ཤ་ཏུས་རྩ་རྒྱུས་ལ་ཁྱབ་གྲུམ་བུ་འགྱུར། །ཞེས་དང་། ནད་འདི་ཐོག་མར་སློང་རྐྱེན་ནི་ཕོ་བའི་མེ་དྲོད་ལ་གནོད་པའི་ཁ་ཟས་བཙུད་དང་ལྡན་པའི་རིགས་བསྟེན་དྲགས་པས། མེ་དྲོད་ཀྱི་འཇུ

སྟོབས་ཉམས་ནས་དྭངས་སྙིགས་འབྱེད་མ་ཐུབ་པར་དྭངས་མ་དྭངས་མའི་གནས་སུ་འདྲེན་མ་ཐུབ་པར། སྙིགས་མ་སྙིགས་མའི་གནས་སུ་འགྲོ་མ་ནུས་པར་ཆུ་སེར་དང་བསྡོངས་པ་དེ་ཉིད་ཀྱི་ངོ་བོ་འཕེལ་ནས་ཚིགས་མིག་དང་ཤ་པགས་རྩ་རྒྱུས་ཀུན་གྱི་ལམ་ལ་ཞུགས་ནས་སྒྲིག་ཆགས་ གྲུམ་ བུའི་ འགྲོ་ བསྐྱོད་ དང་ མཚུངས་ པས་ གྲུམ་ བུ་ ཞེས་བཏགས་པ་ཡིན་ནོ། །

༣. རྐང་འབམ་གྱི་ནད་བཤད་པ།

རྐང་འབམ་གྱི་ནད་ནི་ལུས་ཀྱི་བད་ཀན་དང་ཁྲག་འཕེལ་བར་གྱུར་ནས་ཤ་རུས་ཁད་ཀྱིས་རྗེབ་ཅན་དུ་སྐྲངས་ཤིང་། ན་ཟུག་ཆེར་མི་མངོན་པར་རིམ་གྱིས་རྐང་པ་སྟུག་པོ་ཉིད་དུ་སྐྲངས་པར་འགྱུར་བ་ལ་རྐང་བམ་མམ་རྐང་འབམ་ཞེས་བྱ་དང་། ངོ་བོ་རླུང་ཁྲག་སྨད་དུ་བབས་པ་ལས་བྱུང་བ་སྟེ། 《ཡན་ལག་བརྒྱད་པའི་སྙིང་པོའི་བསྡུས་པ་》ལས། དང་པོ་ཆུ་སེར་གནས་པའམ། །རོ་སྨད་ལ་རྒྱུས་བད་ཀན་རྒྱས། །ཤ་ཁྲག་ནད་ཀྱིས་རྐང་པར་ནི། །དུས་སུ་སྐྲངས་པར་བྱེད་འགྱུར་ཞིང་། །རིམ་གྱིས་སྟུག་པོ་ཉིད་འགྱུར་བ། །དེ་ནི་རྐང་བམ་ཞེས་སུ་བཤད། །ཅེས་གསུངས་པ་ལྟར་དང་། ཡང་《གསོ་རིག་སྐོར་གྱི་མིང་ཚིག་ཉེར་མཁོའི་དོན་གསལ》ལས། རྐང་བམ་རྐང་འབམ་དོན་གཅིག་སྟེ། །མཁས་པ་སྔ་མས་རྐང་བམ་དང་། །ཕྱི་མས་གཞན་དང་མི་ནོར་ཁྱད། །འ་ཡི་སྔོན་འཇུག་སྦྱར་བ་ཡིན། །

ཞེས་གསུངས་པ་ལྟར་དང་། ཡང་ན་《གཙང་སྟོད་ཟིན་ཐིག་》ལས། དེ་རྒྱུ་འོག་གདོན་ཁྲིས་པ་དང་། །བད་ཀན་འོར་དུ་ལྷུང་ལས་འབྱུང་། །རུས་ལ་བབས་ན་ནག་པོར་འདོད། །དེ་ཉིད་མི་ཤེས་སྨན་པ་རྣམས། །ཕལ་ཆེར་གྲང་བར་འཛིན་པ་ཡོད། །ལ་ལ་འོག་གདོན་ཡིན་ཞེས་ཟེར། །དུག་གསུམ་ལས་སྐྱེད་འདུ་བ་འབྲུགས་པ་དང་། །ལུས་ལ་གནས་པའི་ཆུ་སེར་ཁྲག་བད་ཀན། །ཁྱད་པར་ཁྲག་སྲིན་ཀང་འབམ་ནད་ཀྱི་རྒྱུ། །འདི་ཡི་མིང་ལ་སྙོམ་ཆེན་ཆུ་ནད་དང་། །འགའ་རེས་རྐད་པོ་ཀང་ནད་ཅེས་ཀྱང་ཟེར། །འདིར་ནི་ཡུ་མོའི་གཉན་ནད་རྨ་འབམ་དང་། །གཞུང་ནས་ལྷན་སྐྱེས་རྨར་གསུངས་ཀང་འབམ་ཞེས། །ཞེས་ནད་འདི་རྒྱུ་དང་ངོ་བོ་གང་ཅིའི་ཐད་ལ་དཔྱད་ན་རླུང་ཁྲག་འབྲུགས་པས་བྱུང་བར་གོར་མ་ཆག། རྒྱབ་རྟེན་གདོན་སོགས་ཀྱི་སྣ་འདྲེན་ཡང་མང་མོད། འོན་ཀྱང་ནད་འདི་དང་ཐོག་བྱུང་མ་ཐག་ན་ཟུག་མི་མངོན་པར་རིམ་གྱིས་ན་ཟུག་བཏང་བ་དང་སྐྲངས་པ་ཆེ་རུ་འགྱུར་བ་དང་ཆབས་ཅིག། སྐྲངས་ངོས་སུ་ཚ་ཤར་རྒྱུག་ཅིང་རིམ་གྱིས་སྨུག་ཐིག་འབྱུང་བ་དང་། དེ་ནས་པགས་པ་དང་ཤ་གདན་ལ་རྒྱུ་ནས་རུས་པར་ཞུགས་པ་སོགས་ཀྱི་ངང་ཚུལ་ཐོན་སྲིད་དོ། །

གསུམ། ཕྱི་རྐྱེན་ལས་བྱུང་བའི་རུས་པའི་ནད་རིགས་བཤད་པ།

༧. ཚིགས་བྱུང་ཤོར་གྱི་ནད་བཤད་པ།

ཚིགས་ཤོར་གྱི་ནད་ནི་རྟག་པར་མཐོང་མང་ཞིང་བྱུང་སླ་ལ་གློ་བུར་ནད་ཀྱི་ཆོས་དང་མཐུན་ཞིང་། དེ་ལས་གཉན་ཆེ་བ་དང་ཆུ་སེར་སོགས་ཀྱི་གཉན་མ་རྒྱས་གོང་ཚིགས་མལ་དུ་ཞུགས་པར་བགྱིས་ན་ཕྱིས་སུ་ཚིགས་ཀྱིས་བཀྲུང་བསྐུམ་ཡང་སྐྱོན་མི་འབྱུང་བ་དང་། དེ་མིན་དུས་ཡུན་འགྱངས་ན་ཚིགས་ཀྱི་མཁར་སོགས་སྦོམ་པོར་ཆགས་ནས་ཚིགས་གྲུམ་གྱི་ནད་སོགས་སུ་འགྱུར་ཉེན་ཆེ་བར་མ་ཟད། ཚིགས་དེས་ནད་འགྱུར་རང་བཞིན་གྱི་རྣམ་པའམ་གཟུགས་དབྱིབས་ངེས་ཅན་འགྱུར་ངེས། དེ་བས་ཚིགས་ཀྱི་བྱུང་ཤོར་གྱི་ནད་འདི་གསོ་བཅོས་ཀྱི་ཐད་ལ་རིག་པ་སྦྲིམས་པར་གལ། ཚིགས་ནི་ལུས་ཀྱི་རུས་པ་ཕན་ཚུན་འབྲེལ་བའི་བར་མཚམས་ཀྱི་མིང་སྟེ། དཔེར་ན། ནང་ལུས་ཀྱི་རུས་དུམ་སོ་སོའི་བར་ཚིགས་དང་ཕྱི་ནམ་ཟླའི་དུས་ཚིགས་དང་ཤིང་ཕྲན་སྨྱུག་མ་སོགས་ཀྱི་ཚིགས་མཚམས་ཞེས་མིང་གི་ཆ་ཤས་གྲུབ་པ་ལྟ་བུ་དང་། ཚིགས་ནི་བྱེད་ལས་བལྟོས་ནས་བཏགས་པའི་མིང་སྟེ། ཚིགས་དེ་ལ་མཁར་དང་མཚམས་དབྱེ་གཞི་ཞིག་གྲུབ་པ་དེ་དག་བྱེད་ལས་ངེས་ཅན་ཞིག་གི་འོག་ཏུ་མཚུངས་ལྡན་རྣལ་མའི་རང་ཆོས་སུ་གྲུབ་པས་དབྱེ་བ། ཚིགས་པའི་མཚམས་ནི་རུས་པ་ཕན་ཚུན་འབྱར་བའི་རུས་ལེབ་ཀྱི་རྣམ་པ་དང་སྐལ་ཚིགས་སོགས་ཀྱི་བར་ན་གནས་པའི་རུས་ལེབ་དབྱིབས་དུང་ཅེ་ལྟ་བུ་དེར་བཞེད། ཚིགས་

པའི་མཁར་ནི་སྨལ་ཚོགས་ཀྱི་ནུས་པ་དབྱིབས་འཕང་ལོ་ལྟ་བུ་བརྩེགས་པར་གནས་པ་དང་། ཚོགས་པ་དེ་དག་ནང་དུ་སྲོག་རྩ་དཀར་པོ་རྒྱལ་པོ་ལྟ་བུ་གནས་སའི་མཁར་རམ་བཙན་རྫོང་ལྟ་བུ་ཡིན་པས་ན་མིང་ཡང་དེ་ལྟར་དུ་བཏགས་པ། ཚོགས་དེ་དག་རྒྱུ་དང་ངོ་བོ་བྱེད་ལས་སོགས་ལ་གཞིགས་ནས་དབྱེ་བ་མང་དུ་གྲུབ་ཡོད། སྐབས་དོན་གནད་ཆེ་ཆུང་དང་བྱུང་ཤོར་དཀའ་སླ་དགོངས་ནས་བརྗོད་པར་བྱ་བ། 《རྒྱུད་བཞི་》ལས། ཚོགས་ཆེན་བཅུ་གཉིས་དཔྱི་དང་དཔུང་བ་དང་། །པུས་མོ་གྲུ་མོ་མཁྲིག་མ་ལོང་ཚོགས་རྣམས། །ཡར་མར་སོར་བཞི་ལྷ་བར་བཅས་པ་ནི། །ཚོགས་ཀྱི་ཁོངས་སུ་འདུས་ཏེ་གཉན་པ་ཡིན། །འཚོར་ས་གཡས་གཡོན་སྙིང་འོག་རྣམ་པ་བཞི། །ཞེས་པ་ལྟར་ཚོགས་དེ་དག་ནི་གནད་ཆེ་བ་དང་གཙོ་ཆེ་བའི་དབང་གིས་གྲས་སུ་བཀར་བ་མ་གཏོགས་ཚོགས་ཕྲན་ལ་སོགས་དེ་མཐུན་གྱི་བྱུང་ཤོར་འབྱུང་སྲིད། དེ་དག་ནི་ཚོགས་ཀྱི་དབུས་ནས་ཡར་མས་སོར་བཞི་བཅལ་བར་ཚོགས་མགོ་ལྷ་བ་ཡིན་པའི་ཚད་ནས་དེ་བཞིན་གཉན་པའི་ནང་དུ་བཞག་པ་དང་། དེ་རྣམས་ཚོགས་ཀྱི་འཚོར་སར་ཚ་རྒྱུས་འགྲམས་པར་དགོངས་ནས་གཡས་གཡོན་སྙིང་འོག་བཅས་དཀར་བ་དང་རྒྱུའི་དབང་དུ་བྱས་ན་བརྡབས་འགྲམས་དང་ནད་འགྱུར་རང་བཞིན་སོགས་ཀྱི་ཆ་ལ་དཔག་པར་བགྲིས་ནས་དབྱེ་གཞི་མང་པོ་ཞིག་འབྱུང་སྲིད། དེ་དག་རྒྱུའི་བསྐྱེད་

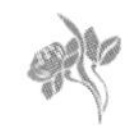

པ་དང་རྐྱེན་གྱིས་བྱུང་བ་རིམ་འདེགས་ཀྱི་འོག་ཏུ་གྲུབ་པའི་ཕྱིར་བསྡུ་ན་གོང་གི་གཡས་སོགས་ཀྱི་རྣམ་པ་བཞིའི་ནང་དུ་འདུ་ཐུབ་མོད། ཚོགས་ཤོར་གྱི་ངོ་བོའི་ཆ་ནས་བརྗོད་ནས་ཚོགས་ཀྱི་གྲུབ་ཆའི་རྒྱུན་ལྡན་གྱི་ངོ་བོ་དང་བྱེད་ལས་འགྱུར་བའི་མིང་ངོ། །ཅིའི་ཕྱིར་ཞེ་ན། ཚོགས་དང་ཚོགས་བར་གྱི་གྲུབ་ཆ་དང་ཕན་ཚུན་འཐེན་མཐུད་བྱེད་མཁན་ནི་བད་ཀན་འཁྱོར་བྱེད་ཀྱི་བྱེད་ལས་ཀྱི་བརྟན་ཞིང་སྲུང་བར་བྱེད་པ། ཟས་སྤྱོད་གང་རུང་གིས་ལྷན་ཅིག་བྱེད་རྐྱེན་འཛོམས་པས། བད་ཀན་འབྱར་བག་ཅན་གྱི་མཚན་ཉིད་དམ་ཆ་ཤས་འཕེལ་བ་དང་ཉུང་དུ་གྱུར་པའི་རྐྱེན་གྱིས་ཚོགས་ཤོར་བྱུང་བ་དང་། ཡང་ན་རྟའི་བརྡབས་ཤིང་ཁང་ཐོག་ཏུ་ལྷུང་བ་སོགས་ཀྱི་ཚོགས་ཤོར་ཡང་འབྱུང་སྲིད་དོ། །

(༧) ཚོགས་བྱུང་ཤོར་གྱི་སྤྱི་དོན་བསྟན་པ། ཚོགས་ནི་ལུས་ཀྱི་རུས་པ་ཕན་ཚུན་འབྲེལ་བའི་བར་མཚམས་ཀྱི་མིང་ལ་འཇུག་སྟེ། དེར་ཚོགས་བར་དང་ཚོགས་ཀྱི་ནང་ལོགས་དང་ཕྱི་ལོགས་བཅས་གྲུབ་པ་ཞིག་དང་ཚོགས་རྣམས་ཕན་ཚུན་འཁྱོར་ཞིང་སྲ་བརྟན་བྱེད་མཁན་ནི་བད་ཀན་འཁྱོར་བྱེད་ཡིན་པ། འོན་ཀྱང་རྐྱེན་གང་རུང་ཞིག་གིས་ཉེར་ལེན་བྱས་ཏེ་ཚོགས་མཚམས་ངོས་བརྡབ་འགྲམས་ཀྱིས་ཚོགས་མིག་ཆུ་སེར་འཕེལ་ནས་འགུལ་སྐྱོད་རྒྱུན་ལྡན་རང་བཞིན་གྱི་ངོ་བོ་ལོག་པར་འགྱུར་བ། ཡང་ན་འདུ་བ་འཁྲུགས་པ་ལས་

ཚིགས་ཀྱི་དབྱིབས་འགྱུར་བ་དང་། ཆུ་རྒྱུས་ལྷོད་པོར་ཆགས་ནས་
ཚིགས་བརྟན་པོ་མ་ཡིན་པར་འགུལ་མནུར་བྱེད་པ་དང་། དེ་མིན་
རང་བཞིན་གྱི་དབང་གིས་ཚིགས་བརྟན་པོ་མིན་པར་འགྲོ་བསྐྱོད་
སྐབས་རང་ཤུགས་ཀྱི་ཚིགས་ཤོར་བ་སོགས་འབྱུང་སྲིད། ཚིགས་
ཤོར་མང་ཤོས་ནི་ཕྱི་རྐྱེན་བརྡབ་སྐྱོན་གྱིས་ཆ་ནས་བྱུང་ཞིང་དེར་
བརྡབ་དུས་རྐྱེན་སྟོབས་ཀྱི་ཆ་ནས་ཕྱི་ཤོར་དང་ནང་ཤོར་ཚིགས་ཆེན་
ལ་མཚོན་ན་ཚིགས་ཡོངས་ཤོར་བ་དང་ཆ་ཤས་ཤོར་བ་སོགས་དངོས་
གནས་རང་བཞིན་གྱི་གནས་ལུགས་ཡོངས་དཔག་པར་བྱ་དགོས།
སྐབས་དོན་འདིར་གནད་ཆེ་བ་དང་གཙོ་ཆེ་བའི་དབང་དུ་བྱས་ནས་
ཚིགས་ཆེན་བཅུ་གཉིས་དཀར་བ་མ་གཏོགས་ཚིགས་ཕྲན་དག་སྐྱོས་
བཅོས་ཀྱི་ཚུལ་ལས་ཤུགས་སུ་བསྟན་པ་དང་དཀར་གཞི་སྨན་པའི་ཕྱི་
མའི་ཁྱད་ཆོས་སྟོན་ཐུབ་པ་ནི་བྱ་དངོས་གང་རུང་འགྲོ་སྟོག་རང་
བཞིན་གྱི་གནས་ལུགས་ཡིན་པ་དག་པ་དོན་མཐུན་གྱི་གཞལ་བྱའི་
ཡུལ་དུ་གྱུར་ཏོ། །

(༢) ཚིགས་འཆོར་སའི་གནས་ཀྱི་ཁྱད་ཆོས་བརྗོད་པ།
ལར་ཚིགས་ནི་རྐྱེན་སྟོབས་ཆེ་ཆུང་གི་ཆ་ནས་འཆོར་ཚུལ་འདྲ་མིན་
མཆིས་སྲིད་མོད། འོན་ཀྱང་དམིགས་བསལ་དང་ཚིགས་ཀྱི་གྲུབ་
ཚུལ་གྱི་དབང་གིས་གཡས་ཤོར་དང་གཡོན་ཤོར་སྙེང་རྒྱབ་ཀྱི་འཆོར་
ཚུལ་དང་འཆོར་མི་སྲིད་པའི་རྒྱུ་མཚན་གནས་ལུགས་ཀྱི་དགོངས་གཞི་

ལ་གཞིགས་པ་ཡང་དག་བགྱི་ན། བོད་ལུགས་གསོ་རིག་གི་ཐུན་མོང་མ་ཡིན་པའི་ཁྱད་ཆོས་རེ་འབུར་དུ་ཐོན་པ། དེ་བས་ཟབ་བརླིང་རྒྱ་ཆེ་བའི་ཕྲ་ཞིབ་ཀྱི་རིག་པས་བརྟར་ཤ་ཡང་དག་བཅད་ཚུལ་ནི་བློ་ཡི་ཟེགས་མ་ལས་མངོན་ཞིང་གསལ། དེ་བཞིན་རྒྱུད་དུ་ཡན་ལག་ཚིགས་ཆེན་རྣམས་དམིགས་བསལ་གྱི་ཆ་ནས་འཆོར་ཚུལ་སོགས་འདི་ཡོད་འདི་འབྱུང་གི་ཆ་ནས་གཏན་ཚིགས་ཀྱི་རིག་ལམ་བེད་སྤྱད་ནས་གདམས་པར་བཤེར། དེ་ཡང་ཚིགས་ཀྱི་གནས་ལུགས་དང་འབྱུང་འགྱུར་ངོ་བོ་ཡོག་པའི་ཆ་ལ་གཞིགས་ནས་བརྗོད་པ་ལ།

༡) དཔུང་ཚིགས་ནི། སྟེང་ནས་ཨུ་ཟུར་གྱི་བཀབ་ནས་ཡོད་པས་སྟེང་དུ་འཆོར་བ་ཉུང་ཞིང་། འགའ་ཞིག་བརྡབ་ཚུལ་གྱི་ཆ་ནས་ཚིགས་ཀྱི་སྣེ་ལ་གས་ཆག་ཐོར་བའི་གནས་ལྟག་པས་སྟེང་ཐོར་འབྱུང་སྲིད་མོད། དེ་མིན་མང་ཆེ་ཞིང་གཙོ་ཆེ་བའི་དབང་དུ་བྱས་ན་མདུན་རྒྱབ་འོག་གམ་ཕྱི་ནང་འོག་བཅས་སུ་འཆོར་བ་དང་། དེ་བས་མདུན་དུ་ཐོར་བ་ཉུང་མང་། དེ་ནི་མང་ཆེ་ཤོས་ནི་འགྲོ་བསྐྱོད་མ་ལེགས་པ་དང་། རྟ་ཡིས་བརྡབ་ཅིང་གཡང་ལས་ལྷུང་བ་སོགས་ཀྱི་ཤུགས་ལས་གང་སར་བརྡབ་ན་དེའི་ཕྱོག་ཕྱོགས་ནས་འཆོར་སྲིད།

༢) གྲུ་ཚིགས་ཀྱི་རྒྱབ་གཞུ་མཆོག་གིས་བཀབ་ཡོད་པས་རྒྱབ་ཏུ་འཆོར་མི་སྲིད་ཀྱང་། དེ་བས་ཁ་བརྡབ་པ་དང་ལག་པ་སར་ཤུགས་ཆེན་པོར་ཐུག་པའི་སྐབས། ཚིགས་ཀྱི་ཡར་སྣེ་ཡར་ཏེ་རྒྱབ་ཏུ་ཐོར་

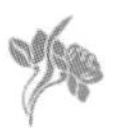

བའི་གྲངས་ཉུང་དུར་གྱུར་པ་དང་། ལྷག་པར་དུ་བྱིས་པ་ལ་འབྱུང་བ་མང་ཞིང་། སྒྱིའི་དབང་དུ་གཡས་གཡོན་མདུན་དུ་ཤོར་བ་མང་། རྒྱུ་མཚན་ནི་གྲུ་མོ་གཞུ་མཆོག་གིས་ཡར་འཕྲུད་པས་ཕྱིར་དོན་ས་མེད་པས། ནང་དུ་དོན་ས་དང་ཐུར་འགོ་ཕྱོར་བས་སོ། །

༣) སྒྱིར་དཔྱི་ཚིགས་ནི་ཚིགས་ཆེན་བཅུ་གཉིས་ལས་ཚིགས་ཆེ་ཤོ་ཞིག་ཡིན་པས་བརྟབ་སྐྱོན་ཆུང་ཆུང་གི་དངོས་ནས་ཚིགས་འཚོར་བ་ཉུང་ཞིང་། ལྷག་པར་དུ་རླངས་འཁོར་དང་འཕྲུལ་འཁྲུལ་གྱི་དོན་རྐྱེན་བྱུང་བས་ཚིགས་ཤོར་ཞིང་། སྐབས་དངོས་ཀྱི་སྟོད་ལུགས་དང་ཐོག་ཚུལ་གྱི་ཤུགས་ཆེ་ཆུང་དབང་གིས་ཕྱི་ཤོར་དང་ནང་ཤོར་མཆིས་པ། ཡང་ན་མདུན་དུ་འགྲོ་བའི་སྐབས་རྒྱབ་ལོགས་ནས་ཐལ་དུ་རླངས་འཁོར་གྱིས་བརྡབ་པས་དཔྱི་འཁོར་མིག་ནང་དུ་རུས་པ་ཆག་ཅིང་འཚོར་བ་འབྱུང་བ། དེ་ནི་གཞན་ལས་ཉེན་ཆེ་ཞིང་བཅོས་དཀའ་བ་ཞིག་ཡིན། དེ་མིན་རྐྱེན་སྟོབས་ཆེ་ཆུང་གི་དབང་གིས་གྱེན་དུ་དཔྱི་རུས་ནང་ངོས་སུ་ཤོར་བས་ལྷང་བ་བཙིར་བས་གཅིན་འགག་པ་དང་ཤོར་བ་སོགས་ཀྱི་མཚན་མ་ནད་ཐོག་ཏུ་མཐོང་བར་སྣང་།

༤) པུས་ཚིགས་ནི། སྐྱེང་འོག་གཡས་གཡོན་མཐའ་ནས་ཆུ་རྒྱུས་ཀྱིས་ཡོངས་སུ་བསྐོར་ནས་གནས་པའི་ཕྱིར། སྒྱིའི་དབང་དུ་བྱས་ན་ཐང་བརྡབ་པ་དང་རྐྱེན་སྟོབས་ཆུང་བ་སོགས་ཀྱི་གནས་ཚུལ་

འོག་ཚོགས་སྐོར་ཞུང་ཤས་སུ་འགྱུར། ཡང་ན་ཧ་ཡིས་བརྟབ་པ་དང་ཁང་ཐོག་ནས་ལྷུང་བ་དེའི་ཚེ་ཚོགས་སྐོར་བ་མ་ཟད་ཉུས་སྐྱོན་དང་། ཚུ་རྒྱུས་བསྣད་པ། རྩ་སྐྱོན་འབྱུང་བ་སོགས་འབྱུང་བས་སྐབས་བབས་བརྟབ་སྐྱོན་གྱི་ཉེན་ཆེ་ཆུང་དཔགས་པར་བགྱི་རྒྱུ་ནི་ཆེས་གནད་དུ་འཁེལ་བའོ། །

༥) ལོང་ཚོགས་ནི་སྲེ་ལོང་གིས་ཁ་གཏད་དེ་མཁར་ལ་བེད་ཐོག་པ་ལྟར་གནས་པས་རྒྱབ་ཏུ་མི་འཚོར་བར་གཙོ་ཆར་གཡས་གཡོན་དུ་འཚོར་སྲིད་མོད། དེར་རྐྱེན་མང་པོའི་ངོས་ནས་འབྱུང་བ། དཔེར་ན། རྐང་པ་ས་ཁྲུང་དུ་སྐོར་བ་དང་། རྐེད་རྩེད་སྒྱོ་ལོ་རྩེ་བ་སོགས་ཀྱིས་གནས་ཚུལ་འོག་ཚོགས་འཚོར་ངེས།

༦) རྒྱ་ཚོགས་ཀྱི་ཡར་སྣེ་ཧྲེ་ངར་སྣེ་དང་འབྲེལ་ཞིང་མར་སྣེ་རྐང་བའི་སོར་མོ་དང་འབྲེལ་ཡོད་པ་དང་ཉུས་དངོས་གྲངས་བདུན་ལས་གྲུབ་པས་ན། གཡས་གཡོན་དུ་འཆར་བ་མེད་པར་སྟེང་འོག་གཉིས་གང་རུང་འཚོར་སྲིད་མོད། མཁྲིག་ཚོགས་ཀྱི་ཚོགས་ཀྱི་གནས་ལུགས་དང་འཚོར་ཚུལ་སོགས་གོང་མཚུངས་སུ་འགྱུར་བས་སྐབས་དོན་ཡིག་ཚོགས་སྐོང་བའི་ཕྱིར་སོ་སོར་མ་འགོད། སྤྱིར་བཏང་དབང་དུ་བྱས་ན་ཚོགས་གང་ཡིན་རུང་བརྟབ་རྐྱེན་དང་། དེ་དང་འབྲེལ་ཡོད་ཀྱི་དངོས་གནས་རང་བཞིན་གྱི་གནས་ཚུལ་ལ་བསམ་གཞིགས་རྣལ་མ་བགྱིད་པ་དང་། ལྷག་པར་དུ་བརྟབ་དུས་

ཤུགས་ཕོག་ཕྱོགས་དེ་ལ་འབྲེལ་བ་ཆེན་པོ་ཡོད་པར། ནད་ཐོག་ལག་ལེན་ཁྲོད་དུ་ཚོགས་ཀྱི་གནས་ལུགས་དང་ནད་པའི་སྤྱོད་ལུགས། རྡོ་སོགས་ཕོག་ལུགས་ལ་བརྟེན་ནས་གདེངས་ཐོབ་ཞིབ་དཔྱོད་དང་བདེན་བསྡུར་སྲུན་འཛིན་བྱེད་རྒྱུ་ནི་དེ་བས་གལ་འགངས་ཆེའོ། །

༢. རུས་པ་འགྲམས་པའི་ནད་རིགས་བཤད་པ།

(༡) རུས་པ་ཆག་པའི་ནད་བཤད་པ། དེ་ཡང་རུས་ཆག་ཅེས་པ་ནི་རུས་སྐྱེའི་རྒྱུན་ཆད་པའམ་རུས་པའི་བར་མཚམས་ཆད་པ་ཞིག་ལ་བརྗོད་མོད། སྤྱིར་ཆག་པ་ཞེས་པ་ནི་བར་ཆད་པའི་དོན་ལ་འཇུག་མོད། སྐབས་དོན་ནི་རུས་པ་སྐྱོན་ཤོར་ནས་ཆག་གྲུམ་བྱུང་བའི་དོན་ཏེ། དཔེར་ན། དཀར་ཡོལ་ཆག་པ་དང་ཤིང་ཚ་ཆག་པ་ལྟ་བུའོ། །ལར་རུས་ཆག་ནི་ཕྱི་རྐྱེན་ལ་བརྟེན་ནས་བྱུང་བ་ཐུང་མང་མོད། གཙོ་བོ་བརྡབ་འགྲམས་དང་མཚོན་ཆའི་རིགས་ཀྱི་ལུས་ལ་བསྣད་པ་ལས་བྱུང་བ་དང་། ཡང་ན་མདའ་རྡོ་གྲི་སོགས་ལུས་ཀྱི་གནས་གང་རུང་ཕོག་ནས་བྱུང་བ་དང་། བརྡབས་ཚུལ་དང་མཚོན་ཕོག་ལུགས་མི་འདྲ་བའི་ཆ་ནས་རུས་ཆག་གི་གནས་ལུགས་མི་འདྲ་བ་ཧ་ཅང་མང་། དཔེར་ན། ལག་པའི་སྤྱར་མོ་ས་རྡོས་བཙུགས་ནས་བརྡབ་འགྲམས་བྱུང་ན་ལག་ངར་ཆེ་བའི་ཡས་སྣེ་ཆག་པ་ལྟ་བུ་དང་། ཡང་ན་བརྡབས་ཚུལ་སོགས་ཀྱི་རྐྱེན་འདྲ་ཤས་ཆེ་ཡང་། རུས་པའི་སྲ་སྙི་ཆ་ནས་ཆག་ལུགས་ཀྱང་དེ་བས་མི་མཚུངས་ཏེ། རླངས་འཁོར་

དོན་རྐྱེན་བྱུང་སྐབས་ཁ་ཤས་སྟེང་གདུང་ཆག་པ་དང་། ཡང་ན་འོག་གདུང་ཆག་པ་བཅས་ཆག་པ་ལྟ་བུའོ། །

（༢）ཆག་ལུགས་དང་ཆག་སྟངས་བཤད་པ། རང་ལུགས་གསོ་རིག་གི་དགོངས་གཞི་ལྟར་ན་ཆག་ལུགས་རྣམ་པ་བཞི་དབྱེ་ཞིང་། དེ་དག་སོ་སོའི་རྨ་ཅན་དང་རྨ་མེད་གཉིས་སུ་འདུ་བ། དེ་ནི་གསོ་དཀའ་སླའི་དབང་དུ་བྱས་ནས་དེ་ལྟར་སྟོང་བ་སྟེ། མ་ལ་བུ་ཐོགས་ཆག་པ་དང་། སྨྱུ་གུ་ཁ་ལྟར་ཆག་པ། སྡུམ་ཆག། གྲུམས་ཆག་བཅས་རྣམ་པ་བཞི་བཀོད་པ།（དམིགས་བསལ་ཕྱེ་ཐབ་ཏུ་དབྱེ་བ་ནི། ཕྱིར་མངོན་པའི་རུས་ཆག་དང་མི་མངོན་པའི་རུས་ཆག་ལྟ་བུའོ། །ཆག་སྣའི་མཚམས་ཀྱི་རུས་སྐྱི་དང་རུས་པ་རང་གནས་སུ་གནས་ཤིང་ཤ་པགས་ཀྱི་ཕྱི་ངོས་ནས་མ་མངོན་པར་མི་མངོན་པའི་རུས་ཆག་ལྟ་བུ་སྟེ། དཔེར་ན། འཛུགས་རུས་ཆག་ནས་ཆག་སྣ་མ་གཞི་ཕྱི་རོལ་ཏུ་མ་མངོན་རུང་རུས་ཆག་གི་སྣེ་མོ་ལྷང་པ་དང་གཅིན་ལམ་གཤག་པ་ལྟ་བུ་དང་། ཆག་སྣའི་ཤ་པགས་དང་རྒྱུས་སྐྱི་རྡོལ་རུས་སྣ་ཕྱི་རོལ་ཏུ་མངོན་པ་ལ་མངོན་པའི་རུས་ཆག་ཅེས་བརྗོད་པ་ལྟ་བུ་སྟེ། དཔེར་ན། མཐུག་རུས་ཆག་ནས་རྒྱུ་མ་གཤག་པའི་རིགས་ཚང་མར་ཕྱིར་མངོན་པའི་རུས་ཆག་ཅེས་བརྗོད་པ་ལྟར། རུས་ཆག་གི་དབྱིབས་ལ་བལྟོས་ནས་དབྱེ་ན། རུས་པ་གས་པ་ནི་སེར་ཁ་གས་པའི་རིགས་ལ་བྱ་ཞིང་། དེ་ལ་ཡང་ཕྲ་བ་གས་པ་དང་། རིང་བ་གས་པ། སྒྲོམ་པར་གས་པ། ཐུང་ངུར་གས་པ་དེ་རིགས་མགོ་བོ་དང་སྒྲོག་རུས་ལ་འབྱུང་རྒྱུ་མང་དུ་སྣང་། དེ་ཡང་བྱིས་པའི་རུས་པའི་ལྗེམ་ཤུགས་ལེགས་པས། སྤྱིར་རུས་པའི་རྒྱུན་ཡོངས་ཚད་རུང་རུས་སྣ་ཁ་མ་ཐལ་བའི་རུས་ཆག་རིགས་ཤིག་ཡིན་པས་དེར་རུས་པ་གཞོན་ནུ་ཆག་ཅེས་བརྗོད། འཐེམས་ཆག་ནི་རུས་པ་གཉིས་སམ་ཁ་ཤས་ཀྱི་བར་དུ་འཐེམས་ནས་རུས་པ་ཟེར་བ་དེ་རིགས་ལ་བྱ་ཞིང་དེར་སྐལ་ཚོགས་ལ་འབྱུང་རྒྱུ་མང་། རྗེབ་པའི་རུས་ཆག་ནི་དངོས་པོ

ཟུར་ལྡན་ཞིག་རུས་པའི་གནས་གང་རུང་ཞིག་ལ་ཕོག་ནས་གནས་དེའི་རུས་སྐྱི་གནས་གཞན་གྱི་རུས་སྐྱི་ལས་དམའ་བའི་རུས་ཆག་ལ་བྱ་ཞིང་། དེར་མགོ་བོ་དང་རྫེ་ངར་གྱི་ཡས་སྣེའི་རུས་འབུར་དུ་བྱུང་བ་མང་དུ་མཐོང་། རྫོལ་བའི་རུས་ཆག་ནི་མཚོན་ཆ་རྣོ་ངར་ལྡན་པའི་རིགས་རུས་པའི་གནས་གང་རུང་ལ་ཕོག་ནས་རུས་པ་རྫོལ་ནས་རུས་ཆག་ལ་བྱ་ཞིང་། དེར་མགོ་བོར་བརྡབ་སྐྱོན་ལས་འབྱུང་རྒྱུ་མང་། དུས་ཡུན་ལ་གཞིགས་ནས་རུས་ཆག་རྙིང་པ་དང་གསར་པ་ཞེས་བརྗོད་ན་གཞུང་དངོས་དང་མཐུན་པ་སྟེ། རྒྱུ་མཚན་ནི་མཚོན་རྨའི་སྐབས་སུ་དང་པོ་ཞག་བདུན་དང་བར་དུ་ཞག་ཐམའི་ཞག་གི་དབྱེ་དོན་དགོངས་པ་གཅིག་ཏུ་སྣང་བར་ར་སྒྲོད་བྱེད་ཐུབ་པ་སྟེ། དཔེར་ན། རུས་ཆག་དབྱིབས་ལ་བལྟོས་ནས་དབྱེ་བ་དང་། གནས་དང་ཉེན་ཚབས་ཆེ་ཆུང་དང་རྒྱུ་རྐྱེན་ངོ་བོ་དཔེ་དོན་སོགས་ལ་གཞིགས་ནས་དབྱེ་བ་དང་། དེ་དག་ནད་ཐོག་ལག་ལེན་དངོས་ཀྱི་འཕྲོད་དུ་ཤེས་རྟོགས་བྱུང་བ་མ་ཟད། མཚོན་རྨའི་སྐབས་ཀྱི་དགོངས་པ་དངོས་དང་བསྟུན་པ་དང་བསྟུད་མར་རུས་པའི་ཚོན་ཁག་གི་སྣེ་ལ་གཞོལ་རྒྱུའི་དམིགས་བསལ་གྱི་ཕན་འབྲས་སོགས་ལྡན།) མ་ལ་བུ་ཐོགས་ཆག་པ་ནི་ཚིགས་ཀྱི་སྐྲི་ཆག་པ་དང་རྐང་ཁ་དབྲག་གི་གཅིག་ཆག་པ་ལ་བཞེད་པ་དང་། འགའ་ཞིག་གིས་གཏུག་སྐྲི་ཆག་པ་ཕོ་ནར་འཛིན་པ་དག་འདུག་ཀྱང་། འདི་དག་སྣང་ན་ཙུང་ཁྱབ་ཆུང་བ་དང་ཐ་སྙད་ལ་ཡང་མི་མཐུན་པའི་དོགས་སྣང་ཙུང་འདུག། འདིར་མ་ལ་བུ་ཐོགས་ཞེས་པའི་དོན་ནི་མ་རུས་པ་གཞི་གཅིག་ལ་བུའམ་རུས་པ་གཞན་ཞིག་ཆག་པའམ་ཐུག་ནས་གནས་ཡོད་པའི་རུས་པ་ཆག་པར་འདོད། དེས་ན་གོང་ལྟར་གཏུག་སྐྲི་ལྟ་བུ་ཚིགས་ཀྱི་སྐྲི་ཆག་པ་དང་། རྐང་ཁ་དབྲག་གི་གཅིག་ཆག་པ་ཡང་མ་ལ་བུ་ཐོགས་ཆག་པར་འདོད། ཡན་ལག་གི་ཚིགས་སྐྲི་ཆག་པའམ་རྐང་ཁ་དབྲག་ཏུ་ཆག་པ་སྟེ་མ་ལ་བུ་ཐོགས་ཀྱི་

 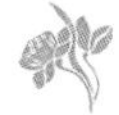

མ་ནི་རུས་ཆག་གནས་ཀྱི་རྐང་དེ་ལ་བྱ་བ་དང་། བུ་ནི་རྐང་གི་གོང་སྣ་དེ་ལ་དཔེ་དོན་གྱི་སྒོ་ནས་གསུངས་པ་དང་རྐང་ཁ་དབྲག་གཅིག་གི་ཆག་པ་ཞེས་རུས་རྐང་ཁ་དབྲག་གནས་པ་ལག་ངར་དང་ངར་གདོང་གི་རུས་པ་གཉིས་ལས་གཅིག་ཤོས་ཆག་པ་ཞིག་ལ་བྱ་བ་སྙམ། དེ་ཡང་མ་ལ་བུ་ཐོགས་ཀྱི་མ་ནི་རྐང་ལ་དཔེ་བཞག་པ་དང་། བུ་ནི་ཚིགས་ཀྱི་མགོ་ལ་བཞེད་དེ། དཔེ་ནི་ཚིགས་མགོ་དང་དཔེ་ཅན་ནི་ཚིགས་བར་གྱི་ཆག་གྲུམ་ལ་བརྗོད་པ་དང་། ཕན་ཚུན་གཉིས་ནི་ལྟར་ལེན་པའི་སྒོ་ནས་མ་ལ་བུ་ཐོགས་ཞེས་ཟེར་བ་བཞིན་ནོ། །ཡང་ན་ཆག་ལུགས་དེ་ནི་རུས་ཆག་གནས་ཀྱི་ཡས་སྣེ་ལ་བུ་དང་མས་ཀྱི་སྣེ་ལ་མ་ཞེས་པའི་བཞེད་པ་སོགས་མཆིས། ཚིགས་ཀྱི་སྐེ་ཆག་པའི་ཆག་ལུགས་དེ་ནི་དེང་རབས་གསོ་རིག་གི་རུས་ཆག་དབྱེ་བ་དང་བསྡུར་ན། སྐེ་ཚིགས་རུས་ཆག་དང་མཐུན་ཞིང་རྐང་ཁ་དབྲག་ཏུ་ཆག་པ་དང་འདྲ་བ་དང་། དེ་མཚུངས་སུ་གྱུར་པའི་ཆག་ལུགས་ཁ་ཤས་ལ་གཞིགས་ན། རང་ལུགས་ཀྱི་ཆག་ལུགས་བཞིའི་ཡ་གྱལ་མ་ལ་བུ་ཐོགས་ཀྱི་ཆག་ཚུལ་ནི་ཚིགས་ཀྱི་སྐེ་ཁ་དབྲག་ཏུ་ཆག་པ་སྦྲུར་ན་འགྲིག་མིན་ནི་དཔྱད་པར་འཚལ། ཚིགས་ཀྱི་རྐང་ཁ་དབྲག་ཏུ་གཅིག་ཆག་པ་དེ་ལམ་ལ་བུ་ཐོགས་ལ་བཞེད་ན་སྐུམ་ཆག་ལ་ཡང་དེ་བཞིན་འབྱུང་བ་ཡང་སྲིད། དེ་ནི་འབྱུང་སའི་གནས་ཀྱི་ཁྱད་པར་ལས་ཤེས་དགོས་སུ་འགྱུར་དགོས། སྨྱུ་གུ་ཁའི་ཆག་ལུགས་ནི་སྨྱུ་གུ་ཁ་ལྟར་གསེག་ཏུ་

ཆག་པ་དེ་ལ་སྣང་། དེ་ནང་ཐོག་ཏུ་སྦྲུ་གུ་ཁ་དངོས་ལྟར་གསེག་ཏུ་ཆག་པ་ཞིག་དང་། གཙུས་ཏེ་གསེག་ཏུ་ཆག་པ་དེར་ཁོངས་སུ་གཏོགས་ཏེ། གཙོ་བོར་གསེགས་སྒྱུར་དུ་ཆག་པ་ཞེས་འཐོད་པ། དཔེ་ནི་བོད་ཡིག་གི་ཡིག་གཟུགས་འབྲི་བྱེད་ཀྱི་སྨྱུ་གུ་ཁའི་གཟུགས་སུ་བཀོད་ནས་མཚུངས་ཆོས་སུ་སྦྱར་བ་ཕྱོགས་གཅིག་ཏུ་ཡོ་བའི་རུས་ཆག་ལ་བརྗོད་པ་དང་། ཆག་ཚུལ་འདི་ནི་གནས་ཀྱི་དབང་གིས་ཆག་ལུགས་འདྲ་མིན་འབྱུང་ཡང་། དོན་དངོས་སུ་གསེགས་ཆག་དང་མཚུངས་ཤིང་དབྱིབས་ལ་བལྟོས་ནས་བཏགས་པ་ཞིག་སྟེ། ལྷག་དོན་ཡན་ལག་རུས་ཆག་ལ་འབྱུང་སླ། སྤྲུམ་ཆག་ནི་ཆ་མཉམ་པར་ཆག་པ་ཞིག་ཡིན། རུས་རྐང་འཕྲེད་དུ་ཆག་པ་ལ་ཞིང་བརྟབ་འགྲམས་རྒྱུན་གྱིས་ཡན་ལག་ལ་ཐུང་བྱུང་བ་མང་། དེ་ནི་ཆག་པའི་རིང་ཐུང་དང་ཆག་སྣེ་གོང་འོག་གི་ཆེ་ཆུང་དབྱིབས་ཡོངས་སུ་མཚུངས་ཤིང་རུས་རྐང་གི་དཀྱིལ་ནས་འཕྲེད་དུ་ཆག་པ་ལ་བྱ། ཡིན་ནའང་ཆག་པའི་སྣེ་མོ་དང་ཆག་མཚམས་འདྲ་མིན་འབྱུང་རུང་། སྤྱིའི་དབང་དུ་བྱས་ན་ཆག་མཚམས་ནས་དུམ་བུ་གཅིག་ཡིན་དགོས་ཏེ། དེ་མིན་ཚིགས་ཀྱི་སྣེ་ཆག་པ་ལྟ་བུ་དང་འཕྲེད་དུ་ཆག་པ་སོགས་མ་ལ་བུ་ཕྲོགས་ཀྱི་ཆག་ཚུལ་ནང་དུ་འདུ་ཐུབ། གྲུམ་ཆག་ནི་རུས་གནས་གང་རུང་དུ་རུས་ཆག་བྱུང་ཡང་དུམ་བུ་གསུམ་ཡན་གྱི་ཆ་ཤས་ཡོད་དགོས་ཏེ། དཔེར་ན། དཀར་ཡོལ་ཆག་པ་ལྟར་ཆག་སྣ་ཁ་ཤས་སུ་

འགྱུར་བའི་ཧྲུག་ཆག་ལྷ་བུའོ། །སྤྱིར་བཏང་དམིགས་བསལ་གྱི་དབྱེ་གཞི་མེད་ཀྱང་རུས་ཆག་ནད་ལས་བྱུང་མང་ཤོས་ཤིག་ཡིན་པ། གོང་མ་ལས་འབྱུང་སླ་ཞིང་དེ་བས་ཉེན་ཆེ་བ་མ་ཟད་བཅོས་ཉེས་ཤོར་ན་དྲག་བསྐྱེད་འབྱུང་དཀའོ། །ཆག་ལུགས་འདི་དག་ཕྱི་རྐྱེན་མདའ་རྡོ་གྱི་བརྡབ་འགྲམས་ཀྱི་ཆ་ནས་བྱུང་བ་ཡིན་པ་དང་། དེ་དག་གི་མིང་གི་ཆ་ཤས་གྲུབ་ཚུལ་ལ་ཡང་མ་ལ་བུ་ཐོགས་ཞེས་པ་ནི་རུས་ཆག་གནས་ཀྱི་སྒོ་ནས་བཏགས་པ་དང་དཔེ་དཔེ་ཅན་སྦྱར་ནས་བཏགས་པ་ཞིག་ཡིན། སྨྱུ་གུ་ཁ་ནི་དབྱིབས་དང་འདྲ་མཚུངས་ཀྱི་སྒོ་ནས་བཏགས་པ་དང་། སྤུམ་ཆག་ནི་དབྱིབས་ཀྱི་སྒོ་ནས་བཏགས་པ། གྲུམས་པ་ནི་ཉེན་ཚབས་ཆེ་ཆུང་གི་སྒོ་ནས་བཏགས་པ་ཡིན་ནོ། །

(༣) མགོ་བོའི་རུས་པ་ཆག་ལུགས་དང་ཆག་སྟངས་བཤད་པ། མགོ་བོའི་རུས་ཆག་ནི་རྟག་པར་མཐོ་ཞིང་ཚབས་ཆེན་ཞིག་སྟེ། མདའ་རྡོ་སོགས་མཚོན་གྱིས་ཐོག་ཚུལ་དང་ཐོག་ཡུལ་གྱི་བཟང་ངན་དང་། ཤུགས་ཆེ་ཆུང་། རྟུལ་ཐོག་རྡོ་ཐོག་སོགས་ཀྱི་ཁྱད་ཆོས་ལ་གཞིགས་ན། པགས་པ་མ་རལ་ཞིང་ཤ་གདན་མ་ཆད་པར་རུས་པ་དང་དངོས་སུ་ཕྲད་པར་མ་གྱུར་ཀྱང་། དེ་དག་ཕལ་ཆེར་ལྷ་འཐེམ་དང་འོག་ཆག་འགྲམས་སོགས་ཀྱི་ཉེས་སྐྱོན་འབྱུང་བ་མང་བ་སོགས་ཀྱི་ཆོས་ཉིད་ཡོད་ལ་ངེས་དགོས་པ་སྟེ། ལྷག་དོན་མགོ་བོའི་རུས་པ་ལྷ་བ་ཅན་ཡིན་པས་རུས་པ་གས་པ་དང་རྗེབ་པ་སོགས་རུང་འབྱུང་

ཉེན་ཆེ། གས་པ་དེ་ལ་སྒྲོམ་པོ་དང་། ཕྲ་བ། རིང་བ། ཐུང་བ་བཅས་རྣམ་པ་བཞི་དང་། ཆག་པ་ལ་སྟེང་གདུང་ཆག་པ་དང་། འོག་གདུང་ཆག་པ་དང་། སྟེང་འོག་གཉིས་ཀ་ཆག་པ་ལྟ་བུ་དང་། ཆག་པ་དེ་ལ་ཡང་ཞོམ་པ་སྟེ་ཙུང་ཟད་དམའ་བ་དང་། གྲུམ་པ་སྟེ་དེ་ལས་ཚབས་ཆེ་གས་གྲུག་ཏུ་སོང་བ་དང་། རྡིབ་པ་སྟེ་ནང་དུ་འཛུལ་བ། རྡོལ་བ་སྟེ་རལ་ཞིང་ཁུང་བུ་དོད་པ་ལྟ་བུ། མགོ་རུས་ནི་རུས་པ་ལྔ་བ་ཅན་ཡིན་པས། སྤྱིར་མདའ་རྡོ་མཚོན་སོགས་མང་དུ་ཕོག་པ་དང་ཅེ་བྲག་ཏུ་རྡོ་ཕོག་པའི་ཕོག་ཚུལ་གཞིགས་ཏེ་ནད་ཐོག་ལག་ལེན་ཁྲིད་དུ་ར་སྦྲིད་བྱ་དགོས། 《ཆ་ལག་བཅོ་བརྒྱད་》ལས། ཟངས་ཁོག་ལྟར་ཞོམ་པ། འཁྱམས་པ་ལྟར་གྲུམས་པ། སྒོ་ང་ལྟར་རྡིབ་པ། རྒྱ་རྫ་ལྟར་རྡོལ་བ་བཅས་བཞི་དང་། འཕེལ་པ་ལ་ཆེ་འབྲིང་ཆུང་གསུམ་ཡོད་པས། འཕེལ་ཆེན་ལུག་རྫེད་པོས་བཙོམ་པ་ལྟ་བུ། འཕེལ་འབྲིང་ལྩང་སྒོ་ལ་རྡོ་རྒྱབ་པ་ལྟ་བུ། འཕེལ་ཆུང་སེན་མོ་རྡོས་ལྟེམ་པ་ལྟ་བུ་ཞེས་གསུངས་པའོ། །《བེ་སྔོན་》ལས། འཕེལས་པ་ལ་སྟེང་གདུང་འོག་ཏུ་འབྱར་བ། ལུག་ཐུག་བརྟུང་དབར་དུ་བཙོམ་པ་ལྟ་བུ་ཆེན་པོ་དང་། སེན་མོ་རྡོས་ལྟེམས་པ་ལྟ་བུ་ཆུང་ངུ་དང་། སྒོང་ལ་རྡོ་བརྒྱབ་པ་ལྟ་བུ་འབྲིང་པོ་དང་གསུམ་མོ། །མགོ་རྨ་རིགས་དེ་དག་བསྡུ་ན་རྨ་ཅན་དང་རྨ་མེད་གཉིས་སུ་འདུ་བར་བྱེད་ལ། རྨ་མེད་འགྲམས་པ་ལ་སྟེང་གདུང་གི་རྒྱ་སྲུབས་ཞིག་པ་དང་། བར་གྱི་རྒྱ

 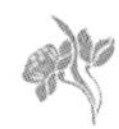

དར་བེར་བ། འོག་གི་མཚོ་སྐྱེ་ཀླུད་པའི་དངོས་འགྲོམས་པ་དང་གསུམ་མོ། །རྨ་ཅན་རུས་པ་ལ་ཤ་གདན་ཆོད་པ་དང་མ་ཆོད་གཉིས་ཏེ། རྨ་མེད་རུས་ཆག་དེ་ལ་རྨ་མེད་ཅེང་ལག་པས་མྱུང་བའི་ཚོ། རུས་པའི་སྒང་གཤོང་མི་སྙོམ་པར་མནན་ན་བཟོད་པ་ཆུང་ཞིང་། ཞག་ཁ་ཤས་འདས་རྗེས་ཤ་དང་རུས་པ་བྱེར་ཞིང་ཆུ་སེར་མེར་ཏེ་སྦོ་བར་བྱེད་པ་སོགས་ཀྱི་མཚན་མ་འབྱུང་ངོ་། །

(༤) ཡན་ལག་གི་རུས་པ་ཆག་ལུགས་དང་ཆག་སྟངས་བཤད་པ། ཡན་ལག་རུས་ཆག་དེ་ལ་གོང་དུ་བརྗོད་པ་བཞིན་ཆག་ལུགས་རྣམ་པ་བཞིའི་ནང་དུ་མ་འདུ་བ་མེད་ལ། དེ་རྣམས་ཆག་དབྱིབས་དང་ཆག་ཚུལ་ནི་རྒྱུ་རྐྱེན་མི་འདྲ་བའི་དབང་གིས་ངོ་བོ་ལ་བལྟོས་ནས་བཏགས་པ་དང་། དཔེ་དོན་དང་ཉེན་ཚབས་ཆེ་ཆུང་ལ་དགོངས་པ་སོགས་མདོར་དྲིལ་ན་རྨ་ཅན་དང་རྨ་མེད་ཀྱི་ནང་དུ་མ་འདུ་བ་མེད་པ་ལྟ་བུའོ། །《རྒྱུད་བཞི་》ལས། ཆག་ལུགས་མ་ལ་བུ་ཐོགས་ཆག་པ་དང་། །སྨྱུ་གུ་ཁ་དང་གྲུམ་ཆག་རྣམ་པ་བཞི། །འདུ་ན་རྨ་ཅན་རྨ་མེད་གཉིས་སུ་འདུ། །ཞེས་པ་ལྟ་བུ་དང་། ཡང་ན་འཐེམས་པའི་རུས་ཆག་དང་། རྡིབ་པའི་རུས་ཆག། རྡོལ་བའི་རུས་ཆག། གྲུམས་པའི་རུས་ཆག། རུས་ཚོགས་ཀྱི་རུས་ཆག་སོགས་ཀྱི་གྲེས་གཞི་ནི་རྒྱུ་རྐྱེན་མི་འདྲ་བའི་ཆ་ནས་འདི་དག་སོ་སོར་གྲེས་པ་མ་གཏོགས། སྤྱིའི་དབང་དུ་བྱས་ན་འདྲ་མཚུངས་ཀྱི་དབང་དུ་མ་ལ་བུ

ཐོག་དང་། ངོ་བོའི་དབང་དུ་གྲུམ་ཆག་དང་དབྱིབས་ཀྱི་ཆ་ནས་སྨྱུ་ཁུ་ཁ་སོགས་ཀྱི་ཁུངས་སུ་འདུ་ལ། རྣམ་པ་མི་འདྲ་བ་དང་རྒྱུ་རྐྱེན་ངོ་བོ་མཐུན་ཞིང་མཚན་མཚོན་རང་བཞིན་ཆོས་ཉིད་ལ་སྦྱར་བ། དཔེར་ན། ཆག་སྣའི་མཚམས་ཀྱི་རུས་སྐྱི་དང་རུས་པ་རང་གནས་སུ་གནས་ཤིང་ཤ་པགས་ཀྱི་ཕྱི་ངོས་སུ་འབུར་བ་སོགས་ཀྱི་རུས་པ་ཆག་པ་དང་། ཡང་ན་བརྡབས་པ་དང་མཚོན་ཐོག་པ་ཤུགས་ཆེ་བས། ཤ་བཅད་ཅིང་རུས་པ་བར་ནས་ལྷུང་བ་ལྟ་བུའི་རྣམ་པ་དང་། བརླ་རྐང་དང་དཔུང་རྐང་ནང་དུ་རྡེབ་ནས་ཆག་པ་དང་། ཡན་ལག་རུས་ཆག་ནི་བརྡབ་འགྲམས་ཀྱིས་བྱུང་བ་མང་ཞིང་སྨུམ་ཆག་དང་གྲུམ་ཆག་མཐོང་བ་མང་དུ་སྣང་། ཆག་པ་གང་ཡིན་རུང་གོང་གི་ཆག་ལུགས་རྣམ་པ་བཞིའི་ངོ་བོ་དང་བསྟུན་རྒྱུ་ནི་གཞུང་ལུགས་ཀྱི་དམིགས་ཚད་ཡིན། ཆག་ཚབས་ཆེ་ཆུང་ནི་ཆག་པའི་གནས་དང་ཆག་པའི་རྣམ་པ་དགོངས་རྒྱུ་ནི་གཞུང་སྤྱིའི་གནས་བབ་ཡིན་པ་གོར་མ་ཆག་གོ །

ས་བཅད་བཞི་པ། རྒྱུན་མཐོང་རྩུས་ནད་ཀྱི་ཁྲག་སོ་སོའི་རྟགས་དང་བཅོས་ཐབས་བཤད་པ།

དང་པོ། རྩུས་པ་འཕེལ་བའི་རྟགས་དང་བཅོས་ཐབས་བཤད་པ།

གཅིག སྐེ་ཚིགས་རྩུས་འཕེལ་གྱི་རྟགས་དང་བཅོས་ཐབས་བཤད་པ།

༡. ནད་རྟགས་དང་སློང་རྐྱེན།

སྐེ་ཚིགས་རྩུས་འཕེལ་ནི། མཇིང་ཚིགས་སམ་སྐེ་ཚིགས་ངོས་ཀྱི་ཚིགས་མཚམས་ལ་གནོད་པ་ཅོར་རམ་བརྡབས་འགྲམས་སོགས་ཀྱི་རྐྱེན་བྱུང་ནས་ཚིགས་པའི་མཁར་དང་། ལྷ་ཁྲག་ཆུ་བྱེར་གྱི་ངོ་བོ་ནི་ཆུ་སེར་འཕེལ་བས་རྩུས་པ་འཕེལ་བ་ཞིག་མིན་པའི་དོགས་སྣང་སྐྱེས་པ། དེར་ནད་ཐོག་ལག་ལེན་ཁྲིད་མི་བཙའ་གདབ་པ་དང་ལྟགས་ཉིལ་གྱི་བསྒྲིགས་པར་གཞིགས་ན། དེ་མིན་ནམ་བསམ་པའི་འདུ་ཤེས་ཤིག་སྐྱེས་པ་ལས། དོན་མཐུན་གྱི་གནས་ལུགས་རྣལ་མ་ཞིག་སྨག་རུབ་ཀྱི་གནས་སུ་ལྷུང་། དེ་ཕྱིར་དྲན་དབང་ཚོགས་ཀྱིས་ཞིབ་འཇུག་བགྱིད་པར་འཚལ། དེའི་ཚིགས་ཀྱི་ནང་ངོས་སུ་གནས་པའི་

འཕར་རྩའི་སྟོང་པོའི་བཙོར་གནོན་ཐེབས་ཏེ། དེའི་ཡན་ལག་ཕྱི་ཕྱོན་འཕར་རྩ་དང་ནང་ཕྱོན་འཕར་རྩ་སོགས་ཀྱི་ཁྲག་རྒྱུན་འཁོར་རྒྱུག་གི་ལྷང་ཚད་རན་པོ་མ་བྱུང་བར་མགོ་བོའི་ཕྱོགས་གང་རུང་ལ་ན་ཟུག་བཏང་བ་དང་། དེ་མཚུངས་སུ་ཉེ་འགྲམས་ཀྱི་དབང་རྩར་སྐྱོན་བྱུང་བས། མཇིང་པའི་ཆུ་ལེབ་གཡས་གཡོན་ལ་གཟེར་ཟུག་རྒྱུག་པ་དང་མགོ་གཞོགས་ཕྱེད་ན་བའི་རྐྱེན་གྱིས་མིག་རབ་རིབ་བྱེད་པ། ཁྲག་ལེགས་པོར་རྒྱུ་མ་ཐུབ་པའི་རྐྱེན་གྱིས་རླུང་ཡང་ཡག་པོ་རྒྱུ་མི་ཐུབ་པ། ཅིའི་ཕྱིར་ཞེ་ན། རླུང་ཁྲག་ངོ་བོ་ཟུང་འཇུག་ཡིན་པས་མགོ་བོ་ན་ལ་རྣ་བ་འུར་སྒྲ་སྒྲོག་པ། དྲན་ཤེས་བརྟན་པོ་མ་ཡིན་པ་སོགས་ཀྱི་ངང་ཚུལ་སྟོན་པ། རེག་པ་རྩ་ལ་བརྟག་ན་རྩ་རྒྱུད་ཕྲ་ཞིང་ཞན་ལ་ངོ་བོ་སྟོང་བར་འཕར་བ། གྲངས་སྐྱོམས་ལ་སྟོད་འཐེན་སོགས་མེད་པ། ཆུ་མདོག་དཀར་ལ་ལྦུ་བ་ཆེ་བ་འབྱུང་བ། ནད་འདི་རླུང་གི་རྒྱུ་ལམ་དང་བརྟེན་བྱ་རྟེན་བྱེད་སོགས་ཀྱི་ཉེར་ལེན་རང་བཞིན་མཚུངས་པས་རྟགས་དེ་དག་འབྱུང་བའི་ཕྱིར་རོ། །

༢. གསོ་བཅོས་ཀྱི་ཐབས།

(༡) ཟས་ཀྱི་བཅོས་པ་ནི་ནད་འདི་རླུང་དང་བསྡོངས་ཟླ་ཡོད་པའི་རྐྱེན་གྱིས་རླུང་ཁ་གནོན་པའི་ཟས་བསྟེན་དགོས་པ་དང་། ཁྲག་གི་རྒྱུ་བ་སྐྱོམས་བྱེད་ཟས་ཀྱི་ངོ་བོ་སླ་བ་སོགས་བསྟེན་ནས་གསོ་བྱའི་ངང་ཚུལ་བལྟོས་ནས་ཟས་བསྟེན་དགོས་པ་དང་།

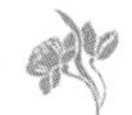

（༢）སྤྱོད་ལམ་ཡང་དེ་བཞིན་དྲག་ཤུལ་གྱི་ལས་སོགས་འཛེམས་ཤིང་དལ་བར་འདུག་པ་སོགས་བསྟེན་དགོས་སོ། །

（༣）ཐོག་མའི་དུས་ལ་ཞོགས་པར་བྱང་བ་སོ་བདུན་དང་། གྱང་ལ་བསམ་ནོར། བར་གསེང་ལ་དྭ་ལི་བཙོ་བརྒྱད། དགོང་མོར་ཨ་གར་བཅོ་ལྔའོ། །

（༤）རླུང་གསང་བསྐུ་མཉེ་བྱ་ཞིང་སྣོས་སུ་སྣེ་ཚོགས་ལ་འཕུར་མཉེད་བྱ་བ། རྡོད་དུགས་བྱ་ཞིང་རྟོར་མེ་སོགས་གང་ཐུབ་བྱ་དགོས་སོ། །རྗེས་སུ་ཡང་བསམ་ནོར་དང་བསམ་ཕྲུང་། ཙན་དན་བཅོ་བརྒྱད། སྤོས་ཕྲུང་། ཨ་གར་སོ་ལྔ། ལྕུ་རིག་ཉེར་ལྔ་སོགས་སྐབས་བསྟུན་བྱ་དགོས་སོ། །དེ་མིན་ནད་དང་བསྟུན་ནས་གཉེན་པོ་བསྟེན་རྒྱུ་དང་འབྲེལ་ཡོད་སྨན་གང་མང་བེད་སྤྱོད་བྱ་རྒྱུ། སྣེ་ཚོགས་ཀྱི་རུས་ངོས་སུ་མེ་བཙའ་གདབས་པ་དང་། ཞུན་མར་ནང་དུ་གཉན་ཁ་འཛོམས་བྱེད་དང་ན་ཟུག་གཅོག་བྱེད་ཀྱི་སྨན་གདུས་ནས་ཕྱིང་བར་ཐིམ་པར་བགྱིད་ནས་སྣེ་ལ་བཅིངས་པ་དང་། རྡོད་དུགས་རྒྱག་པ་དང་། ལག་པས་དལ་བར་འཐེན་ན་ཕན་བསྐྱེད་འབྱུང་ངེས། ནད་ཚབས་ཆེ་ན་གཉེན་པོ་དེ་བས་དངོས་དང་བསྟུན་རྒྱུ་ནི་རིག་པ་དཔེ་ཐོགས་ཙམ་མ་ཡིན་པར་ལག་ལེན་དོན་ཐོག་འཁྱོལ་རྒྱུ་ནི་གནད་དུ་འཁེལ་བའི་གནས་ལུགས་ཤིག་ཡིན་ནོ། །

གཉིས། སྐལ་ཚིགས་རུས་འཕེལ་གྱི་རྟགས་བཅོས་བཤད་པ།

༡. ནད་རྟགས་དང་སློང་རྐྱེན།

སྐལ་ཚིགས་རུས་འཕེལ་གྱི་ནད་ནི། རྒྱུ་རྐྱེན་གོང་དང་མཚུངས་ཀྱང་དམིགས་བསལ་རང་བཞིན་གྱི་གནས་ལུགས་ཡང་ཡོད་སྲིད། རྒྱུ་རྐྱེན་གཙོ་ཆེ་བ་ནི་བརྡབ་འགྲམས་ལས་བྱུང་བ་མང་ཞིང་། ལྷག་དོན་སྐལ་ཚིགས་ནི་འགུལ་སྐྱོད་དང་འདེགས་འཛོག་སོགས་ཀྱི་ལས་བྱེད་མཁན་ཞིག་ཡིན་པས། རུས་པ་མཁར་མཚམས་ངོས་དེར་ལྷ་ཁྲག་དང་འབྲེལ་བའི་རྐྱེན་གྱིས་རུས་འཕེལ་བྱུང་རྒྱུ་ཉུང་མང་བ། དེའི་རྟགས་སུ་སྐལ་བའི་དབྱིབས་ངོས་མི་སྙོམ་པ་དང་ཁ་འཁོར་གྱི་དབང་ཚ་བ་ཅོར་གནོན་ཐེབས་པས་གཞོགས་ཕྱེད་ན་ཞིང་བེམ་པོར་གྱུར་པ། དགྱེ་སྒྱུར་དཀའ་ཞིང་རྟག་པར་གཟེར་ཟུག་གཏོང་བ། ཁང་པ་འདེགས་འཛོག་མི་ཐུབ་པ་སོགས་ཀྱི་མཚན་མ་འབྱུང་། དེ་མིན་དེང་དུས་གློག་དཔར་འོད་འཕྲོས་ཀྱིས་གཟིགས་ན་རུས་པའི་དབྱིབས་དང་ཚིགས་མཚམས་ཀྱི་རུས་འཕེལ་ངོས་ཀྱི་ཆ་དེ་གསལ་པོར་མཐོང་ཞིང་། ལག་མཐིལ་དུ་སྐྱུ་རུ་ར་བསྣོན་པ་བཞག་པ་ལྟར་གདེང་ཐུབ། དེང་སང་དུས་ཀྱི་དབང་གིས་ཕྱི་རྐྱེན་དང་བསྡོངས་སླ་བས་སྐལ་ཚིགས་སྐེད་ཚིགས་རུས་འཕེལ་གྱི་ནད་ཉུང་མང་ཤོས་སུ་གྱུར་འདུག། དེང་དུས་འཛམ་གླིང་ཐོག་ཏུ་ནད་འདི་སྔོན་འགོག་དང་གསོ་བཅོས་ཀྱི་ཐད་ཆེད་ལས་ཚན་ཁག་བཙུགས་ནས་ཞིབ་

འཇུག་དང་གསོ་བཅོས་བྱེད་ཀྱང་། རྩ་བ་དྲག་ཐུབ་པ་ཞིག་རེ་འདོད་ཀྱི་གནས་སུ་གྱུར་ཅིང་དོན་དངོས་སུ་ཅུང་ཁག་པོའི་གནས་སུ་གྱུར་ཡོད། བོད་ལུགས་གསོ་རིག་གི་ཐུན་མོང་མ་ཡིན་པའི་གསོ་ཐབས་ལག་ལེན་དངོས་དང་བསྟུན་ནས་གསོ་བཅོས་བགྱི་ན། ཕན་བསྐྱེད་ཡོད་པ་ནི་འདྲེན་བྱེད་ཡུལ་དུ་མངོན་པར་གསལ་ཞིང་ཡིན་སྲིད་པའི་ཉེས་བྱ་ཞིག་ཡིན་པ་ནི་སུས་ཀྱང་བསྙོན་དུ་མེད། དེང་རབས་གསོ་རིག་གིས་གཤག་བཅོས་བྱེད་པ་ལས་དེ་མིན་གཉེན་པོ་བསྟེན་ཡང་མངོན་གསལ་གྱི་ཕན་འབྲས་མེད་པ། གཤག་བཅོས་བགྱི་ན་གཅིག་གི་ཚནས་བཟོད་ན་མྱུར་དུ་ན་ཟུག་གཅོག་ཀྱང་། མི་འགྱངས་པར་རུས་ངོས་ལས་རུས་པ་རིམ་བཞིན་སྐྱེས་པ་མ་ཟད་ན་ཟུག་གཏོང་བ་ནི་དེ་བས་སྨོས་མ་དགོས་སོ། །དཔལ་འཁོར་གྱི་འགྲོ་གྲོན་ཆེ་ཞིང་དེ་བས་དབང་རྩ་ལ་སྐྱོན་ཤོར་བ་སོགས་ཀྱི་གནས་ཚུལ་ལྷག་སྲིད། རྒྱུ་མཚན་ནི་ནད་ཀྱི་རྒྱུ་མ་བཅོས་པར་འབྲས་བུ་བཅོས་པའི་ཚུལ་ལས་མ་འདས། རུས་འཕེལ་གྱི་ནད་འདི་དལ་བའི་རང་བཞིན་གྱི་ནད་ཅིག་ཡིན་པ་ལས། གཉེན་པོ་བཞིའི་གོ་རིམ་ངེས་རྒྱུ་ནི་དམིགས་བསལ་རང་བཞིན་གྱི་བཅོས་ཐབས་ཉག་ཅིག་ཡིན། རྩ་ནི་ཕྲ་ཞིང་ཞན་ལ་མནན་ན་སྟོང་ཆ་ཡོད་པ་དང་ཅུང་བསྣད་ན་གྲིམ་པའི་ཆ་འབྱུང་ངེས། ཆུ་མདོག་དཀར་ལ་ལྦུ་བ་སོབ་སོབ་ཅན་འབྱུང་ཞིང་ཀུ་ཡ་དང་སྦྲིས་མ་སྐབས་རེར་འབྱུང་ལ་སྐབས་རེར་མི་འབྱུང་བའོ། །

༢. གསོ་བཅོས་ཀྱི་ཐབས།

（༡）ཟས་ནི་ཤ་མར་བུ་རམ་སོགས་བཅུད་ཅན་གྱི་རིགས་བསྟེན་རྒྱུ་མེད་པར་འཇུ་སླ་ཞིང་ངོ་བོ་ཡོད་ཀྱི་རིགས་འབྲས་དང་ཟན་དྲོན་སོགས་བསྟེན་རྒྱུ།

（༢）སྤྱོད་ལམ་དྲག་པོའི་ལས་བྱེད་པ་དང་དངོས་པོ་ལྕིད་མོ་རིགས་ལག་ཏུ་འདེགས་མི་ནུས་ཤིང་མནན་གྱིས་འཁྱེར་བ་དང་། ཡང་ན་ཤེད་ཤུགས་འདྲེན་པ་སོགས་བྱ་རྒྱུ་མེད་པ་བཅས་སོ། །

（༣）སློ་ཏིས་ལྔ་ཐང་། བསམ་ནོར། སྤོས་ཁྱུང་། དྭ་ལི་བཅོ་བརྒྱད། གཟའ་འཁོར་རེ་ལ་གཉེན་པོ་སྨན་ལྷག་སྦྱོད་གཏང་རྒྱུ་དང་། དེ་བཞིན་ནད་པའི་ཁམས་དང་བསྟུན་ནས་གསོ་བཅོས་བྱ་རྒྱུ་དང་། བསམ་ནོར། བསམ་ཁྱུང་། སྤོས་ཁྱུང་། ཨ་གར་སོ་ལྔ། སྲུ་ཏིག་ཉེར་ལྔ། རྗེས་གཅོད་ལ་བྱ་ཁྱུང་བདུད་རྩི་གསུམ་སྦྱོར། བསམ་ཁྱུང་། དངུལ་ཆུ་བཅོ་བརྒྱད། དེ་མིན་རྒྱུད་དང་ཉམས་ཡིག་ཁག་ནས་བསྟན་པའི་སྨན་སོགས་བེད་སྤྱོད་བྱ་དགོས།

（༤）བསམ་ཁྱུང་སོགས་འབྲེལ་ཡོད་ཀྱི་སྨན་སྣ་གང་མང་ཚང་ནང་དུ་གདུས་ནས་དེའི་ཁུ་བའམ་ལྡེ་གུའི་རྣམ་པ་དེ་ཉིད་ཕྱིར་ངོས་སུ་བྱུགས་ནས་དྲོད་དུགས་རྒྱག་པ་དང་། ནད་གཞི་རྟགས་དང་བསྟུན་ནས་གང་ལ་དེ་འཚམ་གྱིས་བེད་སྤྱོད་གཏོང་དགོས། རླུང་བྱུགས་རེག་པ་བདེ་སྐྱིད་སོགས་སྐབས་བསྟུན་བྱས་ནས་དྲོད་དུགས་

 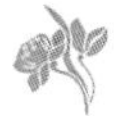

སྤྱིལ་མར་བྱ་དགོས་སོ། །འཕྲུར་མཉེད་བྱེད་པ་དང་དབང་རྩའི་ནུས་པ་གསོ་བའི་ཕྱིར་དུ་རྟོར་མེ་རྒྱག་པའི་ཐབས་ཤེས་གཏོང་དགོས་པ་དང་། ཚིགས་པའི་མཁར་ལ་མེ་བཙའ་གདབ་པ་དང་རང་བྱུང་ཆུ་ཚན་དང་ལུམས་བསྙེན་རྒྱུ་བཅིང་ལུམས་རྒྱག་པའི་ཐབས་ཤེས་སྤྱད་ནས་ཚིགས་པའི་ངོས་སློམ་ཐབས་བྱ་རྒྱུ་གལ་འགངས་ཆེའོ། །

གསུམ། ཕུས་ཚིགས་རུས་འཕེལ་གྱི་རྟགས་དང་བཅོས་ཐབས་བཤད་པ།

༡. ནད་རྟགས་དང་སློང་རྐྱེན།

ཕུས་ཚིགས་རུས་འཕེལ་ནི་རྐྱེན་གང་མང་ཞིག་གིས་སྔ་དྲངས་ནས་སློང་བ་ཞིག་སྟེ། དེ་ནི་ས་ཆུ་མི་འཕྲོད་པ་དང་ཚིགས་བརྡབ་འགྲམས་རིགས་རྙིང་པར་ཆགས་ནས་ངན་ཁྲག་རྒྱས་ཏེ། ཚིགས་མཚམས་ངོས་ཀྱི་ལྷ་རུས་གཉན་ཚད་རྒྱས་ནས་ཚིགས་ཀྱི་ནང་ངོས་སུ་རྒྱུན་ལྡན་མ་ཡིན་པའི་ལྷ་བ་ཅན་སྐྱེས་པ་ཞིག་ཡིན་ཏེ། རྐང་བའི་སྒྲིད་ཁུག་གི་ཆུ་རྒྱུས་རིངས་ནས་དགྱེ་སྒྱུར་བྱེད་དཀའ་བ་དང་ཚིགས་མཚམས་ལྷ་རུས་སྐྱེས་པས། ཚིགས་འགྱུལ་སྐྱོད་དཀའ་ཞིང་རྐང་པ་འདེངས་འཛོག་བྱེད་མི་བདེ་བ། ཕུས་ཚིགས་ཉེ་འགྲམ་དམར་སྐྲངས་ཆགས་པ་དང་སྐབས་འགར་ཚ་ཤར་རྒྱག་པ། རུས་ཚིགས་རིམ་བཞིན་སྦོམ་པོར་ཕྱིན་ནས་གཟུགས་དབྱིབས་འགྱུར་བའི་མཚན་

མ་འབྱུང་སྲིད། ནད་ཚབས་ཆེ་རུ་འགྲོ་སྐབས་ཞ་འཐེང་འགྱུར་ངེས། འགའ་ཞིག་གཉན་ཚད་རྒྱས་ཏེ་ཚོགས་མཚམས་ལ་རྣག་བསགས་ནས་རྨ་ཁུང་རྫོལ་བ་སོགས་འབྱུང་སྲིད། གནམ་གཤིས་དྲོ་གྲང་སོགས་ཀྱི་ཆ་ནས་ལྷང་དུབ་རང་བཞིན་གྱི་ན་ཟུག་དྲག་པོ་བཏང་ཞིང་། རྩ་རྒྱུ་སོགས་གོང་མ་འདྲ་ཤས་ཆེ་བའོ། །

༢. གསོ་བཅོས་ཀྱི་ཐབས།

（༡）ཟས་སྤྱོད་ནི་གོང་མ་དང་མཚུངས་པས་འདིར་ཡིག་ཚོགས་སྐྱོང་བས་སོ་སོར་མི་འགོད།

（༢）སྨན་ནི་ཀླུ་བདུད་བཅོ་བརྒྱད། སེང་ལྡེང་ཉེར་ལྔ། བསམ་འཕེལ་ཉེར་ལྔ། དྷ་ལི་བཅོ་བརྒྱད། སུ་ཧྲིག་ཉེར་ལྔ་སོགས་བཏང་ནས་ཐོག་མར་གཉན་ཚད་གཅོག་པ་དང་། ནད་དང་གཉེན་པོ་ལྷག་པ་སྦྲིད་ནས་ཟུག་གཟེར་གཅོག་པར་བྱ་དགོས། རླུང་འཕེལ་དུས་རུས་པ་ཟད་དང་རུས་པ་འཕེལ་ཆེ་རླུང་ཟད་པའི་བཅོས་ཐབས་ལ་དམིགས་ཏེ་གཉེན་པོར་སྤྲོད་དགོས་པ་དང་། ནད་གཞི་དེ་དང་བསྟུན་ཏེ་གསོ་བཅོས་བྱས་ན་ཕན་བསྐྱེད་ཡོང་བ་ནི་དངོས་པོའི་རང་གཤིས་ཏེ། སྤོས་ཁྱུང་བཅོ་ལྔ། བསམ་ཁྱུང་། དྷ་ལི་བཅོ་བརྒྱད། ཨ་གར་སོ་ལྔ་སོགས་ནད་གཞི་ལ་དཔག་ནས་བཏང་དགོས་སོ། ། བར་སྐབས་ན་ཟུག་ཇེ་ཡང་དུ་ཕྱིན་ན་བསམ་ནོར་དང་། བསམ་ཁྱུང་། དངུལ་ཆུ་བཅོ་བརྒྱད། སུ་ཧྲིག་ཉེར་ལྔ་སོགས་ལྷག་སྦྲིད

 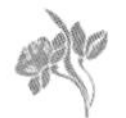

བཏང་དགོས་ཏེ། དེ་མིན་རྒྱུད་དང་གཞུང་གཞན་གྱི་དགོངས་དོན་ལྟར་སྨན་གང་ལེགས་བཏང་དགོས།

（༣）དཔྱད་དུ་བསྐུ་མཉེ་བྱས་ནས་འཕྲུར་བ་དང་ཟྲོད་དུགས་རྒྱག་དགོས་ཏེ། ཚོར་མེ་བཏང་ཞིང་ཆུ་ལུམས་དང་བཅིང་ལུམས་ཡང་ཡང་བསྟེན་དགོས། མེ་བཙའ་གདབ་པ་དང་དེ་མིན་ལྷུགས་ཀྱི་ཏེལ་བ་སོགས་ཀྱིས་བསྲེག་པ་གལ་འགངས་ཆེའོ། །

བཞི། རུས་མཛེར་ནད་ཀྱི་རྟགས་དང་བཅོས་ཐབས་བཤད་པ།

༡. ནད་རྟགས་དང་སློང་རྐྱེན།

རུས་མཛེར་ནད་ནི་རུས་པ་འཕེལ་བ་ལས་བྱུང་ཞིང་ངོ་བོའི་དབང་དུ་བྱས་ན་རྣམ་པ་ཙུང་མི་འདྲ། དེ་ནི་ནང་རྐྱེན་འདུ་བ་འཁྲུགས་པ་ལས་བྱུང་བ་མང་ཕོས་སུ་འགྱུར་ཏེ་གནས་ངེས་མེད་དུ་ཡང་འབྱུང་སྲིད། དབྱིབས་སོར་སོར་དང་ནེར་མོ་ཐ་ཆླབས་ཀྱི་རྣམ་པ་དང་ངེས་མེད་སོགས་མཆིས་ཏེ། ཐོག་མར་གནས་གང་དུ་བྱུང་ན་དེར་ཚ་ཤར་རྒྱག་ཅིང་ཟུག་གཟེར་ལངས་པ་དང་རིམ་གྱིས་སྐྲུག་ཐིག་འབྱུང་། ནད་འདི་རྐང་མར་ལ་གཉན་ཚད་རྒྱས་ཏེ་བྱུང་བ་ཞིག་སྟེ། ཐོག་མའི་རྟགས་ནི་གྲང་ཤུམ་བྱེད་ཅིང་སྐབས་འགར་རྫུལ་ནག་འབྱུང་ཞིང་། ཚ་ཤར་རྒྱག་པ་དང་གཡོ་འགུལ་བྱས་ཚེ། རྐང་ལག་ལ་འཚོར་

མ་ཟུག་པ་ལྟ་བུའི་ན་ཟུག་བཟོད་བཀྲག་མེད་པར་འབྱུང་བ། གནས་གང་དུ་བྱུང་ན་དམར་སྐྲངས་ཆགས་ཤིང་གནོན་ཟུག་ཡོད་པ། ཁ་ཤས་རུས་ཆག་བྱུང་བའི་རྗེས་ནས་ཆག་སྣའི་མཚམས་ནས་རུས་མཛེར་གྱི་རྣམ་པ་ལྟ་བུ་འབྱུང་སྲིད་པས། དེར་འགའ་ཞིག་གིས་རུས་འཕེལ་ལ་ངོས་འཛིན་གནང་བ་དང་། ལ་ལས་རུས་མཛེར་གྱི་ནང་གསེས་སུ་འཛོག་པས། དེ་ལ་བསམ་གཞིགས་རྒྱལ་མ་དང་བསྡིགས་བཅད་བརྡར་གསུམ་གྱི་ལམ་ནས་དོན་གྱི་གནད་འཛིན་རྒྱུ་འགངས་ཆེ་བས་མཁས་དབང་རྣམས་ཀྱིས་དཔྱད་པར་འཚལ། རྩ་རྒྱུད་ཕྲ་ལ་མནན་ན་གྲིམས་པར་འཕར་བ། ཆུ་མདོག་དཀར་ལ་ཙུང་དམར་ཤས་ཡོད་པ་སྲིས་མ་ཡང་འབྱུང་སྲིད་དོ། །

༢. གསོ་བཅོས་ཀྱི་ཐབས།

（༡）ཟས་ནི་ལུག་ཤ་དང་རྡོད་བཙུད་ཅན་གྱི་རིགས་བསྟེན་མི་རུང་། ཕག་ཤ་དང་གྲོ་འབྲས་སོགས་བསྟེན་པར་བྱའོ། །

（༢）སྤྱོད་ལམ་དལ་བར་འདུག་ཅིང་དྲག་ཤུལ་གྱི་ལས་སྤང་དགོས་ཏེ། ལྷག་དོན་མཆོང་རྒྱུག་དང་རྩ་བང་འགྲན་པ་སོགས་གཏན་ནས་བྱེད་མི་རུང་།

（༣）ཐོག་མར་གཉན་ཚད་གཅོག་པར་བྱེད་པ་དང་འདུ་བ་སྨིན་པར་བྱ་དགོས་ཏེ། ཕྱིས་སུ་སྨན་ཧོང་ལེན་ལྡེ་ཐང་དང་ནོར་བུ་བདུན་ཐང་བཏང་དགོས། གླུ་བདུད་བཅོ་བརྒྱད། སྤོས་ཁྱུང་བཅོ་

 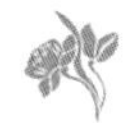

ལྦུ། དངུལ་ཆུ་བཅོ་བརྒྱད་སོགས་གཏོང་ཞིང་སྐབས་འགར་སྤང་རྩེ་བཅུ་གཉིས། བསམ་ཕྲུང་། དངུལ་ཆུ་བཅོ་བརྒྱད། གི་ཅན། གཙོ་བོ་ཉེར་ལྔ་ཁ་ཚར་ཅན་སོགས་བཏང་རྒྱུ། སྐྲངས་པ་ཞི་ཞིང་ན་ཟུག་ཆུང་དུ་ཕྱིན་ན་གཉེན་པོ། བྲ་ཁུད་ཕྲུང་བསྟན། བསམ་ཕྲུང་། བསམ་ནོར། ད་ལི་བཅོ་བརྒྱད། ཨ་གར་ཉི་ཤུ་དང་སོ་ལྔ་སོགས་བསྟེན་རྒྱུ། 《འགྲེལ་ཆེན་དྲང་སྲོང་ཞལ་ལུང་》ལས། མཆོན་ནམ་རུས་མཛེར་གྱིས་གླད་ཕྲི་བཙན་ཐབས་སུ་བསྣད་ན་གུར་གུམ་ཆིག་ཚུགས་གདབ་ཅིང་། ཁྲག་དཔལ་ཏེ་ཁྲག་རོ་འདྲལ་བ་ཆགས་ན་རྒྱ་ཚའི་ཕྱེམས་བཞུ་ཞིང་། གླད་ཕྲིའི་ཁ་དོག་སྔོའམ་ནག་གི་ཤ་རུལ་ན་གཙོད་སྨན་ཤུ་དག། སླ་སྒང་། རུ་རྟ། དོམ་མཁྲིས། རྒྱ་དྲུས། མཚལ། ཟངས་གཡའ། ཛ་ཏི། སུག་སྨེལ། ཕབས། ཨ་རུ་ར་བཙས་གདབ་པ་དང་། རུལ་བ་གཙོད་པ་ལ་གོང་སྨོས་དར་ཡ་ཀན་ནམ་གུར་གུམ། ཡང་ན་ག་བུར། ཙུ་གང་། གུར་གུམ། དོམ་མཁྲིས་རྣམས་གདབ་ཅིང་། གླད་ཕྲི་མེར་མེར་སྲོས་ན་གླད་ཕྲི་འཐེན་ལ་ཁབ་རྩེས་བཙུག། ཆུ་སེར་ཐོན་རྗེས་འཚོ་སྨན་དོམ་མཁྲིས། གུར་གུམ། ཙུ་གང་། ཨ་བ། གྲུ་བཞི་སོགས་གདབ་པ་དང་། དར་འོག་གླད་པའི་སྟེང་དུ་རྣག་ཞུགས་ན་སྤྲིན་འཛིན་ཏེ་ལྕགས་ཀྱུ་འདྲ་བའི་སྐམ་པས་འཐེན་ལ་གསེར་གྱི་གཙགས་བུས་ནས་ཕྱེད་ཞིང་ཅམ་དཔྲལ་ཞིང་རྣག་ཕྱུངས་ན། ག་བུར་དང་འོ་མ་འཛིན་ཞེས་ཨ་པི་ཧཱའི་

ཆུས་བགྲུ་ལ་སྦྱོམ་སྨན་མུ་ཏིག། མི་དོམ་མཁྲིས་པ། གི་ཝང་། གུར་གུམ། འོ་མ་འཛིན་ཞེས་ཨ་པི་ཁྲ། འོམ་བུའི་བར་ཤུན། བུ་རམ་ནུ་ཞོ་སོགས་ལ་དར་ལ་བྱུགས་ཏེ་སྨན་ནམ་གདབ་པོ། །ཞེས་གསུངས་པ་དང་། 《རྒྱུད་བཞི》ལས། གླད་མཛེར་སྐྱེས་ན་གཙོད་སྨན་ཐེམ་བུར་འབུད། །ཡང་ན་འཁར་བའི་ཐུར་མས་བསྲེག་པར་བྱ། །ཐེམ་བུ་མི་འདོད་རྣག་ཆུ་སྣ་དུས་འབྱུང་། །ཞེས་གསུངས་པ་ལྟར་རོ། །

（༤）ལུམས་རྒྱག་པ་དང་གང་ཉེ་ཚ་གཏར་ནས་ངན་ཁྲག་དབྱུང་བར་བྱ་དགོས། ཕྱིས་སུ་ལྕུགས་ཟེངས་གསེར་གྱི་ཏིལ་བས་བསྲེག་པར་བྱ། ཁྲག་ཚ་འཁོར་རྒྱུག་བྱེད་པ་དང་དབང་རྩའི་ནུས་པ་གསོ་བའི་ཕྱིར་བྱུགས་པ་བྱ་ཞིང་། ལག་པས་འཕུར་མཉེད་བྱས་ཏེ་དབང་རྩའི་ནུས་པ་འདོན་སྤེལ་བྱ་དགོས་སོ། །

གཉིས་པ། རུས་པ་ཟད་པའི་ནད་ཀྱི་རྟགས་དང་བཅོས་ཐབས་བཤད་པ།

༡. ནད་རྟགས་དང་སྐྱོང་རྐྱེན།

རུས་པ་ཟད་པའི་ནད་ནི་ཕྱི་རྐྱེན་ནང་རྐྱེན་གཉིས་ཀྱི་དབང་གིས་བྱུང་བ་ཞིག་སྟེ། ཕྱི་རྐྱེན་བརྡབ་འགྲམས་ཀྱིས་

མཁལ་མ་དང་ཁ་འཁོར་གྱི་དབང་རྩ་སྐྱོན་ཤོར་ནས་བྱུང་བ་དང་། ནང་རྐྱེན་ཁ་ཟས་ལན་ཚྭའི་རིགས་བསྟེན་དྲགས་པ་དང་ཕོ་བའི་མེ་དྲོད་ཉམས་པས། ཁ་ཟས་དྭངས་སྙིགས་འབྱེད་མ་ཐུབ་པར་དྭངས་མའི་ཆ་ཞུང་དུ་གྱུར་ནས་ཀླུང་ཟད་ཅིང་མཁལ་མའི་ནུས་པ་ཉམས་པ་དང་། རུས་པ་འཕེལ་བའི་དངོས་རྒྱུ་ཀང་ཟད་པར་འགྱུར་ཞིང་རུས་པའི་རྣམ་པ་སོབ་སོབ་ཀྱི་རྣམ་པ་ཅན་དུ་འགྱུར་བ་ལ་ངོ་བོའི་དབང་དུ་བྱས་ན། རུས་པ་ཟད་པ་དང་བྱེད་ལས་དགོངས་ནས་རུས་སོབ་དེ་ནི་རུས་པའི་ནང་གི་བཅུད་ཀྱི་ཆ་ཞུང་དུ་སོང་པ། རུས་པ་དེ་ཉིད་རྒྱུན་ལྡན་རང་བཞིན་གྱི་ངོ་བོ་འགྱུར་བ། མི་དར་མ་ཡིན་ཡང་ཀླུང་ཤས་ཆེ་བའི་མི་ལ་འབྱུང་རྒྱུ་ཉུང་མང་ཞིང་། ན་ཚོད་ཀྱི་དབང་དུ་བཏང་ན་ཀན་པར་འབྱུང་རྒྱུ་མང་བ་དང་། དེ་མིན་དམིགས་བསལ་རང་བཞིན་ལས་བྱུང་རྒྱུ་ཡང་ཡོད། དེའི་རྟགས་ནི་གཟུགས་པོ་ཡོངས་ན་ཞིང་ངལ་དུབ་བྱུང་བ་དང་ཐང་ཆད་པ་དང་། གནས་ཀྱི་དབང་དུ་སྐེ་ཚིགས་དང་ཐྲག་པ་སྒལ་གཞུང་རྐེད་ཚིགས་སོགས་རྒྱུན་དུ་ལྷང་དུབ་རང་བཞིན་གྱི་ན་ཟུག་གཏོང་ཞིང་། དུས་ཡུན་རིམ་ཅན་འགྱངས་

རྫེས་གཟུགས་དབྱིབས་འགྱུར་བ་དང་སྨྱུར་པོ་ཆགས་པའི་མཚན་མ་མངོན་སྲིད། ན་ལུགས་ཀྱི་ངོ་བོ་ནི་ཤ་རྒས་གཏིང་ནས་ཆུ་ཚན་ཁོལ་བ་ལྟར་ན་ཞིང་། རེ་ཞིག་ན་ཟུག་དྲག་པོ་གཏོང་བ་དང་རེ་འགར་ན་ཟུག་ཞོད་པོར་གཏོང་ངོ་། །རྒས་སོབ་ཀྱི་ངོ་བོའི་ཆ་ནས་བརྗོད་ན་རྒས་པའི་བཅུད་ཟད་པ་ལས་བྱུང་ཞིང་། ལུས་ཀྱི་བཅུད་ནི་རླུང་གི་མཚན་ཉིད་ཡང་རྩུབ་ལ་ཕན་ཚུན་ཉེར་ལེན་གྱི་དབང་གིས་རྟེན་གཞི་ཆགས་པ། དེ་ཕྱིར་རླུང་གི་མཚན་ཉིད་ཡང་བ་འཕེལ་བའི་རང་བཞིན་ལས་གློ་བུར་ལྷང་དུབ་ཅན་གྱི་ན་ལུགས་མངོན་པ། ངལ་རྩོལ་རང་བཞིན་གྱི་ལས་ཀ་ཐལ་དྲགས་པས་ན་བ་ནི་ཁྲབ་བྱེད་རླུང་གིས་ངོ་བོ་འབྲུགས་པའི་ཕྱིར། རྒས་པ་སྔོམ་པོ་སྲབ་པར་གྱུར་ཞིང་རིང་པོ་ཐུང་བར་འགྱུར་བ་སོགས་འབྱུང་སྲིད། ནད་གཞི་ཙུང་ཟླི་བར་གྱུར་ཚེ། ལུད་པ་ལུ་བ་སོགས་ཀྱི་ངང་ཚུལ་ཐོན་ན་ན་ཟུག་འབྱུང་ངེས། གནས་ཡུལ་དང་ངོ་བོ་མི་འདྲ་བ་ལས་ན་ལུགས་ཀྱི་དུས་ཡུན་དང་། ན་སྣང་སོགས་གཞིགས་པ་ཡང་དག་བགྱིས་ནས་ནད་ཀྱི་ངོ་བོ་འབྱིན་རྒྱུ་ནི་བརྟག་ཐབས་རིག་པའི་དམིགས་ཚད་དེ། རིག་པ་རྩ་ལ་བརྟག་ལ་རྩ་རྒྱུད་ཕྲ་

 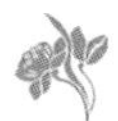

ལ་སྟོང་སྐམ་ཡོད་པ། ཆུ་མདོག་དཀར་ཞིང་ལྦུ་བ་ཕྲ་སོབ་འབྱུང་བའོ། །

༢. གསོ་བཅོས་ཀྱི་ཐབས།

（༡）ཟས་ནི་ཤ་མར་བུ་རམ་སོགས་བཅུད་ཅན་གྱི་རིགས་བསྟེན་དགོས་པ་དང་། ལྷག་དོན་རུས་པ་སྣ་ཚོགས་གདུས་པའི་ཁུ་བ་གཏོང་ཞིང་སྦྲང་དང་འོ་མའི་རིགས་མང་དུ་བསྟེན་རྒྱུ་གལ་ཆེའོ། །

（༢）སྐྱོད་ལམ་དལ་བར་འདུག་ཅིང་དྲག་ཤུལ་གྱི་ལས་རིགས་འཛེམ་རྒྱུ་དང་འོས་འཚམ་གྱིས་རྩོལ་བཅག་རན་པོ་བྱེད་རྒྱུ་གལ་ཆེའོ། །

（༣）སྨན་སེ་འབྲུ་ཀུན་ཕན་དང་། གསོ་བྱེད་ཉེ་དཀྱིལ། བདུད་རྩི་གསུམ་སྦྱོར། དྭ་ལི་བཅོ་བརྒྱད། བསམ་ནོར། སྤོས་ཁྱུང་། སུ་ཧིག་ཉེར་ལྔ་སོགས་ནད་གཞི་དང་བསྟུན་ཏེ་གཏོང་རྒྱུ། དེ་མིན་རྒྱུད་དང་ཉམས་ཡིག་ཁག་ནས་བསྟན་པའི་སྨན་རྣམས་འབྲེལ་ཡོད་ཀྱི་ནད་དངོས་དང་ལྷག་སྦྲད་གཏོང་དགོས། ཟུངས་ཟད་ཅིང་རུས་དབྱིབས་འགྱུར་བ་སོགས་ལ་རུས་པ་སྣ་ཚོགས་གདུས་པའི་ཁུ་དང་འོ་མའི་ནང་ཨ་

བྱུག་ཚེར་སྔོན་དང་རྩ་ཨ་བ། བུ་རམ། ཅོང་ཞི་གདུས་པའི་ཐང་དང་མཉམ་བསྲེས་སྤྱིལ་མར་གཏོང་དགོས།

(༨) དཔྱད་ནི་ན་ཡུལ་གང་ལ་ཕྱི་ནས་སྨན་བྱུགས་ཤིང་ཙྲོད་དུགས་བཏང་ནས་འཕྲུར་མཉེད་ཡང་ཡང་གཏོང་དགོས་ཏེ། དེ་མིན་ནད་ཀྱི་དངོས་ནི་གང་ཡིན་གཞི་བྱས་ནས་ཚ་གྲང་མཉམ་མོར་དུགས་ལུམས་སྤྱིལ་དགོས་སོ། །ཆིགས་འབུར་ཐོགས་པ་དང་ཆིགས་དབྱིབས་འགྱུར་བ་སོགས་ཀྱི་ངང་ཚུལ་ཐོན་ན། ནད་གཞིར་གཞིགས་ནས་ཚ་ཚན་གྱི་ལུམས་བསྙེན་པ་དང་། ནད་རྟགས་དང་བསྟུན་ཏེ་འཕྲོད་སྦྱོར་གྱི་སྨན་ཁ་ཚར་གཏོང་དགོས་སོ། །ཡང་ན་ཆིགས་ཀྱི་དབྱིབས་འགྱུར་བ་དང་ཆབས་ཅིག། ཟླ་གཉན་དབང་གིས་ཚ་རྒྱག་ཅིང་སྐྲངས་མདོག་དམར་སྨུག་ཆགས་ན་གང་ཉེའི་རྩ་གཏར་རྒྱུ་གལ། སྐལ་བ་སྐྱུར་ཞིང་དགྲེ་སྐྱུར་དཀའ་ཚོ། གཉན་ཚད་མེད་པར་ཆགས་ན་ཐྲུང་བྱུགས་རིག་པ་སོགས་ཀྱི་བྱུག་པ་རྒྱག་པ་དང་དབང་རྩའི་ནུས་པ་འདོན་པའི་ཕྱིར་དུ་འཕྲུར་མཉེད་བྱ་དགོས། མི་བཙའ་དང་ལྷུགས་ཏེལ་གང་རུང་གིས་བསྲེག་དགོས་པ་དང་བཅིང་ལུམས་འདྲ་མིན་བེད་སྤྱོད་གཏོང་དགོས་

སོ། །

གཅིག སྐྲ་བྲེ་བའི་ནད་ཀྱི་རྟགས་དང་བཅོས་ཐབས་བཤད་པ།

༡. ནད་རྟགས་དང་སློང་རྐྱེན།

སྐྲ་བྲེ་བའི་ནད་འདི་ནི་རྒྱུ་རྐྱེན་མང་པོ་ཞིག་གིས་སྣ་དྲངས་ནས་བྱུང་བ་ཞིག་སྟེ། ལུས་ཀྱི་ཟུངས་ཟད་ནས་བྱུང་བ་དང་རུས་པའི་ལྷང་ཚད་དམད་དུ་ཕྱིན་ནས་བྱུང་བ་དང་ངན་ཁྲག་ཆུ་སེར་འཕེལ་ནས་བྱུང་བ་སོགས་མཆིས་ཏེ། དེ་དག་སོ་སོའི་ནད་ཀྱི་དངོས་དང་བསྟུན་ཏེ་རྣམ་འགྱུར་རང་བཞིན་གྱི་མཚན་མ་བརྗོད་ན། ལུས་ཀྱི་ཟུངས་ཟད་པའི་རྐྱེན་གྱིས་སྐྲ་བྲེ་ན་སྐྲ་མདངས་ཉམས་ཤིང་། མགོ་བཀྲ་བ་དང་སྐྲ་ཤད་པའི་སྐབས་སུ་ལྷུང་བའི་རྟགས་མཆིས་ཏེ། དེ་མིན་བླ་གཉན་དང་ལྷན་འདུས་དབང་གིས་རྟགས་འདྲ་མིན་མངོན་སྲིད། རུས་པའི་ལྷང་ཚད་དམད་དུ་ཕྱིན་ཏེ་འབྱུང་བའི་རྒྱུ་རྐྱེན་ནི་ཕལ་ཆེར་མཁལ་ནུས་ཞན་པའི་སྐབས་ཀྱིས་བྱུང་བ་ཞིག་ཡིན་པ་གོར་མ་ཆག། ཅིའི་ཕྱིར་ཞེ་ན། བཅུད་ཀྱི་དྭངས་མ་མཁལ་མར་སླེབས་པ་དང་མཁལ་མས་རུས་པ་རྒྱས་ཚུལ་ནི་རྒྱུད་ཀྱི་དགོངས་པ་གཞི་བྱས། ཡང་ན་མི་ཁ་ཤས་གཟུགས་པོ་རྒྱག་པ་ཡིན་ཡང་སྐྲ་བྲེ་བའི་ངང་ཚུལ་ཐོན་སྲིད། རྒྱུ་མཚན་ནི་གཟུགས་པོ་རྒྱས་ན་མཁལ་མའི་ནུས་པ

ལེགས་པ་ནི་མཐའ་གཅིག་ཏུ་མི་ངེས་ཏེ། མཁལ་ནད་ཡོད་པའི་གཞི་གྲུབ་ན་ལུས་པོ་རྒྱས་པོར་ཆགས་པ་ཡོད་སྲིད་པའི་ཕྱིར་རོ། །མཁལ་མས་ཉེར་ལེན་བྱས་ནས་སྐྲ་བྱི་བའི་རྟགས་མཚན་ནི་རྟག་པར་རྩོལ་ནག་འབྱུང་ཞིང་སྐྲ་བྱི་བའམ་ལྷུང་བའི་ཐོངས་ཚད་མང་བ་དང་། ཡང་ན་གོར་ལེ་གོར་ལེ་བྱས་ནས་ལྷུང་ཞིང་རྩ་བ་ནས་མེད་པར་ཆགས་པ་སོགས་འབྱུང་། ཆུ་སེར་འཕེལ་ནས་སྐྲ་བྱི་བའི་རྟགས་ནི་ཟ་འཕྲུག་བྱེད་ཅིང་པགས་པ་ཙུང་སྐྲངས་ཤིང་དེ་དང་མཉམ་དུ་སྐྲ་བྱི་བར་འགྱུར་བ། དེ་མིན་ཁྲིམ་རྒྱུད་ཀྱི་ཆ་ནས་སྐྲ་བྱི་བ་སོགས་མངོན་པར་ནུས་སོ། །

༢. གསོ་བཅོས་ཀྱི་ཐབས།

(༡) ཟས་འཇུ་བདེ་ཞིང་ངོ་བོ་རྡུལ་བཅུད་ཅན་གྱི་རིགས་ལུག་ཤ་འོ་མ་བསྟེན་དགོས་ཏེ། དེ་མིན་རོ་མངར་བ་དང་ལན་ཚྭའི་རིགས་བསྟེན་རྒྱུ་མེད་པ།

(༢) བརླན་གཤེར་གྱི་གནས་སུ་འདུག་པ་སོགས་སྤང་དགོས་པ་དང་། དྲོད་པའི་གནས་སུ་འདུག་པ་དང་རྩོལ་བཅག་རན་པར་བྱེད་པར་འཚལ།

(༣) རྩ་བ་ལྔའི་སྨན་མར་བསྟེན་པ་དང་དབང་ལག་བཙུ་བ་སོགས་ཁོང་དུ་བསྟེན་དགོས། བྲང་ཏི་དཔལ་ལྡན་རྒྱ་མཚོའི་མཛད་པའི《 གསེར་བྲེ་དངུལ་བྲེ་》ལས། སུ་ཤུ་ཁམ་པའི་སྙིང་པོ་དང་། །

ཕག་ཚིལ་བསྲེས་བསྐུས་སྨྲ་སྨུ་སྐྱེ། །ཞེས་པ་དང་། དེ་མི་ནད་གཞི་དང་བསྟུན་ཏེ་སྨན་བཏང་ན་ཕན་པ་ཆེར་འབྱུང་ངོ་། །སྐྱུ་རུ་དང་བ་ཤ་ཀ་སྟར་བུ་སོགས་ཆང་དུ་ཉལ་ནས་མགོར་བསྐུ་བར་བྱས་ན་སྨྲ་སྐྱེ་བ། བོད་ལྗོངས་བོད་ལུགས་གསོ་རིག་སློབ་གླིང་གི་ཞིབ་འཇུག་ཁང་དང་ཞིབ་འཇུག་སོའུ་ནས་ཐོན་པའི་སྨྲ་སྨན་བདུད་རྩིའི་སྙིང་ཁུ་སོགས་བསྟེན་ན་ཕན་པ་ངེས་ཅན་འབྱུང་ངེས།

(༤) ཚ་ཤས་ཆེ་ན་གང་ཉེ་རྩ་གཏར་བར་བྱ་ཞིང་། སྨྲ་བྱེ་བའི་ཤུལ་དུ་བཙགས་བུ་དང་ཁབ་སོགས་ཀྱི་ཁྲག་དབྱུང་བར་བྱ་དགོས་སོ། །

གཉིས། མིའུ་ ཐུང་ ནད་ ཀྱི་ རྟགས་ དང་ བཅོས་ ཐབས་ བཤད་པ།

༡. ནད་རྟགས་དང་སློང་རྐྱེན།

མིའུ་ཐུང་ནད་འདི་ལྷན་སྐྱེས་ཀྱི་རང་བཞིན་ཅན་དང་ནད་འགྱུར་གྱི་ཆ་ཅན་གཉིས་ཏེ། ལྷན་སྐྱེས་ནི་སྔོན་ལས་རྣམ་སྨིན་གྱི་རྒྱུ་བསགས་པའི་འབྲས་བུ་ལས་བྱུང་བ་ཞེས་བཤད་ཚུལ་དང་། ཕ་མའི་ཁུ་ཁྲག་གི་ཆ་དང་མངལ་གནས་ཟས་སྤྱོད་ལོག་པའི་རྐྱེན་གྱིས་བྱུང་བ་སོགས་དགོངས་གཞི་འདྲ་མིན་འདུག་པ་དང་། དེ་དག་རང་བཞིན་གྱི་མིའུ་ཐུང་ཁག་མཆིས། དེ་མིན་ཕྲུ་གུ་བཙས་ནས་ལོ་གཅིག་དང་

གཉིས་པར་འཚར་ལོངས་བྱུང་ཚུལ་རྒྱུན་ལྡན་ཡིན་ཞིང་། ཕྱིས་སུ་གཟུགས་མི་སྙོམས་པ་སོགས་ཀྱི་མངོན་ཚུལ་འབྱུང་བ་ཡོད་པ། དེ་ཁག་ནད་འགྱུར་རང་བཞིན་གྱི་བྱུང་བ་ཡིན་པ་ཤ་སྟག་སྟེ། ཟས་སྐོམ་བསྟེན་ཚུལ་ཁོས་འཚམ་མིན་པ་སོགས་ཀྱི་ཆ་ནས་བྱུང་བ་དང་། གཙོང་ནད་རང་བཞིན་གྱི་ནད་ཡོག་ནས་བྱུང་བ་དང་། ཟས་བཅུད་ཅན་མ་བསྟེན་པར་ལུས་ཟུངས་སྡོམ་སྡོམ་མར་རྒྱས་མ་ཐུབ་པར། ཕྱི་མ་ཕྱི་མར་འགྲིབ་ནས་རུས་པའི་ལྷང་ཚད་དམན་དུ་ཕྱིན་ནས་མིའུ་ཐུང་འགྱུར་བ་དང་། ཆམ་ཚད་ཡོག་པ་དང་མཉམ་དུ་ཚད་སྙིང་རུས་ལ་ཞེན་ནས་རུས་པའི་ཕྱི་རྩེ་དང་ནང་རྩེ་ལྷ་ཁྲག་གི་ངོ་བོ་འགྱུར་ནས་བྱུང་བ། མི་དར་མ་ཡིན་ཡང་རུས་པའི་ནང་གི་ཏང་མར་གྱི་ཆ་ཟད་པར་འགྱུར་ན། གཟུགས་པོ་ཐུང་དུ་ཆགས་པ་སོགས་འབྱུང་སྲིད་པ་ནི་སྔོས་བཅོས་ཀྱི་རང་བཞིན་ཞིག་སྟེ། དེ་ནི་རུས་པ་རིང་པོ་ཐུང་དུར་ཆགས་པ་དང་མཐུག་པོར་སྲབ་པོ་ཆགས་པ་ངོ་བོ་ལོག་པའི་བྱེད་ལས་ཀྱི་ཚད་མའི་ཆ་ཤས་ལས་གྲུབ་པའོ། །

༢. གསོ་བཅོས་ཀྱི་ཐབས།

(༡) ཟས་ནི་འོ་མ་དང་ལུག་ཤ་སྐམ་ཤ་སོགས་བཅུད་ཅན་གྱི་རིགས་བསྟེན་དགོས་པ་དང་། ལྷག་པར་དུ་བུ་རམ་དང་ལ་ཕུག་སེར་པོ་ཚོད་མའི་རིགས་མང་དུ་བསྟེན་རྒྱུ་ནི་གལ་འགངས་ཆེའོ། །

(༢) བརླན་གཤེར་གྱི་ཡུལ་དུ་འདུག་ཡུན་རིང་བར་འཛེམས་

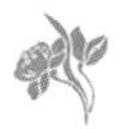

དགོས་པ་དང་། ཤེད་ཤུགས་ཀྱི་རྩལ་འགྲན་པ་སོགས་དོར་དགོས། དེ་མིན་ཉལ་བོའི་སྐྱོད་པ་དང་དྲག་ཤུལ་གྱི་ལས་རིགས་སོགས་འཛེམས་ཤིང་། རྡོ་གྲང་རན་པའི་གནས་སུ་འདུག་ཅིང་རྩོལ་བཅག་རན་པོར་བསྟེན་པར་བྱའོ། །

(༣) ཐོག་མར་མེ་དྲོད་སྐྱེད་པའི་སྨན་སེ་འབྲུ་ཀུན་བདེ། བདུད་རྩི་གསུམ་སྦྱོར། བྱང་བ་སོ་བདུན། ཨ་གར་སོ་ལྔ་སོགས་བསྟེན་རྒྱུ་དང་། བར་དུ་བསམ་ནོར་དང་། སྤོས་ཁྱུང་། དྭ་ལི་བཅོ་བརྒྱད། ཨུ་ཏིག་ཉེར་ལྔ་སོགས་ལྷག་སྤྲད་གཏོང་རྒྱུ་དང་། ཉམས་ཡིག་སོགས་ཀྱི་སྨན་ཡོད་དོ་ཅོག་ནད་གཞི་དང་བསྟུན་ནས་བསྟེན་རྒྱུ། ཕྱིས་ནས་གསོ་བྱེད་ཉི་དཀྱིལ་དང་། བསམ་ཁྱུང་། ཨ་གར་སོ་ལྔ། རིན་ཆེན་གྲང་སྦྱོར་དང་རུས་པ་སྣ་ཚོགས་གདུས་པའི་ཁུ་བའི་ནང་དུ་འོ་མ་དང་ཨ་རུ་དང་ཙོང་ཞི་མཚལ་སོགས་མཉམ་བསྲེས་སྦྱིལ་མར་གཏོང་དགོས་ཏེ། དེ་མིན་འབའ་སམ་སྨན་མར་དང་དབང་ལག་ཙུར་ཞིས་རིགས་བསྟེན་རྒྱུའོ། །

(༤) རླངས་ལུམས་བསྟེན་ནས་རུས་པའི་ནད་དུག་ཕྱི་འབྱིན་ཞིང་རུས་ཚིགས་ཀུན་མཉེན་ཆ་ཁོལ་བར་བྱེད་པ་དང་། ཚིགས་དམིགས་ཀུན་འཕུར་མཉེད་བྱས་ཏེ་རྩ་དཀར་གྱི་ནུས་པ་གསོ་རྒྱུ་དང་ནད་དངོས་དང་བསྟུན་ཏེ། སྨན་གང་ལེགས་སྦྱར་ནས་བྱུགས་པ་བྱ་རྒྱུ་དང་། ཚིགས་ཀྱི་འགུལ་སྐྱོད་རྒྱུན་ལྡན་ཆགས་པའི་

ཕྱིར་བསམ་ཁྱུང་ཚང་དུ་སྦྱར་ཏེ་བྱུགས་འཕྱུར་དང་། དེ་མིན་འཕྲུལ་ཆས་ཀྱི་རྣམ་པ་འདྲ་མིན་བེད་སྤྱོད་བྱས་ཏེ་ཚིགས་ཀྱི་འགུལ་སྐྱོད་དང་ཆུ་རྩའི་ནུས་པ་འདོན་སྤེལ་བྱ་དགོས་སོ། །

གསུམ་པ། གནོད་བྱེད་ཉེས་པའི་དབང་གིས་རུས་པའི་ནད་རིགས་བྱེ་བྲག་སོ་སོའི་རྟགས་དང་བཅོས་ཐབས་བཤད་པ།

གཅིག། དྲེག་ནད་ཀྱི་རྟགས་དང་བཅོས་ཐབས་བཤད་པ།

༡. ནད་རྟགས་དང་སློང་རྐྱེན།

དྲེག་ནད་འདི་གསར་དུས་ཁྲག་ལ་གནས་པའི་ཕྱིར་པགས་མདོག་ཟངས་མདོག་ལྟར་དམར་ཞིང་དྲོད་ཆེ་བ། མཁྲིས་པ་དང་ཁྲག་གཉིས་ཕན་ཚུན་ཉེར་ལེན་བྱས་པས། མཁྲིས་པའི་མཚན་ཉིད་རྣོ་ཞིང་ཚ་བའི་རང་བཞིན་གྱི་རྗེས་སུ་མཐུན་པས་ན་ཟུག་ཆེ་ཞིང་ཤ་བྱེར་ཞིང་རུས་པ་ཆག་པ་ལྟ་བུའི་སྣང་སྣམ་ཡོད་པ། པགས་མདོག་སྨུག་སྐྲངས་མཆེད་སླ་ཞིང་ཚ་བས་གདུང་ཞིང་ཟས་སྤྱོད་བསིལ་ལ་སྲེད་པ། ཞུགས་སའི་གནས་ཀྱི་དབང་གིས་དཀར་ནག་ཁྲ་གསུམ་གྱི་དབྱེ་གཞི་མཆིས། 《ཕྱུག་རྫོར་གསོ་རིག་》ལས། དཀར་པོ་རྐང་མཐིལ་རྒྱུ་ཞིང་མཐེབ་ཆུང་འཁར། །ནག་པོ་ལོང་རྩ་རྒྱུ་ཞིང་ཐེབ་ཆེན་འཁར། །ཁྲ་བོ་ཉྭ་སྲིལ་རྒྱུ་ཞིང་རྟིང་པ་འཁར། །ཞེས་དང་། ཡང་

 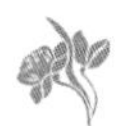

《ཟིན་ཐིག་》ལས། ཐོག་མ་པགས་པར་ཁྲག་ལ་གནས། །འབྱུང་བ་བརྟག་པ་ལྔ་ཞེས་བྱ། །དེ་ནས་ཚོགས་དང་ལུས་ཟུངས་ཀུན། །ཁྱབ་སྟེ་བརྟག་པ་དཀའ་ཞེས་བྱ། །རླུང་ཤས་ཆེ་འགྱུར་འགུལ་སྐྱོད་ལ། །གཟེར་ཟུག་ཆེ་ཞིང་རེག་མི་བཟོད། །ལུམས་ཤིང་ལུས་ཀུན་བཅིངས་སྐམ་སེམས། །སྐྲངས་པ་རྩུབ་ཅིང་གནག་པ་དང་། །སྤོ་ཞིང་འཕེལ་ཞིང་འབྲི་བར་བྱེད། །ཁྲག་ཤས་ཆེ་སྐྲངས་རབ་ཟུག་ཆེ། །དམར་ཞིང་ཚ་བ་ཙོག་ཙོག་བྱེད། །མཁྲིས་འགྱུར་ཚ་ཞིང་སྨོངས་བག་དང་། །རྟུལ་ཞིང་བརྒྱལ་མྱོས་སྨྱོམ་དད་ཆེ། །རེག་མི་བཟོད་ཅིང་ཧྲོད་ཆེ་སྐྲངས། །བད་ཀན་གྱིས་འགུལ་མི་ཤེས་ལྕི། །ཚོར་མེད་སྨུམ་ཞིང་གྲང་བ་དང་། །གཡའ་ཞིང་ཅུང་ཟད་ཟུག་ཀྱང་ཆུང་། །འདྲེས་པའི་མཚན་ཉིད་འདྲེན་མ་ཡིན། །འདུས་པའི་མཚན་ཉིད་ཀུན་དང་ལྡན། །ཞེས་སོ། །ཉེས་གསུམ་གྱི་མཚན་ཉིད་དང་རྗེས་སུ་མཐུན་ཞིང་མཚུངས་ལྡན་གྱི་ཚ་ནས་ནད་རྟགས་འདྲ་མིན་འབྱུང་སྲིད་ཀྱང་། ལྷག་དོན་དྲེག་ནད་ཀྱི་དངོས་རྒྱུ་ཁྲག་ཡིན་པར་གཞི་བྱས། དེར་ལྷན་ཅིག་བྱེད་རྐྱེན་རླུང་ཉིད་གཙོ་བོར་བྱེད་ཅིང་རྒྱབ་རྟེན་ལྡན་འདུས་ཆ་ཇེ་སྙེད་མཆིས་པས། ནད་ཀྱི་དངོས་དང་བསྟུན་ཏེ་གསོ་བཅོས་བགྱིད་པར་འཚལ། རིག་པ་རྩར་བརྟག་ན་མཁྲང་ལ་གྲིམས་པར་འཕར་ཞིང་། ཁྲག་ཚད་རྒྱས་པའི་རྩ་དང་ཅུང་འདྲ་སྐམ་ཡོད་ཅིང་ཞིབ་པར་བརྟག་ན་ལྡོད་སྟོང་ཆ་ལྡན། ཆུ་མདོག་མ་ངེས་པར་

རྟགས་འདྲ་མིན་འབྱུང་ཡང་མི་ནོར་བའི་རྟགས་སུ་རྣ་གཞོབ་ཀྱི་དྲི་བྲོ་བ། ནད་འདི་གསར་དུས་གསོ་རྒྱུ་གལ་ཆེ་བར་མ་ཟད། རྙིང་ནས་དུས་ཚིགས་ཀུན་ལ་བྱེར་ན་དུས་སྐྲན་ལྟར་འགྱུར་ནས་ཞ་འཐེང་འགྱུར་བ་སོགས་ཀྱི་མཚན་མ་འབྱུང་སྲིད་པ་སྤྱིར་དུས་པའི་ནད་དངོས་མིན་ཡང་། ལྷ་གཉན་དབང་གིས་དུས་པའི་ནད་དུ་འགྱུར་བ་མང་པོ་ཞིག་མངོན་སུམ་སྣང་ངོ་། །

༢. གསོ་བཅོས་ཀྱི་རྩ་དོན།

(༡) ནད་གཞི་གང་ཡིན་ཡང་གང་ཤས་ཆེ་བའི་གཉེན་པོ་བསྐྱེད་རྒྱུ་ནི་གསོ་ཐབས་སྤྱིའི་རྩ་དོན་ཡིན་མོད། འོན་ཀྱང་གཉེན་པོ་བཞིའི་གོ་རིམ་ངེས་རྒྱུ་ནི་དེ་བས་གནད་དུ་འཁེལ་བ་ཞིག་སྟེ། ཟས་འཇུ་བདེ་ཞིང་ནུས་པ་ཚུང་བསིལ་བའི་རིགས་བསྟེན་རྒྱུ་དང་། སེམས་ཅན་སྲོག་ཆགས་ཀྱི་གྲོད་པ་དང་ནང་གྲོལ་རྒྱུ་མའི་རིགས་འཇོམས་དགོས་པར་མ་ཟད། སུ་པན་སོགས་རྩེ་ཞིང་ཚ་བའི་རིགས་དེ་བས་ཀྱང་ངོ་། །

(༢) སྤྱོད་ལམ་དྲག་ཤུལ་གྱི་རིགས་སྤང་དགོས་ཏེ། བཏྲན་ཁུལ་དུ་འདུག་པ་འཇོམས་ཤིང་འགྲུལ་སྐྱོད་ཙུང་བྱས་ཏེ་རྩོལ་བཅག་རན་པར་བྱ་བའོ། །

(༣) ཐོག་མར་སླེ་ཏེས་ལྤ་ཐང་གཏོང་ཞིང་སྨན་ཆེན་དང་ཤུ་དག། སླ་རྩེ་བཅས་ཀྱི་བྱུག་པ་དང་། རྡོད་དང་ཟུག་གཟེར་ཆེན་ཆུ

དུགས་བྱ། ཕོང་དུ་གཉན་ཚད་གཙོག་པར་བྱེད་པའི་སྨན་གུ་གུལ་བཙུ་བའམ་དེའི་སྟེང་དངུལ་ཆུ་བཙོ་བཀྲུ་ཚན་རེ་བསྣན་པ་གཏོང་། ཡང་ན་སྤོས་ཁྲུང་བཅོ་ལྔ་དང་བོང་ཁྲག་ཉེར་ལྔ་སེང་ལྡེང་ཁུ་བས་དབྱུལ་ལ་གཏོང་། སྐབས་འགར་དྭངས་མ་གནས་འཛོག་ཀྱང་གཏོང་། ཡུང་བ་དང་བོང་ནག་གཉིས་ར་དཀར་འོ་མས་བྱུག་ན་ན་ཟུག་གཅོག་པར་བྱེད་ལ། དེའི་མ་ཕན་ན་ཙ་ཧ་བདུན་སྦྱོར་བྱུགས་པས་དྲེག་ནད་ཟུག་གཅོག་ཅིང་གཏིང་འདོན་པར་བྱེད་དོ། །དེ་ལྟར་གསོ་ཐབས་སྦྱར་ཀྱང་ཕན་པ་མེད་གྱུར་ན། དངུལ་ཆུ་བཅོ་བརྒྱད་དང་སྤོས་དཀར་བཅོ་བརྒྱད་གཏོང་བར་བྱ་བའོ། །གཙང་སྟོད་དར་མ་མགོན་པོའི་《ཟིན་ཐིག》ལས། སྨན་ནི་འབྲས་གསུམ་སེང་ལྡེང་དང་། །གུ་གུལ་གཉིས་དང་བ་ཤ་ག །སླ་རྩི་ཧོང་ལེན་གྱི་ལྕེ་དཀར། །ཙན་དན་གཉིས་དང་སྐྱེར་བར་ཤུན། །ཆུ་སེར་སྨན་གསུམ་བྲག་གི་སྤོས། །ཟི་ར་གཉིས་དང་བ་ལེ་ཀ །གུར་གུམ་ཙུ་གང་གི་ཕང་གསུམ། །ཞིབ་པར་བཏགས་པའི་བྱེ་མ་དེ། །ཐུན་བཟང་ཆེ་བ་གུང་གཉིས་ནི། །སླེ་ཏྲེས་བྲག་ཞུན་ཐང་གིས་སྲུལ། །ཞེས་སོ། །དེ་མིན་འབྲེལ་ཡོད་ཀྱི་སྨན་སྣ་གང་ཡོད་ནད་དངོས་དང་བསྟུན་ཏེ་ལྟག་སྲད་གཏོང་དགོས་སོ། །

(༨) དཔྱད་ཀྱི་བཅོས་པ་ནི་སྐྲངས་དང་ཟུག་གཟེར་ཆེ་དུས་མཐེབ་ཆུང་དྲེག་རྩའམ་གང་ཉེ་རྩ་གཏར་དགོས་ཀྱང་། གཉན་ཁམ་

གཅོག་པར་དུ་གཏར་མི་རུང་ཞིང་། ལྷག་དོན་རླུང་ཤས་ཆེ་བ་དང་ཅག་ཅག་ལྷང་ལྷང་གི་ན་ཟུག་བཏང་བའི་ངོས་ཏེ་ཛབས་རྣ་བཙུགས་ནས་ཁྲག་དབྱུང་བར་བྱ་དགོས། གཏིང་འདོན་དཀའ་ན་དུར་བྱེར་བདུན་སྦྱོར་གྱིས་སྦྱང་བར་བྱ། ཡང་ན་དམར་ཞིང་ཚ་གཟེར་ཆེ་བ་ལ་ཁྲག་དབྱུང་བར་བྱ་ཞིང་། ལྷག་པར་སྨིན་བུ་པད་མའི་ཁྲག་ངན་ཕྱིར་འདོན་དགོས། རྗེས་ལ་ཚིགས་ངོས་མི་བཅའ་གདབ་པ་དང་ལུམས་བསྟེན་དགོས་སོ། །

གཉིས། གྲུམ་ བུའི་ ནད་ ཀྱི་ རྟགས་ དང་ བཅོས་ ཐབས་ བཤད་པ།

༡. ནད་རྟགས་དང་སློང་རྐྱེན།

གྲུམ་བུའི་ནད་འདི་དེང་སང་ཁོར་ཡུག་དང་འཚོ་བའི་གོམས་གཤིས་དབང་གིས་སློང་མཁན་མི་ཉུང་བ་ཞིག་མཆིས་ཏེ། དེ་དག་ཕྱི་རྐྱེན་དང་ནང་རྐྱེན་གཉིས་ཀྱིས་ཉེར་ལེན་བྱས་ནས་བྱུང་བ་སྟེ། ནང་རྐྱེན་ནི་ཁ་ཟས་གྲང་མོ་རིགས་བསྟེན་དྲགས་པས། ཕོ་བའི་མེ་དྲོད་ཉམས་ཏེ་དྭངས་སྙིགས་ཀྱི་ངོ་བོ་དབྱེར་མེད་དུ་འདྲེས་ཏེ། ངན་ཁྲག་ཆུ་སེར་འཕེལ་ནས་དེ་ཉིད་ཉེར་ལེན་གྱི་ཆ་ནས་ཤ་རུས་རྩ་རྒྱུས་ལ་ཞུགས་ཏེ་ནད་འདི་སྐྱེད་པ་དང་། ཕྱི་རྐྱེན་བརླན་གཤེར་ཡུལ་དང་གྲང་ངར་ཆེ་སར་འདུག་ཡུན་རིང་ཞིང་ལས་གནས་རང་བཞིན་གྱི་

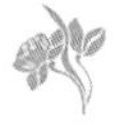

རྐྱེན་ལས་འབྱུང་རྒྱུ་མང་ངོ་། །དེ་ཡིན་བརྡབ་སྐྱོན་གྱིས་ཚིགས་མིག་གི་ཁྲག་དང་ཆུ་སེར་འཁོར་རྒྱུག་ཚུལ་བཞིན་བྱེད་མ་ཐུབ་པའི་རྐྱེན་གྱིས་བད་ཀན་འབྱོར་བྱེད་ཀྱི་བྱེད་ལས་ཉམས་ཏེ་གྲུམ་བུ་འགྱུར་བ་ཁག་གཅིག་དང་། ནད་ཀྱི་རྒྱུ་དང་ངོ་བོ་རྟགས་ལ་གཞིགས་ཏེ་དབྱེ་གཞི་དྲུག་ཏུ་ཕྱུར། རྒྱས་པར་སྤྲོས་ན་རིགས་ཉེར་དྲུག་གྲུབ། རྒྱུ་དང་ངོ་བོར་དགོངས་ནས་ཚ་ཤས་ཅན་ལ་གྲུམ་ནག་དང་གྲང་ཤས་ཅན་ལ་གྲུམ་དཀར་དང་། ཞུགས་སའི་གནས་ལ་གཞིགས་ཏེ་ཤ་རུས་རྩ་རྒྱུས་དང་། གྲུམ་བུའི་ནད་འདི་རྒྱུ་མ་ཞུ་བ་ལས་བྱུང་ཞིང་ཚ་གྲང་འཐབ་པས་གྲང་ཤུམ་བྱེད་པ་དང་། ངན་ཁྲག་ཆུ་སེར་དེ་ཉིད་ཤ་རུས་ལ་བསྐྱེད་པས་ཤ་པགས་བརྩེ་བར་བྱེད་པ། ཁྲག་མཁྲིས་ཕན་ཚུན་བསྡོངས་ཤིང་མཁྲིས་པའི་མཚན་ཉིད་སྨུམ་པ་འཕེལ་བས་གདོང་སྨུམ་པ་ཆགས་པ། ངན་ཁྲག་ཆུ་སེར་ཚིགས་ལ་ཞུགས་པས་འགུལ་སྐྱོད་དཀའ་ཞིང་ཤེད་ཤུགས་ཆུང་བར་འགྱུར་བ། དྭངས་མ་མ་ཞུ་བའི་ཧེན་བྱེད་པས་བད་ཀན་འཕེལ་རྟགས་ལུས་པོ་ལྕི་ཞིང་སྒྲིད་པ་སྐྱུར་བ་སྙེ་བྱ་བའི་ཡུལ་ལ་འཇུག་པར་མི་སྤྲོ་བ། ལུས་ཀྱི་ཤ་འཁྲོས་ཞེས་ཤ་ཆག་པ་དང་རྩོལ་བཅག་ཅིང་རྟུལ་ཁ་དོན་སླ་བར་འགྱུར་བ་དང་། ལྷག་པར་རུས་ཚིགས་དང་ཤ་རྒྱུས་སོགས་འཁོལ་བ་ལྟར་ན་ཞིང་ནད་དེ་ཞེན་ནས་དུས་ངེས་གཏན་ཕྱིན་སྐབས། ཆུ་རྒྱུས་རེངས་ཁུམས་སོགས་རྒྱུན་ལྡན་གྱི་བྱེད་ལས་ཉམས་ཏེ་མཉེན་ཆ་མི་ལྡན་པར། དེ་

བཞིན་ངལ་རྩོལ་བྱེད་སྐབས་ན་ཟུག་སྐྱིད་པར་མ་ཟད་སྐད་ངན་ཡང་འཚོར་སྲིད། རྩ་རྒྱུད་ཕྲ་ལ་མགྱོགས་པར་འཕར་ཞིང་མནན་ན་གཏིང་ན་སྙོད་ཆ་ཡོད་པ་བཅས་འབྱུང་། ལྕེ་མདོག་དམར་སེར་རྙོགས་མ་ཅན་འབྱུང་ཞིང་ཀ་ཡ་སྦྲིས་མ་འབྱུང་སྲིད། 《མན་ངག་རིན་ཆེན་འབྱུང་གནས་》ལས། གྲུམ་བུའི་ནད་ལ་རྩ་ལྕེ་ཕྱི་ཡུལ་གསུམ། །གྲུམ་བུའི་རྩ་ནི་ཁ་དྲག་གཏིང་ན་འགྱུར། །ནད་ནི་གདོན་རྩ་བཞིན་དུ་སྡོད་མི་བཏུབ། །གྲུམ་བུའི་ལྕེ་ནི་སེར་དང་རླངས་པ་ཆེ། །མི་ནོར་རྟགས་སུ་ངང་བའི་རྒྱབ་དང་འདྲ། །གྲུམ་བུའི་ཕྱི་ཡུལ་ཉ་གཞི་སྐྱུམ་ཀྱིན་འཁྱུམས། །ཡང་ན་རྐང་ལག་བཞི་པོ་ན་རེས་བྱེད། །ཉུབ་མོ་ན་ཞིང་མགོ་སྨྲུ་བྱེ་བའོ། །དེ་ལ་བཅུད་སྤྱངས་བྱེར་སྤུད་ཐང་གི་བཅོས། །ནད་འདི་གཏར་བསྲེགས་གཉིས་ཀྱིས་སེལ་བར་ནུས། །གྲང་བའི་རྟགས་སུ་སྐྲངས་པ་ཡོད་པ་ཡིན། །ཚ་བའི་རྟགས་སུ་སྐམ་ཕོལ་སྣ་ཚོགས་བྱེད། །བཅུད་གཏོང་མི་གཏོང་བྱེ་བྲག་གཉིས་སུ་ཤེས། །ཞེས་སོ། །བྱེ་བྲག་རུས་གྲུམ་ནི་རུས་པ་ནི་རླུང་རྒྱུ་བའི་གནས་ཡིན་ཞིང་། ངོ་བོ་ལོག་པའི་བྱེད་ལས་ཀྱི་དབང་གིས་རུས་པ་ཚབ་སྐྱེས་ཏེ་སྐྲམ་དང་ཆེ་བ་སོགས་མངོན་གསལ་གྱི་རྟགས་འདྲ་མིན་འབྱུང་བའོ། །རྩ་གྲུམ་ནི་ཁྲག་ཤས་ཆེ་བས་པན་ཚུན་ཉེར་ལེན་གྱི་ཆ་ནས་དེ་མཚུངས་ཀྱི་ནད་རྟགས་མངོན་པ། རྒྱུ་དང་ལྷན་ཅིག་བྱེད་རྐྱེན་གྱིས་བསྐྱོངས་ཟླའི་ཁྱད་གཞི་དང་ཁྱད་ཆོས་ཀྱི་ཆ་ནས་ཚ་

གྲང་གི་ངོ་བོ་ལ་དགོངས་ནས་གྲུམ་དཀར་ནག་གི་རང་གཤིས་ཀྱི་ཆ་ནས་མཚན་མ་འབྱུང་བའོ། །གྲུམ་ནག་ནི་ཁྲག་མཁྲིས་ཚ་བར་བསྒོངས་པ། མཁྲིས་པའི་མཚན་ཉིད་ཚ་བའི་ཁྱད་ཆོས་ལས་ནད་ཀྱི་ཚ་བའི་རང་བཞིན་གྱི་རྟགས་འབྱུང་བ་སྟེ། རྣོ་བའི་ཆ་ནས་ནད་མཆེད་སླ་ཞིང་སྲོག་ལ་རྒོལ་བར་མྱུར་བ་དང་། ཡང་བའི་ཆ་ནས་གཉེན་པོ་ཁན་ཡང་བ་སྟེ་འཕྲུལ་དུ་ཟུག་གཟེར་འཇོག་པ་ལྟ་བུའོ། །གྲུམ་དཀར་ནི་བད་ཀན་དང་བསྒོངས་ཟླ་ཡོད་པར་བད་ཀན་མཚན་ཉིད་འཇམ་པའི་ཁྱད་ཆོས་ལས་ཁྱད་གཞིའི་ནད་རྟགས་སམ་མཚན་མ་ཟུག་གཟེར་གྱི་ངོ་བོ་འཇམ་ཞིང་པགས་པ་ཡང་དེ་བཞིན་འཇམ་པ། བརྟན་པའི་ཆ་ནས་སྐྲངས་པ་སོགས་བརྟན་ཞིང་འཕེལ་འགྲིབ་མེད་པའི་དོན། བསིལ་བའི་ཆ་ནས་ཚ་ཤས་ཆུང་ཚུང་ཞིང་ནད་ཀྱི་གྲང་རྟགས་ཐོན་པ། སྤྱིར་ནད་གང་ཡིན་རྒྱུ་དང་མ་འབྲེལ་བ་གཅིག་ཡོད་མི་སྲིད་ལ། རྟགས་ཀྱང་དེ་བཞིན་མཚན་མཚུངས་རང་བཞིན་ལས་འབྱུང་ངོ་། །

༢. གསོ་བཅོས་ཀྱི་ཐབས།

(༡) ཟས་ནི་ཚ་དང་རུལ་སྲུངས་དང་མངར་ཆའི་རིགས་དང་། ར་ཤ། ཕག་ཤ། སི་པན་སྔོན་པོའི་རིགས། ཤ་རྙིང་། མར་རྙིང་། ཆང་དང་། བསིལ་བ་དང་བཅུད་དང་ལྡན་པའི་རིགས་སྤང་ལ་ཉུང་ངུར་བསྟེན་རྒྱུ་གལ་འགངས་ཆེའོ། །

（༢）སྤྱོད་ལམ་ཉིན་མོར་གཉིད་ལོག་པ་དང་། བརླན་གཤེར་གྲང་བའི་ཡུལ་འདུག་པར་སྤྱངས་ཤིང་སྐམ་སར་དལ་བར་འདུག་རྒྱུ་གལ།

（༣）སྨན་ཐོག་མར་ཐང་བཏང་ནས་གཉན་ཚད་འཇོམས་པར་བྱེད་པ་དང་། འབྲས་བུ་གསུམ་ཐང་དང་། སླེ་ཏྲེས་ལྔ་ཐང་། སེང་ལྡེང་ཚིག་ཐང་། ཙན་དན་གསུམ་ཐང་སོགས་བསྟེན་ཏེ་ཚ་བ་སྨིན་ཞིང་བྱེར་བ་སྡུད་པའི་ཐབས་ལ་འཇུག་དགོས། དེ་མུར་སྤོས་ཁྲུང་བཅོ་ལྔ། ཀླུ་བདུད་བཅོ་བརྒྱད། དངུལ་ཆུ་རིན་ཆེན་བཅོ་བརྒྱད། སེང་ལྡེང་ཉེར་གསུམ། མགྲིན་ཚལ་ཉེར་ལྔ་སོགས་ན་ཟུག་གཅོག་པར་བྱེད་ཅིང་། དེ་བཞིན་སེ་འབྲུ་དྭངས་གནས། སེ་འབྲུ་ལྔ་པ། ཁྲུང་ལྔ་མཉམ་བསྲེས། སེང་ལྡེང་ཉེར་ལྔ། བསམ་ཁྲུང་། བཙོ་ཐལ་གྱི་སྦྱོར་བའི་རིགས་བསྟེན་དགོས། མཇུག་ཏུ་སེང་ལྡེང་སྨན་མར། འབའ་སམ་སྨན་མར། དྭངས་བཙོ་སོགས་བསྟེན་ནས་ནད་ཀྱི་དྲུང་འབྱིན་རྒྱུའོ། །《གཙང་སྟོད་ཟིན་ཐིག་》ལས། སྨན་ལ་དང་པོ་བསྡུ་བ་དང་། །བར་དུ་བསད་དང་ཕྱི་རྗེས་བཅད། །ཕྱི་ནས་བྱུག་ལུམས་བྱེད་དང་བཞི། །བསྡུ་བ་འབྲས་གསུམ་བྲག་ཞུན་དང་། །སླེ་ཏྲེས་སེང་ལྡེང་སྤྱི་བསིལ་དང་། །ཐང་དཀར་འབྲུག་ནུས་བསྐོལ་གྲངས་ཐང་། །ལན་འགའ་བཏང་ལ་གྲུམ་བུ་ནི། །ཚ་གྲང་འདུ་བའི་ཚུལ་ལ་དཔག །བསོད་པ་གུ་གུལ་བཙུ་བ་སྦྱར། །ཚད་ཤས་ཆེན་ག་

བུར་ནི། །ཉེར་ལྔའི་ཕྱེ་མ་ཞག་བཅུ་བསྙེན། །རྣག་དང་ཆུ་སེར་ཚད་ལ་དཔག །རྫེས་གཙོད་ལྷུམ་རྩའི་འཛམ་འབྲུས་ཤིང་། །ཉེས་བྱེད་རྩ་བ་འཛིན་པའི་ཐབས། །རྩ་སྟོ་སྨྲུག་ལ་ཡང་ཡང་བཏང་། །བྱུག་པ་སྦྲོས་དཀར་ཡུང་བ་དང་། །སྨྱུ་ནག་བསྲེགས་པའི་ཐལ་བ་དང་། །མར་དཀར་སྦྱར་བ་ན་སར་བྱུག །མ་ཕན་ར་ལུག་པགས་རློན་དགྲི། །དེས་མ་ཐུབ་ན་བྲ་ཕྱེ་དང་། །ཨ་རྩེ་དུད་པ་ལན་ཚྭ་རྣམས། །ཉིན་ཁུར་གཡོས་པའི་ཟན་རྡོན་གྱིས། །སྐྲངས་དང་ཟུག་གཟེར་ཐོག་ཏུ་བྱུག །བྲ་ཕྱེ་རང་འགུགས་ཆེན་མོ་འདི། །སྐྲངས་པ་འཇོམས་ཤིང་ཟུག་གཟེར་གཅོག །ཆུ་སེར་གཏིང་ནས་འཛིན་པར་བྱེད། །དེས་མ་ཐུབ་ན་ཆུ་ལུམས་དང་། །བདུད་རྩི་ལྔ་ཡི་ལུམས་སུ་ཞུགས། །གྲུམ་བུ་འོར་ལྷུང་འབྲས་བུ་སྐྲངས། །བྱུག་པ་པིར་ཁྲིའི་ལུམས་སུ་ཞུགས། །ཞེས་སོ། །

（༤） དཔྱད་དུ་ཚ་ཤས་ཅན་ལ་ཏུ་ཐུང་སྔང་རྩ་དང་ཡོང་རྩ་བྱིན་གཞུག་གཏར་རྒྱུ་དང་། གྲང་ཤས་ཅན་ལ་མེ་བཙས་བཙོས་རྒྱུ་སོགས་ཀྱི་ཐབས་ལ་འབད་དགོས། རྣ་འཛིབས་དང་རང་བྱུང་ཆུ་ཚན་བསྙེན་རྒྱུ། བདུད་རྩི་ལྔ་ལུམས་བསྙེན་རྒྱུ་དང་། དེ་བཞིན་ལུས་ཀྱི་ཕྱི་ངོས་བྱུག་པ་རིགས་བསྙེན་ཞིང་ཕུར་མཉེ་དང་བསྐྱོ་བ་སོགས་ཀྱི་ཐབས་ལ་འབད་དགོས། བྱེ་བྲག་སོ་སོར་བཅོས་ཐབས་ལ། གང་ཤས་ཆེན་དེར་བསྟུན་གྱིས་གཉེན་པོ་བསྙེན་རྒྱུ་དང་། དེ་མིན་རྒྱུད་

ཀྱི་དགོངས་པ་གཞི་བྱས་ཏེ་ལྷག་དོན་ནད་ཐོག་ལག་ལེག་ཁྲིད་ཀྱི་ཉམས་མྱོང་བསྡུད་དུ་དྲིལ་བའི་ཁ་ཚར་སྨན་རྣམས་བསྟེན་རྒྱུ་འགངས་ཆེའོ། །

གསུམ། རྐང་འབམ་ནད་ཀྱི་རྟགས་དང་བཅོས་ཐབས་བཤད་པ།

༡. ནད་རྟགས་དང་སློང་རྐྱེན།

རྐང་འབམ་གྱི་ནད་འདི་རྟག་པར་འཕྲད་པའི་ནད་ཅིག་སྟེ། དེ་ནི་ཕྱི་ནང་གཉིས་ཀྱིས་རྐྱེན་བྱས་ནས་སློང་ཞིང་། ཕྱི་རྐྱེན་ཐང་བརྡབས་པ་སོགས་ཀྱི་རྐྱེན་ལས་ངན་ཁྲག་ལེགས་པར་རྒྱུ་མ་ཐུབ་པར། ཤ་པགས་རྩ་རུས་ལ་ཞེན་ཞིང་། དེར་རླུང་དང་བསྡོངས་ཏེ་འབམ་ལ་འགྱུར་བ་ཁག་གཅིག་དང་། དེ་མིན་ངན་རྐྱེན་ཆང་རྙིང་རུལ་སྲུངས་ཟས་སྐྱོམ་བསྟེན་དྲགས་པ་དང་། སྡོད་གནས་ཀྱི་ཚ་གྲང་གི་ངོ་བོ་མི་སྙོམ་པ་དང་། གཞན་ཡང་འགྲམས་འཁྲུགས་སོགས་ཚ་བའི་ནད་རོ་ལུས་པ་དང་རླུང་ཁྲག་སྨད་དུ་བབས་པ་སོགས་ཀྱིས་སློང་གི་ཡོད་པའོ། །ནད་འདི་རླུང་ཁྲག་འཁྲུགས་པ་ལས་བྱུང་བའི་ཕྱིར། རྟག་པར་སྙིང་མི་བདེ་ཞིང་མགོ་བོ་ན་བ་དང་གདོང་མདོག་སྨུག་ནག་ཆགས་པ་དང་། རིམ་བཞིན་རྐེད་པ་དང་བརླ་རྐང་པུས་ཚིགས་ན་ཞིང་། སྐྲིད་ཁུག་དང་བྱིན་གཞུག་གི་ཆུ་རྒྱུས་འཁུམས་ནས་རྟེང་བ་

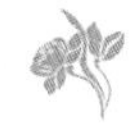

འཛུགས་མི་ཐུབ་ཅིང་། རླུང་ཁྲག་པགས་ལ་ཞུགས་པས་རྐང་བའི་ངར་གདོང་སྐྲངས་ཤིང་སྨུག་ཐིག་དོན་པ། རླུང་གི་མཚན་ཉིད་ཡང་གཡོའི་ཚནས་སྟོད་སྨད་རེས་མོས་བྱས་ཏེ་ན་བ། ནད་རྒྱུ་རླུང་ཁྲག་འཁྲུགས་པ་ལས་བྱུང་བས། སྙིང་ཁམས་མི་བདེ་ཞིང་ཁྲག་རྩ་འཁར་བ་སོགས་ཀྱི་མཚན་མ་འབྱུང་སྲིད། 《གཙང་སྟོད་ཟིན་ཐིག་》ལས། དབྱེ་ན་དཀར་ནག་ཁྲ་དང་གསུམ། །སྐྱི་ལ་བབས་པ་དཀར་པོ་ཡིན། །ཤ་ལ་བབས་པ་ཁྲ་བོ་སྟེ། །རུས་ལ་བབས་ན་ནག་པོར་འདོད། །དེ་ཉིད་མི་ཤེས་སྨན་པ་རྣམས། །ཕལ་ཆེར་གྲང་བར་འཛིན་པ་ཡོད། །ལ་ལ་འོག་གདོན་ཡིན་ཞེས་ཟེར། །དེ་ཡི་བརྟག་ཐབས་འདི་ལྟར་འདོད། །དཀར་པོ་རྟགས་ནི་མདོག་འགྱུར་ཙམ། །བ་སྤུ་ལངས་ཤིང་བུ་ག་ཕྱེ། །ཕོལ་བུར་ཚོགས་གཞི་ཞྭ་སུལ་འཁྲུག །ཁྲ་བོ་རྟགས་ནི་མེ་ལྕེ་རིས། །ཆུ་མདོག་དམར་ཞིང་ཚུ་རྒྱུས་གྲིང་། །ནག་པོའི་རྟགས་ནི་བསེ་གོག་ལྟར། །པགས་པ་སྲ་ཞིང་ཁ་དོག་ནག །ཟུག་གཟུར་ཆེ་ཞིང་ཐོར་བ་འབྱུང་། །ཞེས་པ་དང་། ཡང་《ཞང་བོན་གསོ་རིག་དགའ་སྟོན་རོལ་རྒྱན་》ལས། དཀར་ནག་ཁྲ་སྟེ་དེ་རྟགས་དཀར་པོ་ནི། །རླུང་གྱུར་ཡིན་པས་མགོ་ལྤི་ཕྲུམ་སེར་ཕྱིར། །བ་སྤུ་ཕྱོག་ལ་མདོག་དཀར་སྐྲངས་པོ་གསོབ། །རྩ་དལ་ཚུ་སྦོ་དྲོད་དང་ཟུག་གཟེར་ཆུང་། །ནག་པོ་ཁྲག་མཁྲིས་ལས་སྐྱེད་སྐྲངས་མདོག་དམར། །བོལ་གོང་པིར་མགོ་སྐྱིད་ཁུང་ལ་སོགས་

སྐྲངས། །ནག་ལ་ཟུག་ཆེ་མཁྲིགས་ལ་འབྲུམ་ཐོར་མང་། །ཡུན་རིང་ལོན་ན་རྣ་འབྱུང་རུལ་སྨུགས་འགྲོ། །རྩ་གྲིམས་ཆུ་ནི་བཙོད་ཁུ་དུད་ཁ་མཚལ། །ཡང་ན་སླུག་ནག་ཚ་ལོག་ཚ་སྤོབས་ཆེ། །རྟགས་གཉིས་འདྲེས་པ་བད་གྱུར་ཁྲ་བོ་སྟེ། །ཤ་མདོག་ཡུག་སྒྲོ་འདྲ་འམ་མེ་ལྕེ་རིས། །འབྱུང་ངོ་བབས་ས་གནས་སྤྱིར་བརྟག་པ་ནི། །ཤ་དང་རུས་བབས་ཁད་ཀྱི་ཏེབ་ཙན་སྐྲངས། །རྩ་དང་ཆུ་རྒྱུས་ལ་བབས་བརྒྱུད་བསྐུམ་དཀའ། །སྐམ་ཟུག་ཆེ་ཞིང་རུས་བབས་སྐྲངས་མདོག་ནག །ཚབས་ཆེ་ཡུན་ལོན་རྨེལ་མདོག་སྔོ་སྐྱ་རུལ། །ཁྲག་འཛག་རྣག་དྲི་ཁ་ཞིང་སྣ་ཤུ་འབྱུང་། །ཞེས་གསུངས་པ་ལྟར། ནད་འདི་ཐོག་མར་བྱུང་དུས་གསོ་ཐབས་ཀྱི་ནུས་པ་ཅི་ལྡོགས་ཀྱིས་ནད་ཀྱི་ངོ་བོ་འཛོམས་རྒྱུ་དང་འགྱངས་ནས་རྩ་རྒྱུས་རུས་ལ་ཞུགས་ཏེ་བཅོས་ཉེས་སོང་ན་རུས་འབྲས་འགྱུར་བའི་མངོན་ཚུལ་ཐོན་སྲིད། རྩ་ཆུ་འདྲ་མིན་སྣ་ཚོགས་ཀྱི་རྟགས་ཐོན་སྲིད་མོད། འོན་ཀྱང་ཀླུང་ཁྲག་གི་རྟགས་རེ་འགའ་འབྱུང་ངོ་། །

༢. གསོ་བཅོས་ཀྱི་ཐབས།

(༡) ཟས་འཇུ་བདེ་ཞིང་གསར་བཅུད་ཀྱི་རྩམ་པ་དང་བ་ཞོ་ཤིང་ཏོག་སོགས་བརྟེན་རྒྱུ་དང་། དེ་མིན་ལུག་ཤ་དང་སེ་པན། ཆང་སྐྱུར་རུལ་སུངས་རིགས་ཡུན་ནས་བརྟེན་མི་རུང་ངོ་། །

(༢) སྤྱོད་ལམ་མེ་དང་ཉི་མའི་ནང་མི་འདུག་ཅིང་དྲག་ཤུལ་

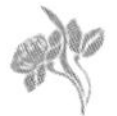

གྱི་ལས་མི་བྱེད་པར་དལ་བར་འདུག་རྒྱུའོ། །

（༣）ཐོག་མར་སྣ་རྡེས་ལྔ་ཐང་དང་ནོར་བུ་བདུན་ཐང་བཏང་ནས་གཉན་ཚད་གཅོག་པར་བྱེད་ཅིང་། དེ་བཞིན་ཨ་གར་སོ་ལྔ་དང་། སྣང་ཆེན་བཅོ་བརྒྱད། གསེར་ཐང་བཅོ་བརྒྱད་སོགས་བཏང་ནས་ཚུ་རོ་ཀ་རུ་དྲང་བ་ལྔར་སྦྱོད་ནད་སྨད་ལ་འཕེབས་པའི་ཐབས་བཀོལ་ཞིང་། དེ་ནས་སྙིང་ཁམས་མི་བདེ་བ་དང་མཚུ་རྟོ་སྨུག་ནག་ཆགས་པ་སོགས་ཀྱི་རྟགས་ཡལ་ན་ཀོ་བྲེ་བཅུ་གསུམ་དང་། སེང་ལྡེང་ཉེར་གསུམ། སྤོས་ཁྱུང་། བསམ་ནོར་གཏོང་རྒྱུ་དང་། དེ་བཞིན་སྤྲིད་ཁུག་དང་ངར་གདོང་སྐྲངས་པོངས་ཆེ་ཞིང་ཚུ་གསོག་པའི་རྣམ་པ་ཐོན་ན། ཙུ་གང་བདེ་བྱེད་དང་། སྣང་ཆེན་གང་ག་ཚུ་སྒྱུར། དངུལ་ཆུ་བཅོ་བརྒྱད། བསམ་ཁྱུང་སོགས་བསྟེན་དགོས། གོང་གི་རྟགས་རྣམས་ཙུང་ཞི་བའི་ཉམས་ཐོན་ན་སྤོས་ཁྱུང་དང་། གསེར་ཐང་བཅོ་བརྒྱད། ཨ་གར་སོ་ལྔ། དྷ་ལི་བཅུ་དྲུག་སོགས་བསྟེན་རྒྱུའོ། །

（༤）ཚ་སྟོབས་ཆེ་ན་བྲིན་གཞུག་ཡོང་རྩ་གཏར་རྒྱུ་དང་། འབྱར་ཆེན་པོད་ལབ་ཁུ་བ་སྦྱངས་ནས་འབྱར་རྒྱུག་པ་སོགས་ཀྱི་ཐབས་ཤེས་བསྟེན་དགོས། ནད་ལོག་མི་རྒྱུག་པའི་ཆེད་དུ་ཚུ་ཚན་རྒྱུག་པ་དང་དེར་མཉམ་དུ་སྨན་མར་དང་གསར་བཙུད་ཟས་ཀྱི་ལུས་ཟུངས་གསོ་རྒྱུ་གལ་འགངས་ཆེའོ། །

བཞི་པ། ཕྲི་རྐྱེན་ལས་བྱུང་བའི་དུས་པའི་ནད་རིགས་ཀྱི་རྟགས་དང་བཅོས་ཐབས་བཤད་པ།

གཅིག། ཚིགས་བྱུང་ཤོར་གྱི་རྟགས་དང་བཅོས་ཐབས་བཤད་པ།

༡. ཚིགས་ཤོར་སྤྱིའི་རྟགས་བསྟན་པ།

སྤྱིར་རྟགས་ཞེས་པ་ཆོས་རང་གི་ངོ་བོ་མཚོན་ནུས་པའི་མཚན་མ་ཞིག་སྟེ། རྒྱུ་རྐྱེན་གང་དུང་གིས་ཉེར་ལེན་བྱས་ཏེ་ནད་པའི་ཉམས་སུ་མྱོང་བའི་ཚོར་བ་བདེ་སྡུག་སོགས་ཡིད་ལ་འཇགས་གོམས་གདེངས་ཐོབ་ཀྱི་མཚན་མ་ལ་བརྗོད་མོད། ཚིགས་ཤོར་མང་ཤོས་ནི་རྨ་མེད་ཡིན་ཞིང་ཁ་ཤས་རྨ་ཅན་ཡང་འབྱུང་སྲིད། ཚིགས་འཚོར་བ་དང་མཉམ་དུ་ཚིགས་ཀྱི་ཉེ་འགྲམ་གྱི་རྩ་རྣམས་བ་ཙོར་གནོན་གྱིས་ཁྲག་ལིགས་པར་རྒྱུ་མ་ཐུབ་པར་ཚིགས་ངོས་སྐྲངས་པ། ཚིགས་འགྱུར་བ་ལས་ཤ་དང་ཆུ་རྒྱུས་འཐེན་པའི་ཚ་ནས་ན་ཟུག་གཏོང་བ། ཚིགས་རང་གནས་སུ་མ་གནས་པས་འགུལ་སྐྱོད་དང་བརྐྱང་བསྐུམས་ཀྱི་བྱ་བ་ཉམས་པ། ཚིགས་གང་འཚོར་བའི་ངོས་ཏེ་རིང་ཐུང་འབྱུང་བ། ཚིགས་ཀྱི་དབྱིབས་འགྱུར་ཞིང་ལག་པས་རེག་ན་ཟུག་གཟེར་ཡོད་ཅིང་ཚིགས་གནས་སྟོང་སྐམ་ཡོད་པ། ཚིགས་གང་འཚོར་ན་དེ་

གིའི་བྱེད་ལས་ཉམས་ཤིང་། དེ་མཐུན་གྱི་རྟགས་འབྱུང་བ་ནི་ལྡོག་མེད་ཀྱི་ཆོས་ཉིད་ཡིན། ཡང་ན་དཔྱི་ཡི་གདུགས་ཐག་དང་སོག་པའི་གཉེན་ཐག་གཉིས་ཆད་པར་གྱུར་ན། ཚིགས་རང་མལ་དུ་བཙུག་ཀྱང་མི་སྡོད་པར་རྐང་པ་ཞ་འཐེང་དུ་འགྱུར་བས། དེ་ཕྱིར་བཅད་པའི་རྩ་དང་རྣམ་པར་བཅད་པའི་རྩའི་བཅོས་ཐབས་ཀྱི་ཁྱད་ཆོས་དངོས་དང་བསྟུན་ནས་གཅེས་པར་གདམ་རྒྱུ་དང་། དེ་མིན་གཤགས་བཅོས་ཀྱི་ཐབས་ལ་བརྟེན་ནས་གསོ་བཅོས་བྱ་བ་ཁ་ཚ་དགོས་གདུགས་ཏེ། ཚིགས་འཚོར་མ་ཐག་ཏུ་རང་མལ་དུ་ཚུད་ཐབས་བྱས་ན། ཚིགས་ཆེན་ཤོར་བ་དང་ཚིགས་ཕྲན་གང་ཡིན་རུང་ཉེན་ཁ་མེད་པ་ལས་འགྲུལ་སྐྱོད་ལ་གནོད་མི་ཐེབས། ཡང་ན་ཚིགས་ཤོར་ནས་བདུན་ཕྲག་གསུམ་ཕྱིན་ན། རང་མལ་དུ་བཙུག་ཀྱང་ཆུ་སེར་རྒྱས་པས་གཉན་ཚད་དང་བསྡོངས་ན། ཚིགས་ངོས་ཀྱི་ཆུ་རྒྱུས་ནུས་པ་ཉམས་ཞན་དུ་གྱུར་ནས་ཚིགས་རང་མལ་དུ་གནས་མི་ཐུབ་པར་ཡང་ཡང་ཚིགས་འགྱུར་ངེས། དེ་ཕྱིར་ཟངས་རས་དང་དར་དཀར་གྱིས་བཅིངས་ཏེ་ཚིགས་ཡུན་དུ་བརྟན་པར་བྱ་དགོས་སོ། །

༢. བྱེ་བྲག་ཚིགས་ཆེན་སོ་སོའི་རྟགས་དང་བཅོས་ཐབས་བཤད་པ།

(༡) དཔུང་ཚིགས་ཤོར་རྟགས་དང་གཞུག་ཐབས་བཤད་པ།

དཔུང་པའི་ཚིགས་ཤོར་ནི་འབྱུང་སླ་བས་མཐོང་རྒྱུར་དེ་བས་མང་

ཤོས་ཏེ། དེར་ལག་པ་མར་བཤང་ཞིང་དེ་བས་འགུལ་སྐྱོད་ཀྱི་བྱ་བ་ཉམས་པར་མ་ཟད་ཚིགས་མིག་གནོན་ཟུག་ཀྱང་ཡོད། ཕྱི་དབྱིབས་འགྱུར་བ་ཙུང་མི་མངོན་ཞིང་ལག་པས་སྨྱོང་ན། སྒྲོག་རུས་དང་དཔུང་ཚིགས་ཀྱི་མཚམས་ཏེ་ངོས་མི་མཉམ་ཞིང་མཐོ་སྣད་ཡོད་པ་དེ་ནི་ཚིགས་མཚམས་ནས་ཡོངས་སུ་མ་འགྱུར་བའི་རྟགས་ཏེ། དེ་མིན་ཕྱི་བལྟོས་དབྱིབས་འགྱུར་བ་མངོན་པར་གསལ་ཞིང་ལག་པས་རེག་ན་སྟོང་སྐམ་ཡོད་ན་ཚིགས་ཡོངས་འགྱུར་བའི་རྟགས་ཡིན།

༡) ཟས་འབྲས་ཁུ་དང་ཉ་ཤ་སོགས་འཇུ་སླ་བའི་རིགས་བསྟེན་པ་དང་། སྤྱོད་ལམ་དྲག་ཤུལ་གྱི་ལས་འཛེམས་པ་དང་དལ་མོར་འགུལ་སྐྱོད་བྱ་འོས།

༢) སྨན་དུ། བདུད་རྩི་གསུམ་སྦྱོར། བསམ་ཕྲུང་། ཨ་གར་ཉི་ཤུ། སུ་ཏིག་ཉེར་ལྔ་སོགས་བསྟེན་པར་གལ། ཐོག་མར་གཉན་ཚད་གཅོག་པ་དང་། བར་དུ་ཚིགས་རང་མལ་དུ་ཚུད་ཐབས་བྱ་རྒྱུ། ཐ་མར་ཚིགས་བརྟན་པར་གྱུར་ན་གསེར་བཙུད་ཟས་ཀྱིས་ཟུངས་གསོ་དགོས།

༣) དཔྱད་ནི་ཚིགས་གང་ཤོར་བའི་ངོས་ཀྱི་ཡན་ལག་གི་སྣེ་མོར་ཐག་པ་བཏགས་ཏེ་འཐེན་ལ། དེ་རྗེས་དབྱུག་པས་ཤུགས་ཚད་རན་པར་བརྡེག་ན་ཚིགས་མལ་དུ་ཚུད་རྗེས་བརྟན་པར་བྱ་བའི་ཐབས་ཤིག་ཡིན། དེ་ཕྱིར་རྒྱུད་ཀྱི་དགོངས་པ་གཞིར་བྱས་ནས་ནད

ཐོག་ལག་ལེན་དངོས་ཀྱི་ཉམས་མྱོང་ཕྱོགས་སྡོམས་བྱས་ཏེ། རྒྱུད་ཀྱི་དགོངས་དོན་དྲིལ་བསྒྲགས་དང་། མེས་པོ་གོང་མས་ཤུལ་བཞག་པའི་ནོར་བུ་འདི་དག་རིག་པ་དཔེ་ཐོག་ཏུ་མི་འཁྱིལ་བར་ལག་ལེན་དངོས་ཀྱི་ཁྲོད་དུ་མཁོ་སྤྲོད་བྱ་དགོས། དཔུང་ཚིགས་ཕྱི་ཤོར་ན་སོག་པ་དང་གྲུ་མོ་ནས་འཐེན་ལ། ཤོར་བའི་སྐས་མགོ་ནས་མཐེབ་མོས་དབྱལ་ཞིང་ཐད་ཀར་འཐེན་པས་ཚིགས་ཁ་བྲལ་བ་དང་། ཕྱིར་ལ་བཀན་ནས་ཁྲིག་ཟེར་ཞིང་ཟླུག་འབྲི་བརྒྱང་བསྐུམས་ཐུབ་ན་ཚུད་པ་ཡིན་ཏེ། ནང་དུ་ཤོར་ན་གོང་ལྟར་འཐེན་ལ་ཚིགས་ཁ་བྲལ་བ་དང་ནང་དུ་བསྟན་ནོ། །འོག་ཏུ་ཤོར་ན་ཡང་གོང་ལྟར་འཐེན་ལ། ཐད་ཀར་ཐང་བྱུང་བ་དང་རྫོ་འབོལ་པོ་གཅིག་མཆན་འོག་ཏུ་བཞག་ནས་ལག་པའི་སྣེ་ནས་མར་ལ་འཐེན་ནས་གནས་སུ་ཚུད་ཐབས་བྱ་དགོས། དེ་མིན་ནད་པ་རང་གི་ཉམས་མྱོང་ཐོག་ནས་ལག་རྩལ་གང་ཡོད་བེད་སྤྱོད་བྱ་དགོས། ནད་པ་དང་སྨན་པ་གཅིག་བྱུར་ཡིན་པར་གྱུར་ན། ནད་པ་ཉལ་ཁྲི་སྟེང་དུ་གན་རྒྱལ་དུ་ཉལ་ནས་མཆན་འོག་ཏུ་རས་དང་བལ་སོགས་གང་བདེ་བཞག་ལ། སྨན་པའི་རྐང་པ་དེའི་སྟེང་དམ་པོར་བཞག་སྟེ། ནད་པའི་ལག་མགོ་བཟུང་ནས་མར་འཐེན་ན་ཚིགས་རང་མལ་དུ་ཚུད་ངེས། 《ཉམས་ཡིག་》ལས། དཔུང་པ་བུད་ན་འདི་ལྟར་བྱ། །མཁྲིག་མ་ལ་ནི་ཐག་པས་བཏགས། །སྨན་པས་ནད་པའི་མཆན་འོག་ཏུ། །རྡོ་བུ་བཙུག་ལ་ཡར་ལ་འཐེན། །

གཞན་གྱིས་ཐག་པའི་སྣེ་མོ་ནས། །མར་ལ་ཐད་ཀར་འཐེན་ནས་ནི། །ཐག་པའི་དཀྱིལ་དུ་དབྱུག་པས་བརྡེག །དེ་ཡིས་ཆུག་པར་ཐེ་ཚོམ་མེད། །དེ་ནས་མགུལ་དུ་བཏགས་ལ་བཞག །ཡང་ན་ནད་པའི་མཁྲིག་མ་ལ། །སྐྱི་རགས་རིང་ཡན་མཐུད་ནས་ནི། །སྣ་ནས་གཅིག་གིས་འཐེན་པར་བྱ། །ནད་པའི་རོ་རྒྱབ་གཅིག་གིས་ནི། །དམ་པོར་བཟུང་ལ་སྐྱི་རགས་ཀྱི། །དབུས་ནས་མོ་ལག་གསུམ་གདབ་པ། ཡང་ན་ཧ་སྨ་བསྟད་བྱས་ལ། །མ་རུ་མཆན་ཁུང་དག་ཏུ་བཙུག །བུད་པའི་ཕྱོགས་ལ་ཐག་པས་བཏགས། །འཐེན་རེས་བྱས་པས་ཆུག་པ་ཡིན། །ཞེས་སོ། །ཚིགས་སླར་མི་འགྱུར་ཅིང་བརྟན་པར་བྱ་བའི་ཐབས་ནི་ཚིགས་སྟེང་དུ་པགས་དེབ་བཏང་ཞིང་། སྟག་མོ་འཛུམ་ཆིངས་དང་སུམ་སྒྲིག་ཆིངས་ཀྱི་ཐབས་ལ་བསྟུན་ནས་བཅིང་བར་བྱ་འོས། སྟག་མོ་འཛུམ་ཆིངས་ཞེས་པ་ནི་འདྲ་བའི་རྒྱུ་མཚན་ལ་བརྟེན་ནས་བཏགས། 《གཡུ་ཐོག་པའི་ཆ་ལག་བཅོ་བརྒྱད》ལས། དེའི་བཅིང་ཚུལ་ནི་ལག་པའི་ཕུད་བུ་ནས་བཅིངས་ལ་ཕྲག་པར་བསྐོལ་ཏེ་གཅིག་ངོས་ཀྱི་མཆན་འོག་ནས་བླངས་ཤིང་། དེ་ནས་དཔུང་སྟེང་ནས་བླངས་ཏེ་ལྟས་མ་འཛུག་ཤིག་གེ་བྱེད་པ་ལ་ཟེར། སུམ་སྒྲིག་ཆིངས་ནི་གཅིག་ངོས་ཀྱི་དཔུང་པ་ལ་ཐག་གུ་འདོར་པོ་གཅིག་བསྐོན་ནས་ལག་པའི་ཕུད་བུ་སྟེ་ལུག་གཞུག་དང་གྲུ་མོའི་བར་བཅིངས་ཏེ། ཐག་གུ་དེ་ནས་བླངས་ཀྱིན་སུམ་སྒྲིག་ཏུ་བཅིངས་པ་ལ་

བྱེད་ལས་ཀྱི་སྒོ་ནས་མིང་བཏགས། དེབ་ཆེངས་སོགས་ཡག་པོ་འོང་ན་བཅིངས་པ་རང་ཤུགས་སུ་ཕྱོད་པོར་ཆགས་པ་དེ་དུས་ཕྱིར་བླངས་ཆོག། དེ་མིན་ཚོགས་ཀྱི་འགྲུལ་སྐྱོད་རྒྱུན་ལྡན་མིན་ན་ལུམས་བསྟེན་པ་དང་། ཕྱི་ངོས་ནས་སྨན་གང་རུང་བྱུགས་ཏེ་འཕུར་མཉེད་བྱ་རྒྱུ་དང་དྲོད་དུགས་བྱ་བར་གལ་འགངས་ཆེའོ། །

（༢）སྒྲིག་རུས་ཀྱི་ཚིགས་ཐོར་རྟགས་དང་གཞུག་ཐབས་བཤད་པ། ཚིགས་ཐོར་འདི་རུང་འབྱུང་སླ་ཞིང་ཚིགས་རང་མལ་དུ་ལེགས་པར་མ་ཚུད་པའི་གནས་ཚུལ་བྱུང་ན། རྐྱེན་ཕྲན་བུ་ཙམ་གྱིས་ཀྱང་ཡང་ཐོར་སྲིད་པས། དེ་ཕྱིར་སྔ་མོ་ནས་ཚིགས་ཚུད་པ་དང་བརྟན་པར་བྱ་བའི་ལག་ལེན་དོན་ཐོག་ཏུ་འཁྱོལ་རྒྱུ་གལ་ཆེ། ཕྲག་པ་གཡས་གཡོན་མཐོ་སྨད་མི་སྙོམས་ཤིང་། དེ་བས་འགྲུལ་སྐྱོད་བགྱི་མི་ནུས་པ་དང་། གནོན་ཟུག་ཡོད་པ་དང་ལག་པས་མྱོང་ན་ཚིགས་མཚམས་སྟོང་བའི་སྐམ་ཡོད་པ་སོགས་ཀྱི་མཚན་མ་འབྱུང་སྲིད། དངོས་པོ་ལྷིད་མོ་རིགས་ལག་པས་ཡར་འདེགས་ནུས་པར་ཕྱི་ལོག་ནས་བརྫབ་པ་དང་། དེ་མིན་ལག་པ་ཕྱིར་བཙུག་སྟེ་ཐག་པས་བསྡམས་པ་སོགས་ཀྱི་རྐྱེན་གྱིས་འབྱུང་གི་ཡོད། ཡང་ན་བྲང་རུས་ངོས་ནས་ཚིགས་ཐོར་ན། ཉེ་འཁོར་གྱི་རྩ་གནོན་པས་མགོ་ཡུ་འཁོར་བ་དང་དབུགས་འཚང་བ་སོགས་འབྱུང་སྲིད།

༡）ཟས་བསིལ་དྲོད་སྙོམ་པའི་རིགས་བསྟེན་རྒྱུ་དང་། སྤྱོད་

ལམ་སོགས་གོང་དང་དེ་མཚུངས་སུ་བསྟེན་རྒྱུ་ཡུན་ནས་འགྱུལ་སྐྱོད་སྦྱོང་བརྡར་བྱ་དགོས། སྨན་གཉན་ཁ་གཅོག་བྱེད་དང་ཚ་སེར་མི་རྒྱས་པ་དང་། དབང་རྩའི་ནུས་པ་འདོན་སྤེལ་བྱེད་པ་སོགས་བསྟེན་དགོས། གཉེན་པོ་དངོས་གཞི་གོང་དང་མཚུངས་པས་འདིར་སོ་སོར་མི་འགོད།

༢) དཔྱད་ནི་ཐོག་མར་ཚིགས་རང་མལ་དུ་ཚུད་ཐབས་བྱ་དགོས་པར། ལག་པས་སྦྱོང་ནས་ཚིགས་མདུན་རྒྱབ་གང་ཤོར་སར་ཡིད་ལ་འཛུགས་པར་བྱ་ཞིང་། དེ་ནས་ལག་པ་གཅིག་གིས་ཤུགས་བཏོན་ནས་ དཔུང་ པ་ དང་ སྒྲོག་ རུས་ བར་ ཚིགས་ མཚམས་ མར་ གནོན་ ཞིང་། ལག་ པ་ གཅིག་ གིས་ ལག་ མཐིལ་ གྱིས་ ཚིགས་ ཤོར་ མཚམས་ནས་ཡར་འདེད་ཅིང་ཅུང་འགྱུལ་བར་བགྱིས་ན་ཚིགས་རང་གནས་སུ་ཚུད་ངེས། མདུན་དུ་ཤོར་ན་དཔུང་པའི་ཚིགས་ནས་རྒྱབ་ཏུ་འཐེན་ཞིང་། མདུན་ནས་ཤུགས་ཅུང་བཏོན་ནས་ཡར་འདེད་ན་ཚིགས་ཚུད་ངེས། རྒྱབ་ཏུ་ཤོར་ན་ནད་པ་གན་རྐྱལ་དུ་ཉལ་ནས་ཉལ་མགོ་དང་གང་རུང་ཞིག་དཔུང་པའི་འོག་ཏུ་བཙུག་སྟེ་བརྟན་པོར་བཞག་པ། ལག་པ་གཡས་པས་བྲང་དཀྱིལ་ངོས་ནས་མར་གནོན་པ་དང་། གཞན་ ཞིག་ གི་ ལག་ པ་ གཉིས་ ཀྱིས་ དཔུང་ པ་ འགྱུལ་ དུ་ མི་ འཇུག་པར་བརྟན་པར་བྱ་དགོས། དེ་ནས་ཤུགས་ཀྱིས་ཕྱི་ལོགས་སུ་ཡར་འདེད་ནས་ཚུད་ཐབས་བྱ་འོས། ནད་པ་ལུས་པོ་སྟོད་པོ་ཆགས་

པ་དང་ཟུག་གཟེར་ཞི་ན་ཚུད་པའི་རྟགས་ཡིན། ཚིགས་ཡང་ཡང་མི་འགྱུར་བའི་ཐབས་བརྟན་པར་བྱ་དགོས། སྒྲིག་རུས་འཁོར་མིག་འབྱུང་བའི་ཆ་ནས་འཁོར་སོའི་བཅིངས་ཚུལ་བྱེད་སྒྱུད་དགོས། 《ལག་ལེན་དམར་ཁྲིད་》ལས། དེའི་བཅིང་ཚུལ་ནི་གྲི་མོའི་གོང་ནས་བཅིངས་ནས་གཅིག་ངོས་ཀྱི་མཚན་འོག་ཏུ་འཁྱེན་ཤིང་བཙུག་ལ། དལ་བུས་བླངས་ཀྱིན་བཅིང་བར་བྱ། རྒྱུད་ཀྱི་དགོངས་བཞེད་དང་དེ་མིན་ནད་ཐོག་ལག་ལེན་སྟེང་གི་བཅིང་ཚུལ་དངོས་ལ་གཞིགས་པར་བགྱི་ན། ཁ་ཤས་ཀྱི་ཁྱེན་ཤིང་མེད་པར་སྨོམ་པ་སོགས་མཆིས། དེ་ནི་ནད་ཐོག་ཉམས་མྱོང་དང་ཚིགས་ཤོར་སྐྲངས་མི་འདྲ་བའི་ཆ་ལ་དགོངས་པ་ཡིན་པར་བསམ། ཁྱེན་ཤིང་འཛུགས་པ་ནི་སྤྱིའི་དབང་དུ་དགོངས་པ། བྱེ་བྲག་ལག་ལེན་ཕུན་སུམ་ཚོགས་པ་མང་པོ་ཡོད་པ་དག་སྐབས་བསྟུན་བྱ་འོས་སོ། །བཅིངས་པ་ཙུང་ལྷོད་པར་གྱུར་པ་དང་ན་ཟུག་དེ་བས་མེད་ན་ཚིགས་ཀྱི་རྒྱུན་ལྡན་གྱི་འགུལ་སྐྱོད་སྦྱོང་བརྡར་བྱ་དགོས། ཡང་ན་ལུམས་བསྙེན་པ་དང་བྱུགས་པ་སོགས་རྒྱག་དགོས།

(༣) གྲུ་ཚིགས་ཤོར་རྟགས་དང་གཞུག་ཐབས་བཤད་པ།

གྲུ་ཚིགས་ཕལ་མོ་ཆེ་བརྡབ་སྐྱོན་ལས་བྱུང་བ་ཙུང་མང་བ་དང་། དེར་གཅིག་ནས་རྐྱ་ཡོད་མེད་ལ་གཞིགས་པ་དང་གཉིས་ནས་བརྡབ་སྐྱོན་གྱི་ཤུགས་ལ་དཔགས་པར་བྱ་དགོས། ཚིགས་ངོས་མི་སློམ་པ་དང་།

འགྲུལ་སྐྱོད་བྱེད་མི་ཐོད་པ་དང་གནོན་ཟུག་ཡོད་པ་སོགས་འབྱུང་། འདིར་ཤོར་ཚུལ་དམིགས་བསལ་གྱི་ཆ་ཤས་མཐོང་བར་སྣང་། སྤྱིའི་དབང་དུ་བྱས་ན། གྲུ་མོ་ལོང་ཚིགས་རྒྱབ་ཏུ་འཚོར་མི་སྲིད། ཅེས་པ་དང་། བྱེ་བྲག་རྐྱེན་གྱི་སྟོབས་ལས་ཁ་སྤྲུབས་སུ་ལོག་ནས་བརྡབ་པ་དང་རྟས་ཐང་རྒྱབ་པ་སོགས་ཀྱིས་རྒྱབ་ཤོར་འབྱུང་ཞིང་ལྷག་པར་དུ་བྱིས་པ་ཆུང་མང་བ་དང་། བྱིས་པའི་རུས་པ་ནི་མཉེན་ཆ་ལྡན་ལ་མཁྲིགས་པོར་མ་ཆགས་པར་གྲུ་མོ་གཞུ་ཚིགས་བཀག་ཀྱང་འཚོར་སྲིད།

ཟས་སྤྱོད་གོང་དང་འདྲ་བས་ཡིག་ཚོགས་སྐོང་ཕྱིར་འདིར་རེ་རེ་བཞིན་མི་འགོད། གཉེན་པོ་སྨན་ཡང་། ཕྱུང་ལྔ་དང་། བསམ་ནོར། སུ་ཏིག་ཉེར་ལྔ་སོགས་གཏོང་དགོས། 《གོང་སྨན་པས་ཉམས་ཡིག》ལས། གྲུ་མོ་བུད་པ་གཞུག་པ་ལ། །ནད་པའི་རོ་རྒྱབ་དམ་པོར་བཟུང་། །མཁྲིག་མ་ནས་ནི་གཅིག་གིས་འཐེན། །སྨན་པའི་ལག་པ་གཡོན་པ་ཡིས། །ཀྲོང་མོ་ཕྱོགས་ནས་བཟུང་ནས་ནི། །གཡས་ཀྱི་འབུར་འགོ་དེ་ནས་འཐུལ། །དེ་ཡིས་གྲུ་མོ་ཆུག་པར་གྱུར། །ཅེས་པ་དང་། ཡང་ན་ཚིགས་བརྟན་པར་བྱ་བ་ལ། ལྷས་ཚེངས་ཀྱི་ལག་ལེན་བྱ་དགོས་པར། 《ལག་ལེན་དམར་ཁྲིད》ལས། དེར་དངོས་གཞིག་ལ་སོར་དོ་ཙམ་གྱི་འཛག་རིང་ཙམ་དང་། ཕྱེད་པའི་དེབ་ཤུར་མཐིལ་འདྲ་བ་དཀྱིལ་ཀྱོང་མོར་ཡོད་པ་གྲུ་མོར་རན་པ་ཞིག་དགོས། དེར་གྲུ་མོར་བསྐོན་ནས་མཁྲིག་མ་ནས་ཡར་ལ་མོན་བུ་

 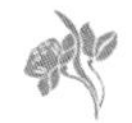

ལྷས་ཆིངས་བྱེད་པའམ། ཡང་ན་བསྡོལ་ཆིངས་བྱ་དགོས། འདི་ནི་བཅིང་ཚུལ་ལག་ལེན་གོང་དང་འདྲ་ཡང་། གྲུ་མོའི་སྟེང་དུ་པ་ཏྲའི་དབྱིབས་སུ་སྡོམ་པ་ལ་མིང་ཡང་བསྡོལ་ཆིངས་པ་ཏྲ་ཞེས་བརྗོད། ཉིན་འགའི་རྗེས་ནས་ཆིངས་པ་ཡག་པོ་ཡོང་མིན་ལ་བརྟག་ཞིབ་བྱ་དགོས་པ་ལས། དེར་བསྟུན་གྱིས་གཉེན་པོ་ཅི་ཐུབ་བསྟེན་དགོས། ཚིགས་ལ་བྱུགས་པ་དང་བསྐུམ་ཉེ་སོགས་བྱ་བར་འོས་སོ། །

(༤) མཁྲིག་ཚིགས་ཤོར་རྟགས་དང་གཞུག་ཐབས་བཤད་པ།

མཁྲིག་ཚིགས་ནི་ཐང་བརྡབ་པ་སོགས་རྐྱེན་ཕྲན་སྣ་ཚོགས་ཀྱི་དབང་གིས་འཚོར་ཞིང་ཚིགས་འདི་ཚིགས་ཕྲན་བདུན་ལས་གྲུབ་པ་སྟེ། ཚིགས་ཤོར་སྐབས་སུ་རུས་པའི་གནས་ལུགས་ཡིད་ལ་འཛུགས་གོམས་བྱ་ཞིང་། ཚིགས་ཕྲན་གང་འཚོར་བ་སོགས་ཀྱི་རྟགས་དངོས་དང་བསྟུན་ནས་ཚིགས་རང་མལ་དུ་ཚུད་ཐབས་བྱ་དགོས། འདིར་ལག་པ་ནང་ངོས་སུ་གུག་ནས་ཐང་བརྡབ་ན། ཤུགས་ཆེ་ཆུང་གི་ཆ་ནས་ཚིགས་ཕྲན་ཕྱིར་འབུར་བ་སོགས་འབྱུང་སྲིད། དེ་བས་སྐྲངས་ཞིང་དབྱིབས་འགྱུར་བ་དང་གཙོན་ཟུག་ཆེ་བ་སོགས་འབྱུང་། ཚིགས་འདི་གསར་དུས་ཚིགས་རང་མལ་དུ་གཞུག་རྒྱུ་གལ་ཆེ། རྙིང་པར་གྱུར་ན་ཆུ་སེར་འཕེལ་སྐྱེན་པས། དེ་བཞིན་གཉན་ཚད་ཞུགས་པས་ཚིགས་ཚུད་དཀའ་ཞིང་། ཚུད་ཀྱང་ཕྱིས་སུ་བརྟན་པོ་མི་འོང་བའི་གནས་ཚུལ་ལྷག་སྲིད་པས། གསར་དུས་ཚུད་པའི་ཐབས་ལ་

འབད་དགོས།

ཟས་སྤྱོད་སྐབས་ནི་གོང་དང་མཚུངས་པས་དེ་མཐུན་བྱ་དགོས། 《གོང་སྨན་པའི་ཉམས་ཡིག་》ལས། མཁྲིག་མ་གཞུག་ཐབས་ཐང་ག་ནི། །མཉམ་པར་ཕྱིང་པ་བཏབ་བྱས་ལ། །དེ་སྟེང་ལག་པས་ཁ་ བུབ་ཏུ། །བཞག་སྟེ་སྐབས་པས་རྐང་པས་མནན། །སོར་མོ་རྣམས་ནི་འཐེན་པས་ཆུག །ཅེས་སོ། །ཡང་ན་ལག་པ་སྤུང་ལེབ་ཀྱི་ཁར་ བཞག་ལ་ཤུགས་ཆུང་བཏོན་ནས་ཚིགས་ཁ་སོ་སོར་བྲལ་བར་འཐེན་ ལ། ཚིགས་འཚོར་བའི་སྟེང་ལ་རྐང་པས་མནན་ལ་དེ་ནས་རིམ་ བཞིན་ཚིགས་རང་མལ་དུ་ཚུད་པའི་ཐབས་གང་ལེགས་བཀོལ་ནས་ གཞུག་དགོས་ཏེ། དེ་ནས་བརྟན་པར་བྱ་བའི་ཐབས་ནི། མཁྲིག་མ་ རེ་ལྡེ་ཆིངས་པར་བྱ་དགོས་ཏེ། 《ལག་ལེན་དམར་ཁྲིད་》ལས། བཅིང་ཚུལ་ནི་མཐེ་བོང་མཐེའི་ཆུང་གི་རྩ་ནས་མཁྲིག་མ་ཐུག་པར་ འཕྲེད་ལ་བཅིངས་པ། མཁྲིག་མ་ནས་རྒྱབ་ཏུ་ཁྱེར་ལ། དེ་ནས་གུང་ མོ་ལ་རེ་ལྡེ་ལྷས་སུ་བསྐོན་ནས་ཡང་མཁྲིག་མ་ལ་རེས་བསྐོར། དེ་ ནས་མཛུབ་མོ་སྲིན་ལག་གཉིས་ལ་བསྐོར་ཀྱིན་བྱས་ཏེ་འཆིང་དགོས། དེ་ནས་རིམ་བཞིན་ཚིགས་འགྱུལ་སྐྱོད་སྦྱོང་བརྡར་བྱ་དགོས་པ་དང་ གསར་བཅུད་ཟས་ཀྱི་ལུས་ཟུངས་གསོ་དགོས་ཏེ། དེ་མིན་ནད་དང་ བསྟུན་ནས་དུགས་ལུམས་སོགས་བསྟེན་རྒྱུའོ། །

(༥) དཔྱི་ཚིགས་ཤོར་རྟགས་དང་གཞུག་ཐབས་བཤད་པ།

དཔྱི་ཚིགས་ནི་ཡན་ལག་ཚིགས་ཆེན་ལས་ཚིགས་ཆེ་ཤོས་ཡིན་པ་དེར་ཕྱི་རྐྱེན་བརྡབ་འགྲམས་དང་། ལྷག་དོན་འགྲུལ་འཁྲིམ་དོན་རྐྱེན་ལས་བྱུང་བ་ཉུང་མང་། ཡིན་ནའང་འགའ་ཞིག་ན་ཚོད་དང་ནད་འགྱུར་ཆ་ནས་རང་བཞིན་གྱིས་ཤོར་བ་སོགས་མཆིས་ཏེ། ཁ་ཤས་དང་མཉམ་དུ་རུས་པ་ཆག་གྲུམ་ཤོར་བའི་གནས་ཚུལ་འབྱུང་སྲིད། དེ་དག་ཚིགས་ཀྱི་གནས་སྟངས་དང་གྲུབ་ཚུལ་གྱི་ཁྱད་ཆོས་ལས་ཐུན་མིན་གྱི་རྟགས་འབྱུང་སོད། འོན་ཀྱང་། སྤྱིར་ཚིགས་ཤོར་བ་ལས་ཚིགས་ངོས་སླངས་ཤིང་ན་ཟུག་བཏང་བ་དང་འགུལ་སྐྱོད་ཉམས་པ་ནི་ཚིགས་ཤོར་འབྱུང་སྲིད་པའི་རྟགས་ཏེ། དཔྱི་ཚིགས་ནི་ཚིགས་ཆེན་ཡིན་པས་ཁ་འཁོར་ཆུ་རྩ་སོགས་རྩ་ཕྲན་དུ་མས་བསྐོར་བ་ལས། ཕན་ཚུན་བ་ཅོར་བསྟོན་གྱི་ཤུགས་རྐྱེན་ཐེབས་པས་རྐང་པ་འདེགས་འཛོག་བྱེད་དཀའ་ཞིང་སྲིད་སྙམ་ཡོད་པ་དང་། དཔྱི་འཁོར་མིག་ནང་ནས་ཕྱི་བུད་པ་དང་ནང་དུ་བུད་པ་གང་ཡིན་ཡང་། ལག་པས་རེག་ཞོང་བགྲི་ན་གདེངས་ཐོབ། དེར་ཕྱི་ཤོར་ན་ཆུ་རྩ་སྒྲུ་གུ་ཅན་གནོད་སྐྱོན་ཐེབས་སྲིད། ནང་ངམ་མདུན་དུ་ཤོར་ན་སྟོད་རྩ་དང་འཕར་རྩ་གནོད་སྐྱོན་ཐེབས་པས། ཁྲག་གི་འཁོར་རྒྱུག་རྒྱུན་ལྡན་མིན་པ་སོགས་ཀྱི་སྣང་ཚུལ་ཐོན་སྲིད། དཀྱིལ་དུ་ཤོར་ན་ལྷང་བ་དང་མཉེ་མར་མནན་པས་བཤང་གཅིན་སྲ་སྐྱེའི་རྟགས་འབྱུང་། རྐང་པ་རིང་ཐུང་ཤོར་བ་དང་དྲང་པོ་བགྲི་ན་དེ་བས་ན་ཟུག་ཡོད་པ། དུས་

ལས་མི་འགྲིངས་པར་གཅེས་པར་བཟུང་ནས་ཚིགས་རང་མལ་དུ་ཚུད་པའི་ཐབས་ཤེས་བཀོལ་ནས་ཚུད་པར་བྱ་དགོས། བདུན་ཕྲག་ཁ་ཤས་འདས་ན་ཚིགས་རང་མལ་དུ་ཚུད་ཀྱང་། བརྟན་པར་མི་འགྱུར་བ་ལས་ཕྱིས་སུ་ཚིགས་ཤོར་སླ་བ་དང་ཡང་ན་ཞ་འཐེང་འགྱུར་སྲིད། དེ་ཕྱིར་དཔྱི་ཚིགས་འདི་ནི་ཚིགས་གཞན་ལས་ཉེན་ཆེ་བས་གཅེས་པར་གདམས་དགོས།

7) ཟས་ནི་གསར་བཅུད་རིགས་བསྟེན་པ་དང་སྤྱོད་ལམ་དྲག་ཤུལ་རིགས་སྤང་ཞིང་དལ་བར་འདུག་པ་དང་། རིམ་གྱིས་འགུལ་སྐྱོད་བསྟེན་རྒྱུ་གལ་འགངས་ཆེའོ། །

8) སྨན་ནི་གཉན་ཚད་གཅོག་པར་བྱེད་ཅིང་། དེ་མུར་ནད་གཞིའི་ཁམས་དང་བསྟུན་ནས་ལྷག་སྦྱོད་གཏོང་དགོས། གཞུག་ཐབས་ནི་ཚིགས་ཀྱི་ཤོར་ཚུལ་ཡིད་ལ་འཇགས་གོམས་བྱས་པ་མ་ཟད། དེ་ཉིད་གཞུག་པའི་ཐབས་ཤེས་ཀྱི་ལག་ལེན་བརྒྱུད་རིམ་ཡང་ངེས་པར་བྱ་ཞིང་། ལྷག་པར་དུ་རྒྱུད་དང་ཉམས་ཡིག་གཙོ་བོར་བཟུང་སྟེ། སྨན་པ་རྒན་པའི་ཉམས་མྱོང་ཐབས་བརྒྱ་རྫུས་སྟོང་གིས་སྦྱོགས་དྲིལ་བྱས་ནས་ནད་ཐོག་ཏུ་འདོན་སྤེལ་བྱ་དགོས། ཡང་ན། ཕྱིར་ཤོར་ན་ཁ་སྦུབ་པ་དང་ནང་དུ་ཤོར་ན་གན་རྐྱལ་དུ་ཉལ་ལ། གཉན་གོང་དུ་ཐག་པ་བཏགས་ལ་ཐང་ཤ་ཚོད་དུས་དབྱུག་པས་བརྡེག་པ་བྱ་དགོས་པ་དང་། ཤུགས་ཙུང་མ་བཏོན་ན་ཚིགས་ཆེན་ཡིན་པས་གཞུག་

ཐབས་བྲལ་ལོ། །འོན་ཀྱང་ཤུགས་དྲགས་ན་ཚུ་རྒྱུས་བསྣན་ཞིང་ཚོགས་ཁ་ཆག་པའི་སྐྱོན་འབྱུང་བས། འོས་འཚམ་གྱིས་ལག་ལེན་བཀོལ་བར་བྱ་དགོས། 《གོང་སྨན་པའི་ཉམས་ཡིག》ལས། དཔེ་མགོ་བུད་ན་འདི་ལྟར་བྱ། །བུད་པའི་ཕྱོགས་ནི་འོག་ཏུ་བཙུག །ནད་པའི་ལོང་མོར་ཐག་པ་དང་། །རྐེད་པ་ལ་ནི་རྡོ་ཡང་བཏགས། །སྨན་པས་ཐག་པའི་སྣེ་མོ་ནས། །བཟུང་ལ་ཐུར་དུ་དྲུད་པས་ཆུག །ཅེས་གསུངས་པ་ལྟར། བརྟན་པར་བྱ་བར་ཕྱིང་གི་དེབ་བཏང་ནས་ཚོགས་ངོས་སྒོམ་པར་བགྱིས་ཏེ་འཆིང་གི་ལག་ལེན་བྱ་དགོས། རྣ་རྒྱངས་དང་དྲ་བ་ཆིངས་པའི་ལག་ལེན་དོན་ཐོག་ཏུ་འཁྱོལ་དགོས། རྣ་རྒྱངས་བཅིང་ཚུལ་ནི། 《བེ་སྟོན》ལས། པུས་མོ་གོང་ནས་དཀྲི་མགོ་བཙམས་པར་བྱ་ཞིང་། དེ་ནས་འཛག་གིས་བརླ་སྐང་ནས་རྒྱབ་ཏུ་བསྐོར་དཀྲིས་གཅིག་རྒྱག་དགོས་པ་དང་། སྐེ་ས་ལྟེད་ནས་རྒྱབ་ཏུ་བསྐོར་ཞིང་དཔྱི་སྤ་ཟུར་ནས་གཞུག་ཆུང་སྟེང་བརྒྱུད། དེ་ནས་རྐེད་པ་ནས་འཁོར་གཅིག་དཀྲིས་པར་བྱ་ཞིང་། དཔྱི་རུས་འབུར་ཙོག་ཙོག་པོ་ནས་བརླའི་ཕྱི་ཟུར་དུ་འཕྱིར། བརླའི་སྐང་ནས་ཕྱིར་བསྐོར་བ་གཅིག་རྒྱག་དགོས་པ་དང་། དེ་ནས་ནང་དུ་འཕྱིར་ནས་འཁོར་གཅིག་དཀྲིས། དེ་བཞིན་སྟེར་གྱི་དེ་ག་ཡར་མར་བཅིངས་ཏེ་དེབ་མནན་པར་བཅིང་བར་བྱ་འོས། 《ལག་ལེན་དམར་ཁྲིད》ལས། དྲ་བ་ལྟས་འཆིངས་ཀྱི་ལག་ལེན་ནི། རྐེད་པ་ལ་ཐག་ཀྱུ་ལྷོད་པོ་གཅིག

བསྐྲུན་ལ། འཇག་བུས་གོང་ནང་དུ་བཙེངས་ཏེ། གཉེར་རིང་སྟེང་ནས་དཔྱིའི་ན་ཟུར་དུ་འཁྱེར་ལ། ཐག་གྲུ་ལ་ཡས་མར་བསྐྲུན་ནས་བསྒོལ་ཏེ། སྣེ་རྩ་ན་མར་ཁྱེར་ལ་བཀྲ་ཁོར་རེ་དཀྲི། དེ་ཀ་ལྟར་སྡུ་མའི་རྩ་ནས་བཙེངས་ནས་གཞུང་ཚུང་ལ་ཐུག་གི་བཅིང་བའོ། །ཞེས་པ་ལྟར། དེ་ནས་བཅིང་ཚུལ་དམ་ཤློད་རན་མིན་གྱི་ཆ་ལ་དཔགས་པར་བགྱི་ནས་གསར་བཅུད་ཟས་ཀྱི་ཟུངས་བརྟས་པར་བྱ་དགོས། དེ་མིན་ཚིགས་ཀྱི་འགྱུལ་སྐྱོད་རྒྱུན་ལྡན་མིན་པའི་ངང་ཚུལ་འབྱུང་ན། འབྲེལ་ཡོད་ཀྱི་སྨན་བཏང་ཞིང་འཕུར་མཉེད་བྱས་ཏེ་དུགས་བྱ་དགོས་པར་མ་ཟད། རང་བྱུང་ཆུ་ཚན་སོགས་ལུམས་བརྟེན་རྒྱུ་གལ་འགངས་ཆེའོ། །

(༤) པུས་ཚིགས་ཤོར་རྟགས་དང་གཞུག་ཐབས་བཤད་པ།

པུས་ཚིགས་ནི་ཚིགས་གསུམ་ལས་གྲུབ་ཅིང་རྐང་པ་འདེགས་འཛོག་དང་བརྐྱང་བསྐུམ་གྱི་ལས་ཚིགས་འདིས་བགྱིས་ཤིང་། ཚིགས་འདི་ཆུ་རྒྱུས་ཀྱིས་བཅིངས་ནས་བརྟན་པོ་ཆགས་པ། བརྐྱང་བསྐུམ་གྱི་ལས་མང་དུ་བགྱིས་པས་ཆུ་རྒྱུས་བྱེད་ལས་ཉམས་ནས་ཚིགས་འཚོར་བ་དང་། དེ་མིན་བརྡབ་སྐྱོན་ཤོར་བས་ཚིགས་འཚོར་བ་སོགས་མཆིས། ཚིགས་འདི་རྒྱབ་ཏུ་ཤོར་བ་ལས་མདུན་དུ་ཤོར་བ་མང་དུ་སྲིད། ཚིགས་གང་ཡིན་གསར་དུས་མལ་དུ་གཞུག་པར་བྱ་དགོས་པ་དང་། ལྷག་དོན་པུས་ཚིགས་འདིར་གསར་དུས་གཞུག་རྒྱུ་ཁ་ཚ

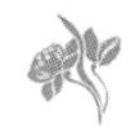

དགོས་གཏུགས་ཏེ། ཅིའི་ཕྱིར་ཞེ་ན། རྙིང་ནས་གཞུག་ན་ཚིགས་རང་མལ་དུ་ཚུད་དཀའ་བ་དང་ཚུད་ཀྱང་བརྟན་པོ་མིན་པ། ཆུ་སེར་སོགས་ཀྱི་གཉན་ཚད་རྒྱས་ནས་ཚིགས་ནད་གནའ་པོར་འགྱུར་བ་སོགས་ཀྱི་ཚད་མ་འབྱུང་སྲིད་པའི་ཕྱིར་རོ། །མདུན་རྒྱབ་གང་དུ་ཤོར་ནའང་དེར་མཐུན་གྱི་རྟགས་འབྱུང་བ་ནི་ལྟོག་མེད་ཀྱི་ཆོས་ཉིད་ཅིག་སྟེ། ཚིགས་ངོས་སྐྲངས་པ་དང་ན་ཟུག་བཏང་ཞིང་འགུལ་སྐྱོད་ཉམས་པ་ནི་ཚིགས་ཤོར་གྱི་མཚན་མ་དང་། ཡང་ན་བརྡབ་སྐྱོན་ཚབས་ཆེ་བས་ཁྲག་རྩ་བ་ཅོར་བསྣོན་ཐེབས་པས། ཚོར་བ་ཉམས་པ་དང་ཚིགས་ངོས་དམར་ཐིག་འབྱུང་བ་སོགས་ཀྱི་གནས་ལུགས་ཡོད་ལ་འཛུགས་གོམས་བྱ་དགོས།

ཟས་སྤྱོད་སྟ་མ་དང་མཚུངས་པས་བསྐྱར་བཟློས་ཡིན་པར་དོགས་ནས་འདིར་རེ་རེ་བཞིན་འགོད་པར་མི་བྱའོ། །སྨན་ནི། གཉན་ཁ་གཅོག་བྱེད། བྱ་ཁྱུ་ཁྱུང་བསྟན་དང་། བསམ་ནོར། ད་ལི་བཅོ་བརྒྱད་སོགས་བསྟེན་པར་གལ། གཞུག་ཐབས་ནི། ཚིགས་ཤོར་ངོས་ལག་པས་སྐྱོང་ཞིང་ཚིགས་ཁ་བྲལ་བར་འཐེན་ལ། དལ་མོ་སྒྲིལ་ནས་ཚིགས་རང་མལ་དུ་ཚུད་ཐབས་བྱ་དགོས། ཡང་ན། ནད་པ་གན་རྐྱལ་དུ་ཉལ་ཏེ་སྨན་པའི་ལག་པ་གཅིག་ནད་པའི་སྒྲིད་ཁུག་ཏུ་བཞག་པ་དང་། ལག་པ་གཅིག་ངར་གདོང་བཟུང་ནས་གཡས་གཡོན་སྒྲིལ་ལ་མར་ཞུང་མནན་ན་ཚིགས་རང་མལ་དུ་ཚུད་ངེས། དེ་

མེན་རྒྱུད་དང་ཉམས་ཡིག་ཁག་སོགས་འབྲེལ་ཡོད་ཀྱི་ཉམས་མྱོང་ཕྱོགས་དྲིལ་ནས་ལག་ལེན་དོན་ཐོག་ཏུ་འཁྱོལ་དགོས། 《གོང་སྨན་པའི་ཉམས་ཡིག་》ལས། ལྷ་ང་བུད་ན་གཞུག་པའི་ཐབས། །གང་བུད་ཕྱོགས་ནས་འཕུལ་བས་ཆུག །ཅེས་དང་། འོག་ཤོར་ལ་ཁ་སྦུབ་ཏུ་བསྟན་ལ། ཚིགས་ཁ་བྲལ་བར་འཐེན་ལ་སྙིད་ཁུང་ནས་དུས་མགོ་མཐེ་མོས་མནན་ལ། རྟིང་པ་འཐོངས་ལ་ཆར་གཏོང་ངོ་། །ཐུར་མགོ་དོན་ལ་ཁ་བྲལ་བར་འཐེན་ལ། སྤང་ལེབ་སྟེང་དུ་བཞག་ལ་དུས་མགོ་རྟིང་པས་མནན་ནོ། །ཞེས་ལག་ལེན་དམར་ཁྲིད་ཀྱི་དགོངས་དོན་ནོ། །ཟུག་གཟེར་ཞི་ཞིང་འགྱུལ་སྐྱོད་བདེ་ན་ཚིགས་ཚུད་པའི་རྟགས་ཡིན་ལ། དེ་དུས་བརྟན་པར་བྱ་བའི་ཐབས་གང་ལེགས་སྤྱིལ་དགོས། དེ་ལ་སེང་གེའི་དྲུག་ཆིངས་དང་། སྐྱིར་ཆིངས་དང་རྡོ་རྗེ་བརྩེགས་ཆིངས་དང་གསུམ་མཆིས་ཏེ། སེང་གེ་དྲུག་ཆིངས་ཞེས་པ་ནི་བྱེད་ལས་བསྟོས་ནས་བཏགས་པའི་མིང་སྟེ། སེང་གེ་དྲུག་ཆིངས་ཀྱི་བཅིངས་སྟངས་ནི། དང་པོ་བྱིན་པ་ནས་ལྷམ་སྒྲིག་འཆིང་སར་དགྲི། དེ་ནས་སྙིད་ཁུང་དུ་ཡར་ཁྱེར་ལ་བརླའི་དཀྱིལ་ནས་སྤྲལ་ནག་ལ་ཐུག་པར་དགྲི། དེ་ནས་ཉན་གོང་དུ་བསྐོན་པའི་ལྷག་མ་གཉིས་བྱས་ལ། སྙིད་ཁུང་ནས་ཡར་ཁྱེར་ལ་མར་གྱི་ལྟེབ་སྣ་གཉིས་ཁྲིད། གཅིག་གི་མནན་ཏེ་དེ་ནས་སྣབ་ཁུང་ནས་ལྷ་ངའི་སྟེང་ཁྲིད་བརྩེགས་མ་གསུམ་བརྩེག་གོ །འདི་ནི་ཟུར་མཁར་བའི་《མེས་པོ་

ཞལ་ལུང་》གི་དགོངས་པ་རང་ཡིན་ནོ། །སྐྱོར་ཆེངས་ཀྱི་ལག་ལེན་ནི། སྣ་ལ་སླ་ངའི་སྟེང་དུ་ཁྲིས་གཅིག་དཀྲིས་ལ་སྟོད་མིག་གཉིས་བྱ། དེ་ལ་སྨབ་ཁྲུང་ནས་བསྐོར་ཀྱིན་སྟོད་མིག་ལ་གཡས་གཡོན་སྐོར་གཉིས་བྱ། དེ་ནས་སྟོད་མིག་གཉིས་ཀྱི་བར་རྒྱ་གྲམ་དུ་བཤགས། དེ་ནས་བཀྲ་དང་བྱིན་པ་གཉིས་ལ་ཁྲིས་པ་རེ་དང་། སླ་ངའི་གཡས་སྐྱོར་གཡོན་སྐྱོར་གཉིས་སྦྲིད་ཁྲུང་ཐུག་པར་བཅིང་། གཞུག་ལ་སྟོད་མིག་གཉིས་ཀྱི་བར་དུ་རྒྱ་གྲམ་ཐབས་ཅིག་བཅིང་ངོ་། །རྡོ་རྗེ་བརྗེགས་ཆེངས་ནི་རྒྱ་གྲམ་དུ་བསྐོལ་ཞིང་བརྗེགས་མར་འོང་བ་ཞིག་ཡིན་ཏེ། འོག་གནོན་དང་རྗེས་གཅོད་ནི་གོང་དང་འདྲ་བས་འདིར་མ་བཀོད།

(༧) ལོང་ཚོགས་ཤོར་རྟགས་དང་གཞུག་ཐབས་བཤད་པ།

ལོང་ཚོགས་ནི་རྐང་པ་ས་ཁྲུང་དུ་ལྷུང་བ་དང་ཐང་བརྡབ་པ་སོགས་ཀྱི་རྐྱེན་གྱིས་འཚོར་སྲིད། ཚོགས་ཕྲན་ཤོར་ན་རྐང་པ་འདེགས་འཛོག་བགྱིན་ན་ཟུག་ཡོད་པ་དང་དངོས་པོ་ལྡིད་མོ་འདེགས་མི་ཐུབ་པ་སོགས་ཀྱི་མཚན་མ་འབྱུང་སྲིད། རྗེ་ངར་དང་ལོང་ཚོགས་ངོས་ནས་ཤོར་ན་ན་ཟུག་དེ་བས་ཆེ་བ་མ་ཟད། སྐྲངས་ཤིང་ཚོགས་དབྱིབས་འགྱུར་བ་སོགས་ཀྱི་རྟགས་ཀྱང་མངོན་སྲིད།

ཟས་སྤྱོད་སྨན་ནི་གོང་དང་མཚུངས་པས་འདིར་རེ་རེ་བཞིན་མི་འགོད། དཔྱད་ནི་དུགས་ལུམས་དང་གཞུག་ཐབས་ཀྱི་གོ་རིམ་

ངེས་དགོས་པ་ལས། གཞུག་ཐབས་ཀྱི་ལག་ལེན་ནི་ཚིགས་གཡས་གཡོན་གང་དུ་ཤོར་ཡང་རྐང་མཐིལ་དུ་ཤིང་གཅིག་བཅིངས་ནས་དེ་ལ་ཐག་པས་འཐེན་ལ། ཚིགས་ཁ་བྲལ་བར་འཐེན་མ་ཐུབ་པར་ཐག་པར་དབྱུག་པས་བརྡེག་ན་ཚིགས་རང་མལ་དུ་ཚུད་ངེས། གོང་སྨན་པའི་《ཉམས་ཡིག་》ལས། རྐང་པའི་ལོང་མོ་བུད་ན། ས་ཁུང་ཁྲུ་གང་གྲུ་བཞི་འབྲུ། །དེ་སྟེང་ནད་པའི་ལོང་མོ་བཀལ། །རྐང་པ་ལ་ནི་ཐག་པ་བཏགས། །ཐང་མོར་འཐེན་ལ་ཐག་སྣེ་ནི། །སྨན་པའི་རྐང་པ་གཡོན་ལ་བརྫེད། །གཡས་པས་ནད་པའི་ལོང་མོར་ལྡེམས། །དེ་ཡིས་ཆུག་པ་ཐེ་ཚོམ་མེད། །ཅེས་དང་། ཚིགས་ངོས་ཕྱི་འབུར་སྐྱེམས་ཤིང་ཟུག་གཟེར་ཞི་ཞིང་འགུལ་སྐྱོད་བྱེད་བདེ་ན་ཚིགས་ཚུད་པའི་རྟགས་ཡིན་ནོ། །བརྟན་པར་བྱ་བའི་ཐབས་ནི། ལོང་ཚིགས་ནི་མོན་བུ་ལྷས་ཆིངས་ཀྱི་བཅིང་ཚུལ་གྱི་ལག་ལེན་ཇི་བཞིན་བགྱི་དགོས་ཏེ། དེ་ནི་འཛག་གི་སྣར་མཐོ་རེའི་སར་རྟིང་ཀར་ཞུར་རྗེ་མཐིལ་འདྲ་བ་གཅིག་བྱས་ལ། དེའི་སྟེང་བ་ལ་བསྐོན་ནས་སོར་མོར་རྩ་བ་བཅིངས་ལ། དེ་ནས་བོལ་གོང་ན་ཡར་ལྷས་མ་ཡོང་བར་བཅིང་ངོ་། །འདི་ནི་ཆ་ལག་བཅོ་བརྒྱད་ཀྱི་དགོངས་པ་སྟེ། ཚིགས་བར་ཆུ་སེར་འཁོལ་ན། རྡོད་དུགས་དང་བཅིངས་ལུམས་རྒྱག་དགོས་པ། མེ་བཙའ་འཛོག་པ། རྐང་པ་འདེགས་བསྐྱོད་དཀའ་བར་ཆུ་ལུམས་བསྟེན་པ་དང་། ཕྱི་ངོས་སྨན་བྱུགས་ཤིང་འཕྱུར་མཉེད་བྱ་དགོས

སོ། །

(༤) མ་ནེ་བྱུད་པའི་རྟགས་དང་གཞུག་ཐབས་བཤད་པ།

མ་ནེའི་ཚིགས་འདི་ཙུང་འཚེར་སླ་ཞིང༌། དང་ཐོག་ཚིགས་འདི་ཡག་པོ་མ་འཕྲོད་ན་ཕྱིས་སུ་ཉེར་ཡངས་འབྱུང་སྲིད། དེར་ཁ་གདང་དྲགས་པ་དང་དགོད་དྲགས་པ། ཡང་ན་བརྡབ་སྐྱོན་ཉེར་བ་སོགས་ཀྱི་རྐྱེན་ལས་འཚེར་སྲིད། ཕྱོགས་གཅིག་འཚེར་བ་དང་ཕྱོགས་གཉིས་འཚེར་བ་གཉིས་མཆིས་པས། དེ་གཉིས་རྟགས་ཙུང་མི་འདྲ་སྟེ། ཕྱོགས་གཅིག་འཚེར་ན་ཁ་སློ་ཞིང་ཕྱི་ངོས་འབུར་བ་མངོན་ཐུབ། དེ་མིན་ཁ་གདང་བཙུམ་བྱེད་དཀའ་ཞིང་སྐད་ཆའི་གདངས་མི་གསལ་ཞིང་ཟས་སོགས་ལྡད་མི་ཐུབ་པ་སོགས་འབྱུང༌། ཟས་སྤྱོད་སོགས་སྟེ་མར་འདྲ་བས་བསྐྱུར་བཟློས་ཀྱི་གནས་སུ་འཁྱེམས་པས་རེ་རེ་བཞིན་མ་བཀོད། གཞུག་ཐབས་ནི། ནད་པ་དྲང་པོར་བསྡད་ཅིང༌། སྨན་པའི་ལག་པ་གཉིས་ནད་པའི་ཁ་ནང་དུ་བཞག་སྟེ། མ་ནེ་འོག་ལག་མཐིལ་དུ་བཞག་ནས་ཙུང་སྒྲུལ་ན་རང་མལ་དུ་ཚུད་ངེས། གོང་སྨན་པའི་《ཉམས་ཡིག་》ལས། འགྲམ་པ་བྱུད་ན་འདི་ལྟར་བྱ། །སྨན་པས་ལག་པའི་མཐེ་བོང་ཆེ། །གཉིས་པོ་ནད་པའི་ཁ་ནང་བཙུག །བཙུག་ལ་ཐག་འགྲམས་མནན་པར་བྱ། །སོར་མོས་ཕྱི་ནས་བསྐོར་བྱས་ན། །འགྲམ་པ་བྱུད་པ་ཚུད་པར་འགྱུར། །ཞེས་དང༌། ཡང་ན་ཁ་ཤས་ཀྱིས་ནད་པའི་མ་ནེ་འོག་སྨན་པ་གཉིས་ཀྱིས་དམ་པོར་བཟུང་

ནས་ཡང་ཡང་འགྲུལ་བར་བྱེད་པ་དང་། ཚིགས་རང་མལ་དུ་ཚུད་རྗེས་ནད་པས་སྨན་པའི་མཛུབ་མོ་མི་འཆའ་བའི་ཆེད་དུ་ཤིང་ཕྲན་ཞིག་འཕྲེད་དུ་འཛོག་པར་བྱེད་པ། ཚིགས་འདི་ཚིགས་གཞན་ལས་ཙུང་ཚུད་སླ་བ་དང་། ཚུད་མ་ཐག་ནས་འགྲུལ་སྐྱོད་ཚུལ་བཞིན་བགྱི་ཐུབ་པ། བརྟན་པར་བྱ་ཐབས་ནི། འཛག་གི་མ་ནེ་འོག་ཏུ་ཁྱེར་ནས་མགོ་བོའི་སྤྱི་གཙུག་དམ་པོར་བསྡམ་པ་དང་། དེ་ནས་སྣེ་གཉིས་བྱས་ཏེ་གཅིག་གི་སྣེ་མོར་ལྷག་འགྲམ་ནས་དཀྲི་བར་བྱ་དགོས། ལག་ལེན་འདི་གསོ་རིག་གཞན་ལས་དགེ་མཚན་དུ་མ་ལྡན། ཆིངས་གླངས་པའི་རྗེས་ནས་མ་འགྲམ་ལ་མི་བཙའ་གདབས་ན་ཕྱིས་ཚིགས་མི་འགྱུར་བར་ཕན་ངེས། ཡང་ན་རྐང་ལག་གི་སོར་ཚིགས་འཚོར་ན། མཐོང་རྒྱུད་ཀྱི་ལག་ལེན་ཚུལ་བཞིན་བེད་སྤྱད་ན་ཚིགས་རང་མལ་དུ་ཚུད་སླ་ཞིང་། ཕྱིས་སུ་འགྲུལ་སྐྱོད་བྱེད་པ་ལ་དེ་བས་གནོད་འགལ་མེད་པ་ནི་མངོན་སུམ་ཚད་མས་གཞལ་ནུས། སོར་ཚིགས་ལ་དམིགས་བསལ་གྱི་ཚིགས་སྐྲངས་ཤིང་རྣག་ཡོད་པ་ལ་འདེད་ཆིངས་བྱ་དགོས། དེ་རྗེས་སོར་ཚིགས་ཀྱི་འགྲུལ་སྐྱོད་རྒྱུན་ལྡན་མིན་པའི་ཉམས་ཐོན་ན། ཕྱི་ལ་སྨན་བྱུགས་ནས་རྡོད་དུགས་བཏང་ཞིང་། ཚིགས་མགོར་མེ་བཙའ་བཞག་ཅིང་འཕུར་མཉེད་དང་བཅིངས་ལུམས་འཛོག་པར་གལ་འགངས་ཆེའོ། །ཚིགས་གང་ཡིན་རུང་བུད་མ་ཐག་མ་སྐྲངས་གོང་གསར་བའི་དུས་འཕྲལ་དུ་གཞུག་དགོས་ཤིང་།

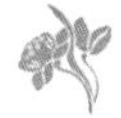

གལ་ཏེ་རྙིངས་ནས་ཤ་སྐྲངས་པ་དང་། ཆུ་སེར་གྱིས་ཚོགས་པར་ཁེངས་ན་འབའ་ཆའམ་སྦྲང་མའི་ལུམས་ཀྱིས་ཤ་དང་ཆུ་རྒྱུས་རྣམས་བརྟུལ་ལ་མཉེན་པར་བྱས་ནས་གཞུག་ཅིང་། ཚོགས་ཤོར་གང་ཡང་གཞུག་དུས་ཚོགས་ཁ་བྲལ་བར་བྱ་དགོས་ཏེ། ལུས་པོ་མི་གཞན་གྱིས་བཟུང་ནས་གང་ཤོར་བའི་ངོས་ཀྱི་ཡན་ལག་ཐག་པས་ཤ་པགས་སྟོད་བབས་སུམ་བཙུག་པར་གཅིག་གིས་དྲག་ཏུ་འཐེན་ལ་བསྡད། སྨན་པས་གང་ཤོར་བའི་ངོས་སུ་ཕྱི་རུས་པའི་མགོ་འབུར་བ་དེ་ནས་མཐེ་བོང་ངམ་དྲུ་བུས་ནང་དུ་འཕུལ་བ་དང་ཚོགས་ཁ་བྲལ་བ་དུས་གཅིག་བྱས་ན། གང་ཤོར་ངོས་སུ་བཀན་དགོས་ཀྱང་ཁམ་བྲལ་བར་བཀན་ན་ཚོགས་ཀྱི་ཁ་ཆག་ལ་འགྲམས་འགྲོ་ཞིང་། ཚོགས་ཁ་བྲལ་ན་ཇི་ལྟར་བཀན་བཞིན་དུ་ཚུད་པར་འགྱུར་རོ། །ཡང་ན་ལུས་པོ་མི་གཞན་གྱིས་བཟུང་ནས་གང་ཤོར་བའི་ཡན་ལག་ལ་ཐག་པ་བཏགས་ཏེ། ཐག་པའི་སྣ་ནས་འཐེན་ལ་ཐག་པར་དབྱུག་པར་ལན་གཉིས་སམ་བརྡེག་པ་དང་། ཚུད་རྟགས་སུ་ཀྲོག་ཅེས་པའི་སྒྲ་འབྱུང་ཞིང་ཤོར་བའི་རུས་མགོ་འབུར་པོ་ནང་དུ་ནུབ་པ་དང་། བརྒྱང་བསྐུམ་གྱི་བྱ་བ་བྱེད་བཏུབ་ཅིང་། ཟུག་གཟེར་བྲི་ན་ཚོགས་རང་གནས་སུ་ཚུད་པ་ཡིན་ལ། ཚུད་ནས་བརྟན་པོར་ཡོང་བའི་ཕྱིར་ངོས་སུ་ཕྱིང་པ་བརྩེགས་པའི་དེབ་བཏང་ལ་ཆེངས་ཀྱིས་བསྡམ་པར་བྱ་དགོས་སོ། །ཚུད་པོ་བརྟན་པོ་ཡིན་ན་གསར་བཅུད་ཟས་ཀྱིས་ལུས་ཟུངས་གསོ་

བར་བྱ་འོས་སོ། །

གཉིས། རྡུས་ཆག་གི་རྟགས་དང་བཅོས་ཐབས་བཤད་པ།

༡. མགོ་བོའི་རྡུས་ཆག་གི་རྟགས་དང་བཅོས་ཐབས་བཤད་པ།

མགོ་རྡུས་ནི་རྡུས་པ་ལྷ་བ་ཅན་ཡིན་པས་ཆག་སྐྱོན་འབྱུང་སླ་ཞིང་དེ་བས་ཉན་ཆེ་བར་མ་ཟད། འདིར་བརྟག་ཐབས་དང་གསོ་བཅོས་ཀྱི་བརྒྱུད་རིམ་ངེས་པར་ལྡན་རྒྱུ་ནི་དོན་དམ་དངོས་གནས་རང་བཞིན་གྱི་གནས་ལུགས་ཤིག་སྟེ། དེར་ཕྱི་རྐྱེན་གློ་བུར་བརྡབ་འགྲམས་ཀྱི་ཆ་ནས་འབྱུང་བ་ནི་མང་ཤོས་ཏེ། རྐྱེན་གྱི་སྟོབས་ལ་དཔག་པར་བགྱི་ནས་ནང་ཚོགས་དབྱེ་འབྱེད་ནི། བརྟག་ཐབས་རིག་པའི་ཐུན་མིན་གྱི་ཁྱད་ཆོས་ཤིག་དང་། བྱེ་བྲག་སོ་སོའི་མཚན་མ་ལ་བསྟུར་དཔྱོད་བཏང་ནས་ལག་མཐིལ་དུ་སྐྱུར་རུ་ར་བསྟན་པ་བཞག་པ་ལྟར་དོན་གྱི་གནད་འབྱིན་ཞིང་། ནད་ཀྱི་ཁྱད་ཆོས་དངོས་དང་སྦྱར་ནས་གསོ་བཅོས་ཀྱི་ལས་ལ་གཞོལ་རྒྱུ་ནི་དེ་བས་གནད་དུ་འཁེལ་བའོ། །ཕྱིར་བརྟག་པའི་ཐབས་ལ་ཟུག་རྟུ་མཚོན་སོགས་མང་དུ་མཆིས་པ་དེ་དག་སོ་སོའི་ངོ་བོ་ཙམ་གོང་དུ་བརྗོད་པ་དང་། ལྷག་པར་དུ་རྡུས་སྐྱོན་ཤོར་སྐབས་མཚོན་ཕོག་ལུགས་དང་ཕོག་ཚུལ་གྱི་དངོས་གནས་རང་བཞིན་ལ་རྒྱུས་མངའ་བར་བྱ་རྒྱུ་ནི་ཁ་ཆེ་དགོས་

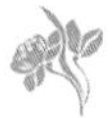

གཏུགས་ཏེ། མགོ་བོའི་རུས་སྐྱོན་མང་ཆེ་ཤོས་ནི་བརྡབ་འགྲམས་དང་མཚོན་ཕོགས་པ་སོགས་ཀྱི་ཆ་ནས་བྱུང་བ། དེ་ཕྱིར་རྨ་ཅན་རྨ་མེད་ཀྱི་ནང་དུ་འདུ་ངེས་ལ། དེ་བས་རེག་མྱང་རྨའི་བརྟག་ཐབས་ནི་གཅེས་པར་འཛིན་རྒྱུ་ནི་དེར་རག་ལས་སོ། །

(༡) དེ་ཡང་ཐོག་མར་རྨ་མེད་འགྲམས་པ་ནི་སྙིང་གདོང་གི་རྒྱ་སྲུབས་ཤིག་ན་གོམ་པ་འཁྱོལ་ལམ་འཁྱོར་ཞིང་། མིག་འཛུམ་མི་ཤེས་ལ་སྐྱུག་པ་དང་། མགོ་ཡི་འཁོར་ཞིང་། ཤེས་པ་ཟ་ཟི་བྱེད་ཅིང་། བར་དུ་གླད་པའི་རྒྱུ་དར་རམ་པགས་པར་འགྲམས་པའམ་ཡང་ན་བེར་རམ་བྱེད་ན། གོང་གི་རྟགས་དེ་སྙིང་དུ་རྩ་རྒྱུ་ཚ་བ་སྐྱེ་ཞིང་། མིག་དམར་ལ་སྣ་ཁྲག་འཛག་ཅིང་དང་ཁ་འགགས་པ་སོགས་ཀྱི་མཚན་མ་འབྱུང་སྲིད་མོད། འོག་གི་མཆོ་སྙེ་གླད་པ་དངོས་འཁྱོམས་ཤིང་འཁྲུགས་ན། དྲན་པ་མེད་ཅིང་ཁ་ལྐུགས་སམ་འཆལ་བ་སྙེ་བབ་ཅོལ་སྨྲ་བ་དང་། སྐབས་འགར་བརྒྱལ་གཟེར་གྱི་ནད་དང་འབྲེལ་ཉེན་ཡོད་པས། དག་པ་སྲུན་འབྱིན་གྱི་རིག་པས་དོན་ལྡན་གྱི་མཚན་མས་གཏན་འབེབས་བགྱི་རྒྱུ་འགངས་ཆེའོ། །

(༢) ཕྱི་ལ་རྨ་མེད་ཅིང་ནང་དུ་རུས་པ་ཆག་ན་ལག་པས་མྱོང་ཚེ། རུས་པ་སྣང་གཤོང་མི་སྙོམས་ཤིང་མནན་ན་གཟེད་པ་ཆུང་ཞིང་ཁ་ནས་སྐད་ངན་འཚེར་བ་དང་། དེ་འདྲ་བ་ནི་ཞག་གསུམ་བཞི་འདས་ནས་ཤ་དང་རུས་པ་བྱེ་ཞིང་ཆུ་སེར་མེར་ཏེ་སྦོ་བར་བྱེད་དོ། །

རྨ་ཅན་བརྟག་པ་དེ་ལ་ཡང་ཤ་གདན་ཆོད་པ་དང་མ་ཆོད་པ་གཉིས་ལས།

༡) རུས་པར་མ་ཐུག་པར་ཤ་གདན་མ་ཆོད་པ་ལ་རྨའི་ནང་དུ་རས་ཀྱི་བར་ཚང་བཙུག་ལ། ཞག་ལྔ་བདུན་བར་དུ་བརྟག་པས་ཞག་གསུམ་དང་ལྔའི་བར་དུ་ཤའི་མདོག་མི་འགྱུར་བ་དང་། རྨའི་མདོག་དམར་ལ་མཁྲང་ངམ་སྲ་བ། རེག་ན་བཙེ་བ་སྐྱོན་མེད་ཤ་མདོག་སྐྱ་བ་དང་སྨུག་ལ་སྔོ་བ་ནག་ཅིང་རུལ་བར་གྱུར་ན་ཆག་པའི་རྟགས་ཡིན་ནོ། །

༢) ཤ་གདན་རུས་ལ་ཐུག་པར་ཆོད་ནས་མིག་གི་ལམ་དུ་མ་ཐོགས་པའམ་མིག་གིས་མ་མཐོང་ན། ཆ་བྱད་ཁབ་མགོ་བཏང་བས་རུས་པ་གསལ་པ་འགྱུར་ཞིང་། རྒྱ་སྲུབས་ཀྱི་སྟེང་དུ་ཁྲིད་ཁྲིད་དང་ཐྲལ་ཐྲལ་འོང་ཞིང་། ལྷ་བ་འཐེམས་སམ་ཡང་ན་མགོ་ཆག་ཚབས་ཆེ་ན། རུས་པ་ལ་ཐུག་ཐུག་བྱས་པས་གོག་སྐད་འོང་བ་ཡིན་ཞིང་། མིག་ལམ་དུ་རུས་པ་ཐོགས་ན་གསལ་པ་དང་ཆག་པ་དངོས་སུ་གསལ་བར་འོང་། ལྷ་བ་འཐེམས་པའམ་འགོངས་པའི་ཚེ། ལྷ་བ་ནས་ཁྲག་དམར་དམར་ཙེམ་ཙེམ་འབྱུང་ཞིང་སྨུག་པ་དང་། ཞག་གསུམ་དང་ལྔ་གང་རིགས་ནས་ལྷ་ཁྲག་ལ་ཐིག་ལེ་ཁྲི་མ་ཅན་སྐམས་པ་ལྟ་བུ་སྐྱ་ཚོ་ལེ་བ་དང་། དམར་སྔོ་ནག་གྲོ་སེར་སྐྱ་སྨུག་པོ་སྔོ་ནག་དང་། རུས་པ་སྐམས་པའི་ཐོད་པ་ཧྲན་མེད་ན་ལྷ་བ་འཐེམས་པ་ཡིན། འོག་གདུང་

ཆག་ན། སོ་ཉོའམ་བེ་སྣབས་ཀྱི་མདོག་ལྟ་བུར་དཀར་ཙེ་གེ་བ་སྲུན་ཆུང་ཙམ་འབྱུང་ལ་ཐམ་དུང་གི་མདོག་ལྟར་ཤིན་ཏུ་དཀར་བ་དང་། སེན་མོ་མདོག་ལྟར་རུས་པ་སྨུག་ཅིང་དྭངས་ལ་རུས་པ་སྐྱོན་མེད་པར་ངེས་སོ། འོན་ཀྱང་དེ་བས་གདེངས་མ་ཐོབ་ན་ཁབ་ལེན་དང་། བུལ་ཏོག། ར་ཐུག་གི་ཆུ། ཁྱིའུ་འཐུང་ནུ་ཉོ་སོགས་བྱུགས་ཀྱང་རུས་མདོག་མ་འགྱུར་ན་སྐྱོན་མེད་པར་ངེས། གཞན་ཡང་རྨ་ཁ་རྐམ་པ་དང་རྣག་དྲི་ཐྲོ་ཞིང་རུལ་བའི་རྣམ་པ་མངོན་ན། རུས་པ་ཆག་པའི་རྟགས་དང་ནང་མ་རེ་རེ་ལ་རྨ་ཁར་མཐེབ་གོར་བྱ་ཞིང་། དེར་ཤ་རུས་སོ་སོར་བྱེ་ཞིང་མནན་ཤུང་འོང་བ་དང་གས་སྒྲ་དང་ཆག་སྒྲ་གང་ཡོད་སར་བཟོད་སྲན་ཆུང་བའི་ངང་ཚུལ་འབྱུང་། དེ་མིན་དེང་རབས་གློག་འོག་གི་དཔྱད་འཕྲུལ་ལ་གཟིགས་ན་ཡིད་ལ་འཇགས་གོམས་ཀྱི་ངེས་པ་རྙེད། དེ་ཡང་ཤ་དང་རྩའི་ནད་མ་ཐུལ་ལམ་མ་ཚོམ་པ་ལ་ཆག་པའི་ངེས་པ་མེད་པས། ཟན་དྲོད་སྦྱོད་སྨན་གང་རུང་གདུས་པའི་སྐྱོ་མ་ལྟ་བུ་ཆག་པ་དེ་དུགས་ཤིང་། ཡང་ན་བཅའ་སྣ་དང་། གཡེར་མ། ཙ་སུ་སོགས་སྦྱོད་སྨན་གྱི་ལུམས་སམ་འོག་ནས་འབྱུང་བའི་རླད་ཞུན་གྱི་ལུམས་བྱས་ལ། དེས་བྱེར་ཞིང་སྦོས་པའི་ན་ཟུག་ཁྲི་ན་རུས་སྐྱོན་མི་འབྱུང་ངོ། །དེ་མིན་མཐོང་བ་བརྒྱུད་པའི་ལག་ལེན་དང་གསོ་བཅོས་དངོས་ཀྱི་ཉམས་མྱོང་ལ་བརྟེན་ནས་བརྟག་པར་བྱ་ཞིང་། ཡང་ན་ཁབ་ལེན་དང་། བུལ་ཏོག། ར་ཐུག་

ཚུ། ཁྲིའུ་ཐུང་ནུ་ཝེ་སོགས་མགོ་བོའི་ཕྱི་ངོས་བྱུགས་ན། མདོག་ནག་པོར་གྱུར་ན་སྐྱོན་དུ་སྣང་ལ་མ་འགྱུར་ན་དེ་བས་ཐམལ་བའི་རྟགས་སུ་ངེས། རྩ་ཆུ་དང་ཕྱི་དབྱིབས་ཀྱི་སྒོ་ནས་བརྟག་པ་ནི་རུས་པར་སྐྱོན་ཆེ་ན། ཀུན་རྩ་གྲིམས་ལ་དལ་བར་འཕར་བ་དང་། རུས་པར་སྐྱོན་མེད་ཅིང་ཕྱི་ཤ་པགས་སྐྱོན་ཡོད་ན་ཚོན་རྩ་དྲག་པར་འཕར་བ། ཀླད་པ་འཁྲོམས་ཤིང་མཆོ་འབྲུགས་པ་ལ་ཆག་རྩ་མགྱོགས་པའམ་ཡང་ན་གབ་ནས་ཞན་ལ་ཅུང་ཟད་འདར་བར་འཕར་བ། རྨ་རྣམས་ཕལ་ཆེར་ཚ་ཤས་ཆེ་བས་ཆུ་མདོག་དམར་ལ་ཀུ་ཡ་དང་རླངས་པ་ཆེ་ཞིང་། གཅིག་ཁ་སླེ་བ་དང་ཡང་ན་སྣུམ་པ་སོགས་ཀྱི་མཚན་མ་འབྱུང་སྲིད། རུས་པར་སྐྱོན་ཡོད་ན་ཆུ་མདོག་དམར་ཞིང་ཀུ་ཡ་སྤྲིས་མ་ཡོད་པ། གསུམ་ག་སྐྱོན་ཡོད་ན་ཆུ་མདོག་དམར་བ་ལས་ཀུ་ཡ་དེ་དག་འབྱུང་ངོ་། །ཆུ་ཉུང་ལ་ཡང་ཡང་འབྱུང་ན་རུས་སྐྱོན་ཡོད་པའི་གཞི་གྲུབ་པ་དང་། ཆུ་མདོག་སེར་ཞིང་དྲི་དང་རླངས་པ་ཆེ་བ་དང་། ཆུ་གནག་ལ་འབྲུགས་ན་གསོ་བཅོས་ཐད་ལ་བྱ་ར་སྒྲིམས་དགོས་པར་དེ་བས་ཉེན་ཆེ་བས་དེ་ཕྱིར་སྐྱོན་ལ་གཟབ། ཆུ་མདོག་ཧ་ཅང་དཀར་བ་མ་ཡིན་པ་དང་དེ་བས་དམར་སེར་མིན་པ་ཀུ་ཡ་བར་མ་ཆད་པར་བྱུང་ན། སྐྱོན་ཆུང་ཞིང་ཉེན་མེད་པའི་རྟགས་ཡིན་ནོ། །ལྕེ་འཁྱུམས་ན་ཀླད་པའི་སྐྱོན་ཡོད་པ་དང་ལྕེ་རོ་མི་ཚོར་ན་མགོ་སྦུབས་བྱེ་བ་ཡིན། ལྕེ་ལ་འབྲུམ་བུ་དམར་པོ་བྱུང་ན་ཀླད་པའི་ནང་རྩ་ལ་སྐྱོན་

འདུག་ཅིང་། མིག་ཆེ་ཆུང་འདུག་ན་ལྷ་བའི་སྐྱོན་དང་། མིག་བྱེ་ཤེ་བའི་མིག་ལྟར་ཆུང་ན་སྙིང་ན་ཏུས་པའི་སྐྱོན་ཡིན་ཞིང་། མིག་སྤྲིན་སྔོ་བུར་དམར་པོར་སོང་ན་ཏུས་པ་ཆག་པའི་རྟགས་ཡིན། མིག་གིས་འབུར་ཚུགས་སུ་བསྟོས་ན་ལྷ་བ་འཛེམས་པའི་རྟགས་ཡིན། མིག་སྤྲིན་དཀར་པོ་ཐིག་ལེ་བྱུང་ན་གླད་པའི་སྐྱོན་དུ་སྣང་བ། དམར་བའམ་སེར་པོ་བྱུང་ན་རྩ་དང་པགས་པའི་སྐྱོན་ཡིན། སེར་ཐིག་བྱུང་ན་མགོ་སྨྲུབས་བྱེ་བ་ཡིན། མིག་ཟ་ཟི་པོའམ་འདེགས་མི་ཤེས་པར་ཧར་པོར་བྱུང་ན་གླད་པའི་སྐྱོན་དུ་ངེས། སྨྲ་ཕག་ཟེ་ལྟར་འགྲེང་ན་ཏུས་པ་དང་སྨྲུབས་ལ་སྐྱོན་ཡོད། སྨྲ་ཅར་ཅར་ཉལ་ན་ཏུས་པ་དང་ཤ་ལ་སྐྱོན་ཡོད། སྨྲ་མཚམས་བྱེ་ན་གླད་པ་ལ་སྐྱོན་ཡོད། སྨྲ་མཚམས་ཟད་པོར་འཁྲུགས་ན་ལྷ་བར་སྐྱོན་ཡོད། འགྲེལ་བུ་མང་ན་གླད་པའི་སྐྱོན་ཡིན། དྲང་པོར་འདུག་མི་ཚུགས་པར་འདར་ན་ཏུས་པ་ཆག་པའི་རྟགས་ཡིན། འགྲོ་འདུག་མི་ཚུགས་པར་སྨྲ་ལ་དགའ་ན་མགོ་སྨྲུབས་བྱེ་བ་ཡིན། འཁྲངས་དུས་ན་ན་གླད་པའི་སྐྱོན་ཡིན། བཀྲེས་དུས་ན་ན་ཏུས་པའི་སྐྱོན་ཡིན། དྲོད་ཅན་ཟོས་ནས་ན་ན་མགོ་སྨྲུབས་བྱེ་བ་ཡིན། འཐིབས་པ་གླད་པ་ཏུས་པའི་སྐྱོན་ཡིན། སྨྲ་མི་ཤེས་པར་ལྡིབས་ན་གླད་པའི་སྐྱོན་ཡིན། སྨྲ་འཕྲོ་ཆད་ན་ཏུས་པའི་སྐྱོན་ཡིན། སྤྱིར་མགོ་བོའི་སྨྲུབས་བྱེ་ཞིང་ཏུས་སྐྱོན་ཆེ་འབྲིང་སོགས་བྱུང་བའི་རྟགས་ནི། མིག་འཛུམས་མི་ཤེས་པ་དང་མིག་རབ་རིབ་

པོར་ཆག་པར་གྱུར་ནས་རེས་འགའ་མཐོང་ཞིང་རེ་ཞིག་མི་མཐོང་བའི་རྟགས་འབྱུང་ངོ་། །གྲང་ཤུམ་བྱེད་ཅིང་ཤེས་པ་ལྡི་བའི་མངོན་ལྟས་འབྱུང་སྲིད། མགོ་འཐོམས་ལ་སྐད་གདངས་ཆག་པ་དང་རྟག་པ་སྐྱུག་པར་བྲོ་བ་སོགས་ཀྱི་མཚན་མ་སྣང་སྲིད་མོད། དེ་མ་ཡིན་པའི་ཆལ་ཆོལ་གྱི་ནད་རྟགས་སྣ་ཚོགས་འབྱུང་བར་རིག་པས་དཔྱད་པར་འཚལ། འདི་དག《གསོ་དཔྱད་རྒྱལ་པོའི་དགོར་མཛོད་དང་བི་ཇིའི་པོ་ཏི་ཁ་སེར》སོགས་དཔྱད་གཞི་བགྱི་ནས་བསྡུར་དཔྱོད་བཏང་བ་ལས་རང་སྣང་གང་ཤར་དང་དག་པ་སྨན་འབྱིན་གྱི་སྲོལ་རྩ་བ་ནས་མེད། མེས་པོ་གོང་མ་རྣམས་ཀྱི་ཐུགས་བཅུད་ཚད་མར་བཟུང་ནས་ཕྱི་རབས་རྗེས་འཇུག་པ་དག་གིས་ནད་ཐོག་ལག་ལེན་དངོས་ནས་ཞིབ་འཇུག་རྣལ་མ་གནང་ནས་སྔར་ལས་ཀྱང་འཐུས་སྐྱོ་ཇེ་ཚང་དང་རྒྱ་ཆེར་གཏོང་རྒྱུ་ནི་འོས་འགན་ཡིན་པ་སྨོས་མ་དགོས་པ་དང་། ལྷག་དོན་རུས་པའི་གནས་ལུགས་དང་མགོ་བོའི་ཆག་ལུགས་དེའི་གསོ་བཅོས་ཐད་བཀྲང་བྱ་ཆིག་སྟོང་ལྷག་གི་སྟོན་ལ་བསླུ་མེད་ཀྱི་གདམས་པ་དང་རིན་ཐང་གྱི་བཅོས་ཐབས་སོགས་ལ་གཞིགས་པ་བཏང་ན། གཟི་འོད་འབར་བའི་དགེ་མཚན་ཞིག་ཡིན་པ་སུས་ཀྱང་བསྙོན་དུ་མེད་པ། མགོ་བཅོས་ཀྱི་གདམས་པ་ཟབ་མོ་འདི་ལྟ་བུ་བོད་ལུགས་གསོ་རིག་ནང་དུ་མ་གཏོགས་གཞན་གཞུང་དུ་མཐོང་རྒྱུ་ཉིན་དཀར་གྱི་སྐར་མ་གཏང་བཞིན་དཀོན་ནོ། །དེ་དག་རེ་རེའི་གསོ་

ཐབས་ལག་ལེན་ཁྲིད་ནས་འགོད་པར་བྱའོ། །

（༣）གསོ་བཅོས་ཀྱི་གདམས་པ་ནི། དེར་ངེས་པར་གོ་རིམ་དང་བརྒྱུད་རིམ་ལྡན་དགོས་པ། ཅི་ཕྱིར་ཞེ་ན། སྲོག་རྩ་དཀར་པོའི་རྟེན་གཞི་དང་དྲན་པའི་དབང་པོའི་གསལ་བ་སོགས་འདི་ལ་བརྟེན་ནས་བདག་རྐྱེན་མཛད་པའི་ཕྱིར། དེ་ཡང་ཐོག་མར་འཇམ་དཔྱད་དང་། ཡོང་ནས་སྨན། ཟས་སྤྱོད་སྤང་བླང་། ཚབས་ཆེན་ནད་རྩུབ་དཔྱད་སོགས་གང་མཐུན་གྱི་ལྟག་སྦྲིད་སྤེལ་རྒྱུ་དང་། སྤྱིར་ནད་ཚབས་ཆུང་བ་ལ་འཇམ་དཔྱད་དང་གཉེན་པོ་སྨན། འབྲིང་བ་ལ་མེ་བཅོས། ཆེ་བ་ལ་དྲས་བྲུས་ཀྱིས་གཏང་སྐྱོན་གདོན་དགོས་པ་བཅས། རྒྱུ་མཚན་དེ་ཕྱིར། རྗེ་བཙུན་གྲགས་པ་རྒྱལ་མཚན་གྱིས་མཛད་པའི་《གསོ་དཔྱད་རྒྱལ་པོའི་དཀོར་མཛོད》ལས། མེ་བཅོས་ཀླུམ་བཅོས་མི་བྱེད་པར། །དྲ་བཅོས་གཅིག་པུ་བྱེད་པ་ནི། །སྨྱོན་པའི་ལག་ཏུ་མཚོན་བསྐུར་འདྲ། །གྲ་བཅོས་ཀླུམ་བཅོས་མི་བྱེད་པར། །མེ་བཅོས་གཅིག་པུ་བྱེད་པ་ནི། །དཔའ་བོ་རྟེང་ནོན་མེད་པ་འདྲ། །མེ་བཅོས་དྲ་བཅོས་མི་བྱེད་པར། །ཀླུམ་བཅོས་གཅིག་པུ་བྱེད་པ་ནི། །ལག་ལྷུམ་ཐྲག་ལ་འཛོགས་པ་འདྲ། །ཞེས་གསུངས་པ་ལྟར། མགོ་ཡི་རུས་པ་ནི་ལྷ་བ་ཅན་གྱི་རུས་པ་ཡིན་པས། དེར་བཅོས་ཉེས་ན་རུས་པ་སྐམ་བྱེར་དང་གཤེར་བྱེར་གཉིས་སུ་འགྲོ་བས། དེར་ལྷ་བ་ཅན་གྱི་རུས་པའི་ནང་གི་ཁྲག་ཕྱིར་མི་གཏོང་བར་འཛིན་ནུས་པས་ཚེ

བ་རྨའི་འདྲེན་ལ་བཏང་བ། ལྷ་ཁྲག་སྤྲོད་པའི་སྐབས་སུ་རུས་པའི་ཆག་ངོས་ལ་དཔག་པར་བགྱི་ནས་བརྡར་ཚད་སོགས་གཞུང་ངོས་དང་བསྟུན་པར་མ་ཟད། ནད་པའི་ཉམས་ཚོད་ལ་ཡང་བརྟག་པར་གལ། དེ་ནས་ལྷ་བ་ཕྱི་གསོན་སྤྲོད་པར་ཉམས་ཚོད་ལེགས་པར་དཔག་དགོས།

༡) འཛམ་པའི་དཔྱད་ཀྱི་སྒོ་ནས་བཅོས་པ་ལ། ཐོག་མར་རྨ་དང་སྐྲངས་པོར་སོགས་ནད་དམིགས་གར་ཡོད་ཀྱི་སྒྲ་བཞར་ལ་སྦྲང་མའི་གར་པོ་དང་། མར་ནག། ལན་ཚྭ་བཅས་སྦྱར་ལ་བཅོས་པའི་སྐྱི་མས་དུགས་སམ་ཡང་ན་འབྱར་གྱི་སྐྱོན་གང་ཡོད་ཀྱི་སར་སྨམ་དགོས་པ་དང་། དེ་རྗེས་ལྕམ་འབྲུ་དྲུག་པ་(ལྕ་བའི་འབྲུ་གཡེར་མ་གོ་སྙོད་ཚྭ་ཐབས་ཆང་གི་སྦྱང་མ།) ཉྫད་ཕབ་པ་རྨ་ཁར་བྱུགས་པའི་སྟེང་དུ་སྤུ་དེབ་ཀྱི་ཚིངས་པ་དེས་ཁྲག་ངན་དང་ཆུ་སེར་རྣམས་འཇིབས་ཤིང་རླུང་བྱེར་བ་འདུལ་བའོ། །

༢) ཁོང་ནས་སྨན་གྱི་བཅོས་པ་ལ། མགོ་བོ་རྨ་ཡོད་མེད་ཀྱི་བརྡབས་ཆག་བྱུང་བ་ཀུན་ལ། ཐོག་མར་སྟབ་སེང་དང་ཚེར་སྔོན་སོགས་ཀྱི་ཐང་བཏང་རྗེས། ཁ་འཛིན་བཟང་དྲུག་ཐུན་རེ་བསྟན་པའི་བྲེ་གུ་བཅུ་དྲུག་པ་ཆང་གིས་འཕུལ་བས་ཤ་པགས་རྩ་རུས་ཀུན་ལ་བསྟུགས། ཡང་ན་ཀུན་བྱེད་རྒྱལ་པོ་ཞིབ་པར་བཏགས་པ་དེ་ཉིད་ཆང་དང་སྦྱར་ནས་བཏང་ན་ཤ་རུས་སོགས་ཀྱི་བདུད་རྩི་ལྟ་བུར་

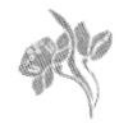

འགྱུར་བ་དང་། ལྷག་དོན་མགོ་ཡི་རུས་སྐྱོན་ཆེ་འབྲིང་ཆུང་གསུམ་ལ་ཕན་པར་ངེས། རྨ་ཚད་རྒྱས་དུས་རྫོང་ལེན་དྲུག་པའི་སྟེང་སྟབ་སེང་སོགས་བསྟན་པའི་ཐང་བཏང་ཞིང་། ཡང་ན་སྤང་རྩི་བཅུ་གཉིས་སྟེང་ཁ་བསྐྱུར་ཨ་ཕ་དང་། བྲེ་གུ་སེར་ཐིག་གཤའ་ཐལ་བསྟན་པ་དང་བྱ་ཁྱུང་བདུད་རྩི་གསུམ་སྦྱོར་སོགས་ལྷག་སྦྲད་གཏོང་དགོས། རྨ་ཚད་རྒྱས་ན་རྨ་ཁའི་སྟེང་ལ་གུར་གུམ་བདུན་པའི་ཕྱེ་མ་འདེབས་པ་དང་། ཡང་ན་ཐར་ནུ་གསུམ་པའམ་རེ་སྐྱོན་བདུན་པའི་ཕྱེ་མ་བཏབ་ན་མཆོག་ཏུ་བསྔགས། ཐོག་མར་སྨན་འདི་དག་གཏོང་དགོས་པ་ནི་རྨུ་རྐོད་ལ་ཐན་པ་ཕྱིན་ནས་རིམ་གྱིས་བྱེད་པའི་ཐབས་བཀོལ་བ་བཞིན་རྨ་ཁའི་གཉན་ཚད་གཅོག་ཅིང་། ཕྱི་ནས་སྨན་གང་རུང་བྱུགས་ཏེ་སྐྲངས་པ་འདུལ་བར་བྱ་དགོས། དེ་ནས་རིམ་བཞིན་ཞག་ཁ་ཤས་འདས་རྗེས། རྨ་ནང་ནས་འཕྱུལ་བ་དང་ཕྱི་ནས་འདྲེན་པ་སོགས་ཀྱི་ཐབས་ཤེས་བེད་སྤྱོད་དགོས་ཏེ། ཡང་ན་རྒྱུད་ཀྱི་དགོངས་པ་ལྟར་སྨན་སྦལ་རྒྱབ་དང་། གངས་ཐིག གསེར་རྫོ། གུར་གུམ། ཨ་བི་ཁ། ཨ་བྱག ཆུ་རྩི། བུ་རམ་རྣམས་སྦྱར་བས་བཏང་ཞིང་། དེ་བས་མགོ་སྐྱོན་ཆེ་བར་སྣང་ན་རྡོ་ཡི་རྒྱལ་པོ་བཞི་(སྦལ་རྒྱབ མདུང་རྩེ། གངས་ཐིག ཅོང་ཞི་)དང་། ཁབ་ལེན། འབྲུག་རུས། གསེར་གྱི་བྱེ་མ། འབྲི་ཏ་ས་འཛིན། རེ་རལ། མི་དོམ་གྱི་མཁྲིས་པ། གུར་གུམ། ཨ་བྱག བྱང་སེམས་དཀར་དམར་དངོས་སམ་མ་རྙེད་ན་ཅོང་ཞི་དང་

ཐག་ཞུན་རྣམས་བུ་རམ་དང་སྦྱར་བ་ཆང་གིས་འཕྱུལ་ལ་བཏང་ངོ། །《ཕྲུག་རྫོར་གསོ་རིག་》ལས། རྡོ་ཀླད་འབྲུག་ནུས་མཁྲིས་པ་སྣ་ཚོགས་དང་། །ལྷུགས་རྡོ་མཚལ་དང་གུར་གུམ་དོམ་མཁྲིས་དང་། །ཙོང་ཞི་སླ་རྩེ་གི་ཤང་སྦྱོར་བ་འདིས། །ནུས་ཚགས་གས་དང་རྫོགས་པ་རྩ་ཆེན་དང་། །ལྷ་བ་འཐེབས་དང་ཐོད་པའི་གླང་འཕིར་དང་། །རྒྱ་སྤྲུབས་ཕྱེ་མའི་ནུས་འགྲིག་ནུས་པ་འཚོ། །ཤ་འདེགས་རྩ་འདེགས་ལྷགས་པའི་ནད་ཀུན་སེལ། །ཞེས་གསུངས་སོ། །གོང་སྨན་པའི《གསོ་རིག་དགོས་པ་ཀུན་འབྱུང་》ལས། ཁོང་སྨན་སྐྱོན་ཆེ་རྡོ་ཡི་རྒྱལ་པོ་བཞི། །ཁབ་ལེན་འབྲུག་ནུས་གསེར་གྱི་བྱེ་མ་དང་། །འབྲི་ཏ་ས་འཛིན་རེ་རལ་མི་དོམ་མཁྲིས། །གུར་གུམ་ཨ་བྱུག་བྱང་སེམས་དཀར་དམར་རྣམས། །བུ་རམ་སྦྱར་བ་ཆང་གི་འཕྱུལ་ལ་བཏང་། །ཡང་ན་བདུད་རྩི་འཆི་གསོས་གཙོ་བོར་བསྟུགས། །ཞེས་དང་། གཙང་སྟོད་དར་མ་མགོན་པོས་མཛད་པའི《ཟིན་ཐིག་》ལས། ཁོང་སྨན་བདུད་རྩི་གསུམ་སྦྱོར་གྱི། །གབ་པ་གྲོལ་བ་འདི་ལྟ་སྟེ། །མཚན་མོ་འོད་ཅན་ཙོང་ཞི་ཡིན། །ཉིན་བྱེད་མཚལ་ལ་སྦྲ་འབྱེད་ནི། །ཨ་བ་བཟང་རིགས་དག་ཡིན་ནོ། །ཀླད་སྐྱོན་གངས་ཐིགས་ཟུ་ཏིག་དང་། །ཉ་སྐྱུགས་དག་ནི་བསྲེ་བར་བྱ། །རྩ་སྐྱོན་ཨ་བ་ནུས་སྐྱོན་ལ། །གངས་ཐིགས་ཀ་ར་སྦྱར་ལ་བཏང་། །གྲང་ཤས་ཆེན་བུར་དཀར་སྦྱར། །རྒྱ་སྨན་གབ་པ་གྲོལ་བ

 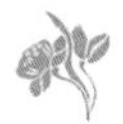

འདི། །ཚ་ཡི་ཕ་ལ་མཇོ་ཚ་ཡིན། །ཅོག་ལ་མ་ནི་རྒྱ་མཚལ་ཡིན། །རྗོ་སྨུག་སྨུག་པོ་སྤལ་རྒྱབ་ཡིན། །དར་ཚུར་ཚ་ལ་སྟག་གཞུག་ཅན། །བྲེ་གུ་གསེར་ཐིག་དག་ལ་ཟེར། །ཕག་ཟེ་ཨ་བ་སྟག་ཤ །བཅད་འཁོར་རྣམ་པ་གཉིས་ཡིན་ནོ། །ཞེས་གསུངས་པ་ལྟར། གོང་གི་གོང་ནས་སྨན་གྱི་བཅོས་ཚུལ་ནི་གཉན་ཆུང་ཞིང་ཕན་བསྐྱེད་ཆེ་བར་མ་ཟད། དེ་དག་ནི་གསོ་ཡུལ་ལ་བལྟོས་ན་རྒྱལ་པོ་རྣམས་ཡུལ་གཉན་ཞིང་སྲན་ཆུང་བས་སླུམ་བཅོས་ངོ་མཚར་བ་དང་། བཅོས་ཐབས་ལ་བལྟོས་ན་སླུམ་ཆེ་བས་རྒྱལ་པོ་དང་མཚུངས་པ་ཡིན་ནོ། །

༣) རྩུབ་པོ་དཔྱད་ཀྱི་བཅོས་པ་ནི། ཐོག་མར་མེ་བཙས་བཅོས་པ་ལ་རྨས་སྐྱོན་ཐོག་པའི་དུས་ནས་ཞག་གཉིས་ཚུན་ལ་མེ་བཙའ་གདབས་ཀྱང་ཆུ་སེར་མི་འདུ་ཞིང་། ཡང་དེ་ལས་རིང་བ་ཞག་བདུན་འདས་ནས་ཆུ་སེར་གང་སར་ཁ་ཡན་པའམ་རྩ་ལ་གྲམས་པ་དང་། ལྷ་བའི་གསེབ་ལ་འཛུག་པ། ཀླད་པའི་དར་ཐོག་ཏུ་འཐོར་ནས་མེས་ཐུབ་པར་དཀའ་བའོ། །དེའི་ཕྱིར་ཞག་གསུམ་པ་དང་བཞི་བ་ལྔ་བའི་བར་ལ་མེས་བསྲེགས་པར་བསྟུགས་པ་དང་། མེ་བཙའ་གདབ་པའི་ཐབས་ལ་ཡང་རུས་པ་གས་པའི་གཡས་གཡོན་དུ་གསང་ས་སྡོམ་པ་དང་། གང་གས་སྟེང་དང་གས་སྣེ་བཅས་སུ་མེ་བཙའ་གདབ་པ་དང་། རུས་པ་ཆག་པའི་བར་དུ་ཤ་འཐེམས་པའམ་བ་ཙོར་བའི་གསེང་དང་། ཤ་རུས་ཁ་ཕྲད་དུ་སྦྲོས་པའམ་བྱེར་བ་འགྲུགས་

པའི་མེ་བཙའ་གཉིས་ལ་རུས་པ་བྲད་ནས་ལྷ་བའི་ཁྲག་དང་རྨ་ཁའི་བཅད་འགྲོ་ཁ་སྲིད་ལ། དེའི་སྟེང་ཤའི་སྐྱི་པགས་སྔན་པའི་སྟེང་དུ་མེ་བཙའ་གདབ་དགོས་སོ། །ཆག་པ་སྦྱོར་བ་ལ་རུས་པ་ཆག་མཚམས་ཀྱི་རྨའི་ཁར་མེ་བཙའ་གསུམ་ཚོམས་ཏེ་ཟུར་གསུམ་དུ་སྤྲེལ་ནས་གདབ་དགོས་སོ། །རྨ་མེད་པར་ཆག་ཡོད་ན། གང་ཆག་དེའི་སྟེང་དང་ཟུག་དམིགས་གང་ཡོད་དེར་མེ་བཙས་བསྲེགས་པར་བསྟགས། དེ་དག་ཀུན་ལ་ཞག་བདུན་བདུན་གྱི་བར་མེ་བཙས་ལན་རེ་གདབ་ན། དེས་ཆུ་སེར་གྱི་རྒྱུ་བ་སྡོམ་པ་དང་། གཏང་ནས་འདྲེན་པ་དང་། འདུས་པ་རྣམས་སྐེམ་པ་བཅས་བྱེད་དོ། །ཤ་ལ་ཆུ་སེར་བྱེར་ན་སྤྱི་གཙུག་དང་། ལྟག་པའི་སྨུད་སྒོ། མཆོག་མ་བཅས་འདུས་སོ་གསུམ་དང་། སྤྱི་གཙུག་གི་ཕྱོགས་བཞིར་ཚོན་རེ་བཅལ་བའི་མེ་གསང་རེ་ཐག་བཞི་སོགས་མེ་བཙས་མནན་དགོས། ནང་གི་རྩར་ཆུ་སེར་བྱེར་ན་དྲུག་པ་བདུན་པ་བྲང་གཞུང་དཀར་ནག་མཚམས་བཅས་སུ་གསེར་གྱི་ཏེལ་པས་བསྲེགས་དགོས་སོ། །སྤྱིར་རྨ་དང་སྐོམས་སུ་མགོ་རྨ་ལ་བསིལ་བའི་རིགས་ཀྱི་འཇིབ་བྱ་བ་དང་། གདོང་སྐྲངས་ན་གྲོད་པར་ཆུ་ཧླུགས་པས་བདུག་ན་ཕན་བསྐྱེད་ངེས། མགོ་སྐྱོན་གྱི་རིགས་ལ་མེ་བཙའ་བྱ་དགོས་པ་མང་པོ་ཡོད་ཀྱང་། རུས་སྐྱོན་ཆུང་བའི་རིགས་ལ་ཕན་པ་མ་གཏོགས་ཆེ་བ་རྣམས་མེ་བཙས་སེལ་བ་ཆེར་མ་མཐོང་ངོ་། །དེ་དག་མེ་བཙོས་སྔོན་པོར་བཅོས་ཚུལ་ཞེས་པ་ནི་ནད་

ལ་བལྟོས་ནས་གང་ལ་གང་འཚམ་གྱིས་སྦྱོར་བ་སློན་པོ་དང་ཚུལ་མཚུངས་པའོ། །རུས་པ་གས་ཆག་ཚབས་ཆེན་བྱུང་བའི་རིགས་ཕལ་ཆེར་ལ་མཐོང་བ་བརྒྱུད་པའི་དྲ་བཅོས་ཀྱི་ལག་ལེན་མཁས་པའི་ཉམས་མྱོང་ཚད་དང་ལྡན་པ་བརྟགས་ཤིང་། དེ་ཡང་དྲ་བའམ་གཤགས་པའི་དུས་ནི་གསར་དུ་བྱུང་བའི་ཞག་གསུམ་དང་ལྔ་ཡིན་ལ། ནམ་ཞིག་ནས་མདོག་ལོག་པའི་སྐྲན་བྱུང་བའི་དུས་དེ་དང་སྦྱར་ནས་དྲ་དགོས་ལ། དྲ་ཐབས་ནི་རྨ་དེ་སྟེང་ངོས་སུ་བཏོན་ཏེ་སྤུས་མཐོ་རུ་བཙུག་ལ། སྐྲན་དང་ཆེ་ཆུང་ངམ་དབྱིབས་འཚམ་པའི་རྨ་དྲས་མའམ་ལྕུག་མ་སྒྲིལ་བ་དེ་ཉིད་སྣོར་མོར་བཅོས་ལ་བལ་གྱིས་དྲིལ་བར་བྱ། དེ་ཉིད་ཀྱང་མགོ་སྐྲན་ཡོད་པའི་སྟེང་དུ་ཆག་ཁ་ཟི་ཙམ་དྲ་དགོས་པའི་རྒྱ་ཁྱོན་ནས་ནས་རེའི་ཚོད་ཙམ་ལས་ཆེ་བ་བཞག། བལ་སྣོར་དེའི་སྟེང་དུ་བར་མེད་པར་སོར་མོ་རྣམས་ཀྱིས་ཟི་དྲག་མནན་པར་བྱ། དེས་ནི་པགས་པའི་མདོག་ལོག་ཅིང་མཁྲང་བར་འགྱུར་རོ། །དེ་ལྟར་གྱུར་པའི་ཤུགས་ཀྱིས་དྲ་བ་སླ་ཞིང་ཟུག་རྔུ་ཆུང་ལ་ཁྲག་ཀྱང་མི་འཚོར་བར་བྱེད་དོ། །དེ་དུས་དྲ་བྱེད་ཀྱི་གཙགས་བུ་སྲབ་ལ་མཁྲང་ཞིང་རྣོ་ངར་དང་ལྡན་པའི་ཆ་བྱད་གཙགས་བུ་སོ་ལེབ་ཀྱིས་དྲ་དགོས་ཤིང་། དེ་དག་གི་ལག་ཆོད་རྣམས་ནང་བྱིན་ཆུད་པར་བྱ་དགོས་ཏེ། སྐྲན་ཚབས་ཆེ་ན། ཤ་གདན་དང་བཅས་པའི་ཤ་རུས་དབྱེ་བ་མེད་པར་དྲས་ལ། དེས་ཁྲག་ཤོར་ན་དབྱར་ཉི་མ་མ་ལོག་གོང་བཏུས་པའི་སྲད་

ནག་གམ་མཁན་པའི་ཡོ་མ་བརྡུངས་པ་དང་། གུར་གུམ་དང་དོམ་མཁྲིས་བཅས་ཆུར་སྦྲངས་པས་རྨ་དེའི་བཀང་བ་རྨ་རས་ཀྱིས་བསྡམས་ནས་ཞག་གཅིག་བཞག་ལ། དེའི་ནངས་པར་རྨས་སྐྱོན་གང་བྱུང་ཞིབ་ཏུ་བརྟག་ཅིང་། དེ་ནས་རྨས་པ་ཆག་པ་དང་གྲུམས་པའི་རིགས་རྣམས་བསལ་ལ། དེའི་ཤུལ་དུ་སྐྱོན་གཞན་མེད་ན་གས་ཀྱི་དཀྲུས་དང་གས་ཡོད་མེད་མཚམས་བཅད་ལ་བྲུད་པའམ་བརྡར་ཅིང་། དེ་ཡང་ལྷ་བར་སླེབས་ན་ལྷ་བའི་བར་ནས་ཁྲག་ཆིལ་འབྱུང་བ་དང་། རྣག་སླ་ཞིང་ཁ་དོག་སེར་རམ་སྔོ་ལ་རླངས་པ་ཆེ་བ་དང་། ལྷ་ཁྲག་གཅོད་སྡོམ་བྱེད་པ་སྟེ་ལྷ་ཁྲག་རེས་འབབ་རེས་མི་འབབ་པ་སོགས་གང་བྱུང་ཡང་སྐྱོན་ཅན་ཡིན་པས། བྲུད་ཅིང་རྩ་བ་ནས་མི་འབབ་པའི་ཐབས་ལ་འབད་དགོས། བརྡར་ན་ཁྲག་མེད་ལ་བཞག་ན་ཁྲག་ཡོད་པ་དང་། ཕྱོགས་རེ་ནས་ལྷ་ཁྲག་མེད་ལ་ཕྱོགས་རེ་ནས་ཡོད་པ་དང་། ལྷ་མིག་མ་ཚང་བར་རྨས་པ་ཕྱེ་མ་ཅན་སྐྱ་ཚོ་ལེ་བ་ཡོད་པ་དེ་དག་ངེས་པར་སྐྱོན་ཡོད་པ་ཡིན་པས་བརྡར་བར་བྱའོ། །གལ་ཏེ་མ་བརྡར་བར་བཞག་ན་ལྷ་བ་རྙམ་བྱེར་དུ་འགྲོ་བའི་སྐྱོན་དུ་འགྱུར་རོ། །ལྷ་བ་གསོབ་ཅིང་ལྷ་ཁྲག་མང་ལ་སླ་ཞིང་ནག་པ་དང་། རླངས་པ་ཆེ་བ་རྣམས་སྐྱོན་ཡིན་པས་གང་འདུག་པ་དེ་དག་མ་ཟད་པར་བརྡར་བར་བྱ། མ་བརྡར་བར་རང་དགར་བཞག་ཚེ། བྱ་ཕང་རྒྱབ་འདྲར་ལྷ་ཁྲག་གྲང་ནས་སྔོ་དཀར་དུ་གྱུར་ན་གཤེར་བྱེར་འགྲོ་བ་ཡིན།

དེ་ཕྱིར་བལ་ཡི་ཆུར་བཙུག་གིས་ཕྱིས་ཤིང་སྐྱོན་གང་འདུག་བལྟས་ལ་ཕྲུད་པར་བྱ། རུས་པ་ཞུང་མ་རྣོན་པ་བཞིན་དུ་རླན་དང་མི་འབྲལ་ཞིང་ལྷ་ཁྲག་དམར་ལ་དྭངས་ཤིང་ཞག་དང་བཅས་པ་ལྷ་མིག། ཐམས་ཅད་སྐོམས་ན་སྐྱོན་མེད་ཅིང་གསོན་དང་འཕྲད་པ་ཡིན་པས་ཕྲུད་འཕྲོ་བཅད་དོ། །ཆུ་སེར་ཀླད་པའི་རྒྱུ་དར་སྟེང་དུ་ལྷུང་བ་དང་ཆག་སྐྱོན་ཆེ་ན། དེ་དག་གི་འོག་གདུང་སྦྲང་གཞོག་ཙམ་དུ་བརྡར་བ་དང་། ལྷ་ཁྲག་མ་འདུས་ན་གས་སྣའི་ཤའི་སྟེང་དུ་མེ་བཙས་སྡོམ་པར་བཏབ་ཅིང་ཁ་གསུམ་དུ་གས་པ་དང་། ཕྱོགས་བཞིར་རྒྱ་གྲམ་དུ་གས་པ་སོགས་ཀྱི་གས་པའི་མཚམས་འཛོམས་རྣམས་སུ་གས་པ་ཀུན་རུས་པའི་ལྷ་བ་དང་ཁྲག་མ་སྐོམས་བར་དུ་བརྡར་བར་བྱ་འོས། དེ་ནས་རུས་པ་བརྡར་བ་དང་ལྷ་ཁྲག་སོགས་ཚབས་ཉེན་མེད་ན། རྨའི་དཔྱིབས་ཀྱི་ཁྱད་ཆོས་དངོས་དང་བསྟུན་ནས་དེབ་བཏང་བར་བྱ་དགོས། དེབ་དེས་དུས་རབས་ཀྱི་གོམས་འགྲོས་དང་སྤྱི་ཚོགས་ཀྱི་འགྱུར་ལྡོག་གི་ཆ་ནས་རིགས་མང་དུ་མཆིས་ཀྱང་། སྐྱེམས་འགྲེལ་སོགས་ཀྱི་དགོངས་པ་ལྟར་ན། ཆག་ན་རྟེལ་གེ་སོགས་ལ་པགས་དེབ་དང་། རུལ་སྨྱུག་ཚ་བ་ཆེ་བ་ལ་འཛག་མ་སོགས་ཀྱི་རྩྭ་དེབ། སྐྲངས་པ་ལ་བོང་བུ་རི་བོང་རེ་བལ་སོགས་ཀྱི་སྤུ་དེབ། བྱེར་བ་ལ་ཤོག་དེབ། རྩ་ཆོད་པ་ལ་ཤིང་བྱང་སོགས་ཀྱི་དེབ། རྣག་དང་ཆག་གྲུམས་ལ་ཕྱིང་པའི་དེབ་དང་དྲུག་དང་གཏོང་ཚུལ་གྱི་དབང་ལས། ནན་གྱི་སྟེང་དུ་

བཏང་བ་ཕོ་དེབ་དང་། འོག་ཏུ་བཏང་བ་མོ་དེབ། སྤྱིལ་མར་བརྩེགས་པ་ལ་ཡང་དེབ་ཅེས་བརྗོད། འོན་ཀྱང་འགྲེལ་བ་ཁ་ཤས་དགོངས་བཞེད་ལ་ཡང་། དེབ་རྒྱང་རེ་བཏང་བ་མོ་དེབ་དང་། གཉིས་བརྩེགས་བཏང་བ་ཕོ་དེབ། གསུམ་བརྩེགས་བཏང་བ་ཡང་དེབ་ཟེར། ཐོག་མར་མགོ་བོའི་ཕྱིང་དེབ་བཏང་ཚུལ་ནི། སྤྱི་གཙུག་ཏུ་སྐོར་མོ་གཅིག་བྱས་ཏེ་ཕྱོགས་ཀྱི་རྣམ་པ་མི་འདྲ་བ་རེ་ལ་དྲ་མིག་གསུམ་བཏོད་ལ། རྣ་བའི་མདུན་རྒྱབ་གཉིས་ནོན་པར་བྱ་དགོས་ཏེ། དེབ་རིགས་གང་ཡིན་ཡང་གཏོང་ཡུལ་གནས་དབྱིབས་ཀྱི་ཁྱད་པར་དང་རྨའི་ངོ་བོ་སོགས་ལ་གཞིགས་ནས་གང་ལ་གང་འཚམ་བྱ་དགོས་ཏེ། ཤ་སོགས་གནོན་དགོས་པར་མ་ཟད། ནོན་པའི་ཆེད་དེབ་བཏང་བ་ཡིན་པའང་གོར་མ་ཆག་མེད། ཟླད་པ་ཚ་སྦྱོར་ལ། ཙུ་གང་། གུར་གུམ། མར་དང་ཆིལ་བུ་བཞུས་པས་ཞུན་བྱ་བ་དང་། དེ་ནས་སླ་སྣང་གི་ཕྱི་མ་དང་སྦྱོས་ཀྱི་ཕྱི་མ་སྦྱར་ལ་བྱུགས་པ་དང་། རས་བལ་གྱི་འདབ་མཁྱིའུ་ནུ་ཞོ་འཕྲང་བའི་ཆུས་བྲོད་ཕབ་ལ། དེའི་སྟེང་དུ་ཕྱིང་བ་བྲོད་ཕབ་ལ་གདབ་པར་བྱ་ཞིང་། དེ་ནས་པགས་བུ་བྲོད་ཕབ་ལ་གདབ་པ་དང་། དེ་ནས་རིམ་གྱིས་འཇུག་གིས་དཀྲིས་པར་བྱའོ། །མགོ་བོ་དང་སྤྱི་གཙུག་གི་དེབ་ནི་པགས་པའམ་རས་དང་ཕྱིང་བ་གང་ཡིན་རུང་། གཏང་ཡུལ་གྱི་ཤ་སོགས་གནོན་དགོས་པའི་ཚུལ་དུ་དེབ་ཀྱི་དབྱིབས་ལེབ་མོ་དང་སྐོར་མོ་གང་བདེ་བྱས་ཆོག

པ་དང་། སྨན་ཞུས་ལེན་བདེ་བའི་ཆེད་དམ་གཏོང་བདེ་བའི་ཕྱིར་སྒྲ་བཤར་བའི་ཤུལ་དུ་གཏོང་དགོས། ནད་ཀྱི་དངོས་དང་བསྟུན་ནས་རིབ་འདྲ་མིན་གཏོང་བ་དང་། དུས་བཞིའི་འགྱུར་ལྡོག་གི་དབང་གིས་རིབ་བཏང་དུས་སྨན་གྱི་ཁ་བསྒྱུར་བ་དང་། དེ་མིན་དེང་རབས་གསར་དར་གྱི་རིབ་སོགས་གང་བདེ་བེད་སྤྱོད་བྱེད་པའི་ཚུལ་སོགས་ནད་ཐོག་ལག་ལེན་སྟེང་ནས་ཞིབ་འཇུག་གནང་བར་འཚལ། དེ་ནས་རིབ་ཀྱི་སྟེང་དུ་ཆེངས་བྱ་བ་ནི། ཆེངས་ཀྱི་རྒྱུ་དེ་ལ་རབ་འབྲིང་དབྱེ་ཞིང་། དར་ཆེན་དང་མེན་ཏིས་ནི་རབ་དང་། ཤེ་དང་ཕྲ་རས་ནི་འབྲིང་། སྣོད་རས་དང་སྣམ་སྲབ་ནི་མཐའ་མ་དབྱེ་བར་བགྱི་བ། དེ་དག་གི་འབྱུང་ཡུལ་ནི་རྒྱ་གར་དང་རྒྱ་ཡུལ་སོགས་ཡིན་པ་དང་རྒྱུ་ཆའི་སྤུས་ལེགས་དང་བེད་སྤྱོད་རིན་ཐང་ལ་དམིགས་ཏེ་དགར་བ་དང་། དེང་སང་མང་དུ་བཀོལ་བ་ནི་དར་དཀར་འཇམ་མཉེན་ལྡན་ཞིང་། མདུད་པ་རྒྱབ་ན་ལྷོད་སྐྱོན་ཤོར་མི་སླ་བ་དེ་རིགས་བེད་སྤྱོད་ཀྱིན་འདུག། མགོ་བོའི་རྒྱ་ཆེངས་ནི་མགོ་རུས་ཆག་པ་དང་རྒྱ་སྲུབ་ཞིག་པ། པགས་པ་རལ་བ་སོགས་མགོ་སྐྱོན་རིགས་མཐའ་དག་སྡོམ་པར་བྱེད་པའི་ཆེངས་ལ་བྱའོ། །《རྒྱུད་བཞི་》ལས། སྲུབས་ཞིག་ཆེངས་དང་རིབ་ཀྱི་བསྡམ་པ་གཅེས། །སྐྱ་སྦྲུར་ཕྱིང་རིབ་སྟེང་དུ་ཆེངས་མས་བསྡམས། །མཚོ་འཁྲིམས་རྒྱ་ཆེངས་བསྡམས་ལ་རྡོ་སྦྲུར་བསྟེན། །ཞེས་སོ། །མགོ་བོའི་ཆེངས་ནི་གསུམ་སྟེ། དྲ་བུ་ཆེངས་

དང་། རྒྱའི་སྡོམ་ཆིངས་དང་འཁོར་ལོ་ཆིངས་གསུམ། མགོ་བོའི་ཆིངས་བྱ་སྐབས་ཡིད་ལ་དངོས་སུ་ངེས་དགོས་པ་ནི་མགོ་བོའི་གནས་ལུགས་སྣང་བྱུན་ཚུད་དགོས། རྒྱུ་མཚན་ནི་ཆིངས་ལེགས་འོང་མི་འོང་ཕལ་ཆེར་དེར་རག་ལས་པའི་ཕྱིར་རོ། །ཕྱིར་མགོ་བོའི་པགས་པ་ནི་རིམ་པ་ལྔ་ལས་གྲུབ་ཡོད་པ་དང་། སྐྲ་མ་ནི་མཐུག་ལ་ཚགས་དམ་པ་དང་ནང་རྩ་མང་དུ་འབྲེལ་ཡོད་པ་དང་། སྐྲ་གདན་ནི་སྐྲ་མ་གཤམ་དུ་ཆོལ་ལུ་གཙོ་བྱས་ནས་ཆགས་ཤིང་རྩ་དཀར་དང་ཁྲག་རྩ་འབྲེལ་ཡོད། བཞག་སྐོར་ནི་དར་སྐྱིའི་རྣམ་པ་ཅན་ཚགས་དམ་པ་ཞིག་སྟེ་སྣང་དང་རྩིབས་ཀྱི་གནས་ཁོ་ནར་གནས་པ་དང་། བཞག་ཚངས་ནི་བཞག་སྐོར་གྱི་གཤམ་དུ་བར་ཚངས་བཙུག་པ་ལྟར་གནས་ལ་གསོབ་པའི་རྣམ་པ་ཅན་ཞིག་སྟེ། ཤ་གདན་ནི་སྟེང་གདུང་གི་ཕྱི་ལ་འབྱར་བའི་དར་སྐྱི་རིམ་པ་ཞིག་གོ །མགོ་བོ་སྡོམ་པ་ལ། མགོ་བོ་ནི་ཤ་ཉུང་ལ་པགས་པ་མཐུག་པའི་རྐྱེན་གྱིས་ཆིངས་ཀྱི་གདན་ལྟ་བུ་ཕྱིང་དེབ་སྐོར་མོ་ཞིག་དགོས་པ་དང་། སྤྱི་གཙུག་ཏུ་དབྱིབས་སྐོར་མོ་གཅིག་དང་། ཕྱོགས་བཞིར་རྫོག་གི་རྣམ་པ་འདྲ་ཞིང་དྲས་མིག་ལྟ་བུ་བཏོད་ལ། རྣ་བའི་མདུན་རྒྱབ་གཉོན་པར་བྱ་ཞིང་། དེའི་སྟེང་འཇག་གིས་དཀྲི་བར་བྱ། འཇག་གི་སྣ་ཐག་གུའི་ངོས་ནས་མགོ་ལ་འཁོར་གཅིག་བསྐོར་ལ། ལྷག་པར་བསྐོལ་ལ་ཕྱེད་མ་ཕྱེད་མ་དྲ་བུའི་ཡས་མགུལ་བཞིན་དཀྲིས་ཏེ་ཐེར་ཐུང་མེད་པར་དཀྲི་དགོས། མགོ

ངོ་ཁྱེད་ལ་དྲུ་བུ་འི་ཆིངས་ཚུལ་ནི། དེར་འཛུག་ནི་དར་དང་མེན་ཧྲི་རས་སོགས་གང་ཡང་རུང་ལ། མགོ་བོ་ཆག་ཚབས་ཆུང་བ་དང་སྲུབས་ཞིག་པ་སོགས་ལ་བེད་སྤྱོད་པ་དང་། དེ་ཐོག་མར་ལྷག་པ་ནས་མགོ་རྩམ་པར་བྱ་དགོས་ཏེ། འཛུག་གི་སྣ་ནི་འཛུག་དང་སྐུད་པའི་མཐུད་མཚམས་ཀྱི་དཀྱིལ་ཡིན་པས། མཐུད་མཚམས་ལྷག་པ་བཞག་ལ་འཛུག་གིས་ནྭ་ལྷག་དང་དབྲལ་བར་བརྒྱུད་དགོས་པ་དང་། སླར་ལྷག་པར་ཐུག་པར་འཁོར་གཅིག་བསྐོར་ནས་ལྷག་པ་ནས་འཛུག་སྐུད་ཀྱི་མཐུད་མཚམས་དེར་བསྒོལ་དགོས་ཏེ། དེ་ནས་སླར་འཛུག་ལྷག་ཟུར་གཡས་སུ་འཁྱེར། ཡང་སྐུད་པ་ནྭ་ལྷག་གཡོན་དང་དབྲལ་བའི་ལྷག་གཡས་སུ་འཁྱེར། འཛུག་གིས་ལྷག་པར་བརྩེགས་ལ་སྐུད་པ་དབྲལ་བར་བརྒྱུད་ནས་དཀྲིས་ཏེ་བསྐོར་བ་རྒྱག་དགོས་ཏེ། དེ་ནས་སྐུད་པས་མགོ་འཁོར་བར་ཆིངས་ནན་པར་སྡོམ་དགོས་སོ། །

སྡོམ་ཆིངས་ནི་མགོ་ཡོངས་རྫོགས་ལ་ཆིངས་པའི་རིགས་ཏེ། ཆག་ཚབས་ཆེ་ཤོས་རིགས་ལ་བེད་སྤྱོད་དགོས། དང་པོ་ལྷག་པ་ནས་མགོ་བརྩམས་ཏེ་འཛུག་དང་འདྲེན་ལུགས་གོང་མ་དང་མཚུངས། འཁོར་ལོ་ཆིངས་ནི། མགོ་རྩིལ་པོ་སྡོམ་པའི་ཆིངས་ཤིག་སྟེ་བསྡམས་རྗེས་སུ་སྤྱི་གཙུག་ཏུ་འཁོར་ལོའི་རྩིབས་དང་མཐའ་རུ་སྐོར་མོ་འཁོར་ལོ་ལྟ་བུ་འོང་བས་འཁོར་ལོ་ཆིངས་ཞེས་སོ། འཛུག་གི་འགྲོ་སྟངས་གོང་མ་དང་འདྲ་ཤས་ཆེ། ཡང་ན། མགོ་བོ་ཆག་ཚབས་ཆེ་བའི་རིགས་ལ་

དེའི་བར་བར་དུ་ཕུར་བས་གཙུན་པར་བྱའོ། །དེ་ལ་སླ་འབྲིང་མཉེན་པོ་གཅིག་གིས་མཐའ་བསྐོར་གྱིན་བཏང་། ཡང་ན། བསྐོར་གྱིན་བཏང་བའི་སྟེང་དུ་ར་བལ་བྲུ་གུས་དམ་དུ་དཀྲིས་ནས་སྡོམ་པར་བྱ་དགོས་སོ། །《སྨན་དཔྱད་ཟླ་རྒྱལ་》ལས། དེ་ནས་སྦུབས་དག་བཅོས་པ་ནི། །རྩ་དང་སྦུབས་ནི་ཞིག་པའོ། །རྨ་ཁ་ཆུང་ན་ཙུང་ཙམ་འགྱེད། །དྲ་གཤགས་དག་ཀྱང་ཆེར་མི་རུང་། །རྫབ་རུ་དག་ནི་གཟུག་པར་བྱ། །ཨ་འབྲས་དག་ནི་ཏེ་ཨུ་ལ། །བཙུན་མོ་རེ་རལ་རྡོམ་མཁྲིས་གདབ། །རུས་མདོག་དཀར་ལ་ཤ་འུ་མེད། །ཆུ་སེར་གཏིང་དུ་སོང་བའོ། །སྦུབས་སུ་ཞིག་ན་མེ་བཙའ་གདབ། །ཚ་ན་ཐང་གཏང་ཚ་སྟོ་བྱ། །རྡོད་ན་སླ་སྨང་དག་གིས་མནན། །སླ་འབྲིང་ངམ་ནི་དར་འཇག་གིས། །དཀྲི་ཞིང་བསྡམ་པར་བྱ་བའོ། །ཞེས་པ་ལྟར་རོ། །

（༤）ཟས་སྤྱོད་ཀྱི་སྤང་བླང་ནི། ཟས་ནི་བཅུད་ཅན་གཏང་བར་བྱ། །སྤྱོད་ལམ་དྲག་པོ་མི་བྱའོ། །ཞེས་པ་ལྟར་ཟས་མར་རྙིང་ཤ་རྙིང་རུལ་སུངས་སུ་རིགས་རྣམས་དང་། ཚྭ་དང་མཁྲེགས་པོའི་རིགས་རྣམས་སྤང་བར་བྱ་ཞིང་། མར་གསར་སོགས་གསར་བཅུད་ཀྱི་རིགས་རྣམས་རུས་སྐྱོན་གྱི་གཏིང་མ་ལོན་བར་དུ་ཐོག་མར་ཙུང་ཟད་རེ་བསྟེན་པར་བྱ་ཞིང་། དེ་ནས་རིམ་པས་གློད་ལ་རུས་སྐྱོན་ཕྱིར་མི་ལྡོག་པའི་གདེང་ངེས་པ་རྙེད་པའི་རྗེས། ཤ་ཚང་སོགས་

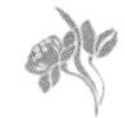

གསར་བཅུད་ཀྱི་ཁ་ཟས་རྣམས་ལྷུག་པར་བསྟེན་པ་དང་། སྤྱོད་ལམ་ཡང་ཐོག་མ་ནས་མེ་དང་ཉི་མ་མི་བསྲོ་ཞིང་། ཉལ་པོ་དང་དྲག་ཤུལ་གྱི་ལས་དང་། བང་རྒྱུག་སོགས་རིང་དུ་སྤང་བར་བྱ་དགོས། བསིལ་ངྲོད་སྙོམ་པའི་གནས་སུ་དལ་བར་བསྡད་ནས་གསོ་བར་བྱ་དགོས་སོ། །

མགོ་བོ་སྦྲུབས་ཞིག་པ་ནི་རྟག་པར་འཕྲད་ཅིང་དེར་ཁ་ལྐུགས་ཆལ་ཆོལ་སྨྲ་བ་སོགས་རྟགས་མཆིས། དེའི་བཅོས་ཐབས་ནི། མགོ་བོའི་འོག་ཏུ་གྲིད་པར་ཆུ་བླུགས་ཏེ་བཞག་པ་དང་། འཇག་དང་དར་གོས་ཟངས་རས་གང་རུང་ཞིག་གིས་མགོ་བོར་དམ་པོར་བསྡམས་ཏེ་ཅུང་དལ་བར་འདུག་དགོས། དེ་ནས་མལ་ཁྲིའི་སྟེང་དུ་གན་གྱལ་དུ་ཉལ་ཞིང་རྐང་པ་རིང་ཐུང་སྙོམ་པར་བཞག་པ་དང་། རྐང་འོག་ཏུ་ཤིང་ལེབ་སྲབ་མོ་ཞིག་བཞག་ཅིང་། དེ་ནས་ཐོ་དང་རྡོ་དབྱུགས་གང་རུང་གིས་རྡུང་དགོས་པ་དང་ཆབས་ཅིག སྨན་པས་ནད་པའི་སྤྱི་གཙུག་དང་ལྟག་པ་སོགས་ལ་དལ་ཙྙོད་རན་པས་བརྡེག་པར་བྱ་དགོས་པ་དང་། ཚད་པའི་རྟགས་ནི་གོང་གི་དམ་པོར་བསྡམས་པ་དེ་ཉིད་རང་ཤུགས་ཀྱིས་ལྷོད་ན་ལེགས་པའི་རྟགས། 《བི་ཛིའི་པོ་ཏི་ཁ་སེར་》ལས། སྤྱི་བོའི་གཙུག་ཏུ་གསང་དབྱེ། སྒྲ་བྲེགས་ལ་སྤོད་སྣ་ཚོགས་དང་། ཡང་སྦོས་དང་སླ་སྣང་དང་མར་དང་བཞི་སྦྱར་ལ་མགོ་བོ་ཁྱབ་པར་བྱུགས་ལ། གྲ་ཕྱེད་ལ་འབེ་ལོག་གི་སྣམ་བུ་བཞིན་དུ

བྱས་ལ། ཁྲམ་ཤར་དུ་བྱས་ལ་སྐྱུར་གྱིས་ཐྲོད་ཕབ་ལ་སྤྲན། དར་དང་མེན་དྲའི་རྒྱ་ཆིངས་བྱ། དེའི་སྟེང་དུ་སྣ་འབྲེང་དང་སོག་མིག་གི་རྒྱ་ཆིངས་བྱ། སྒོ་བཞིར་ཕུར་བུས་བསྐྱོལ་ལ་བརྫེག་ཞག་བདུན་མི་གྲོལ་བར་གཞག། རྒྱ་སྲུབས་མར་དང་ཚིལ་བུས་བཞུ་བས་ཞུན་བྱ། སྣ་སྣང་གི་ཕྱེ་མས་གདབ། བལ་འདབ་མར་དུ་བཙོས་པ་དང་ཕྱིང་པ་མར་དུ་བཙོས་པས་སྤྲན། སྒོ་བཞིར་མེ་བཙས་བསྲེག། ཡོང་དུ་ཤ་ཆང་ནུས་ཁུ་བཏང་། མགོ་རྐང་མཐིལ་དང་ཕོ་བ་ལ་དུགས་བྱ། ཞེས་གསུངས་པ་ལྟར་སྟེང་ཆག་པ་ནི། 《རྒྱུད་བཞི་》ལས། སྟེང་ཆག་སྟེང་གདུང་སྣངས་ལ་ལྷ་ཁྲག་སྲིད། །ཅེས་དང་། 《སྨན་དཔྱད་ཟླ་རྒྱལ་》ལས། ལྷ་བ་དག་ནི་འབྲོས་པར་འགྱུར། །ལྷ་བ་ཆུང་ན་དཀར་བར་འདོད། །ཆུ་རླུགས་ཆགས་པ་ལྷ་བུའོ། །ཆུ་སེར་ལྷ་བ་དག་ཏུ་འདོད། །སྨུགས་བཞིར་བབས་ན་བཟང་བར་འདོད། །ལྷ་བ་གསོན་གཤིན་ཕྱེད་པ་དང་། །མར་གྱིས་ལྷ་བ་བཀུ་བར་བྱ། །ལེ་བཏན་དར་བལྟབ་བཙང་བྱ་སྟེ། །བྱ་ཀུ་ཏི་ནི་ནུ་ལ་དང་། །ལྤོང་རས་པ་ལུ་ཀ་མཁྲིས་དང་། །བཙུན་མོ་རེ་རལ་ཀ་ར་སྦྱར། །ཟླ་རྩི་མཆོག་ཏུ་འགྱུར་བའོ། །མར་དང་ཚིལ་བུ་བྱིབ་པར་བྱ། །ཞེས་གསུངས་པ་ལྟར། སྟེང་ཆག་པ་དེ་ཉིད་ལག་པ་སྒྲོང་ཞིང་དེར་ཟུག་གཟེར་ཡོད་པའི་གནས་ལ་གཟབ་པར་བྱ་དགོས།

སྟེང་ཆག་འོག་ཆག་གི་རྟགས་ནི་བརྗོད་ཟིན་པ་དང་། དེ་

ནས་གཞུང་ལུགས་ཀྱི་དགོངས་དོན་ཚད་མར་འཛིན་པ་དང་ནད་ཐོག་ལག་ལེན་ཁྲིད་ཀྱི་ཉམས་མྱོང་ཕྱོགས་དྲིལ་བགྱི་ནས་ཡིད་ལ་གདེང་འཇོག་གི་གོམས་པ་སྐྱེར་དགོས། སྐབས་འདིར་མེ་བཙས་དང་དྲ་བཙས་གླུམ་བཙས་སོགས་བྱུང་འཇུག་བྱས་ཏེ་ནད་ཀྱི་དཔུང་འཇོམས་དགོས་ཏེ། དྲ་ཐབས་ནི། སྤྱི་བོ་གཙུག་ན། མཚོགས་མའི་མཚོ་དང་ལྷག་པའི་ཆུ་མགོ་གཡས་གཡོན་དང་། འཕྲུལ་ཤ་ལས་བྱེད་དང་གཟེར་རྩ་དང་། འཕར་རྩ་འགྲུལ་བ་དང་། གཉེན་པོ་རྣམས་ནི་བསྐོར་དུ་མི་རུང་སྟེ། ཤ་རི་དང་པོང་མཆུ། བཞི་ཤོར་དང་། ཛེ་ལྷར་འོས་པ་རིགས་པས་དཔྱད་ལ་དྲས་ཕྱི་མ་རྣམས་ཀྱི་བསྐོར་རོ། །དེ་ནས་ཁོར་གྱིས་མནན་པར་བྱ་དགོས། དེ་ནི་ཤ་དང་རྩ་སྦྲིད་པར་བྱ་བའི་ཆེད་དང་། ཤ་དང་རྩ་སྦྲིད་ན་ནད་པར་ན་ཟུག་ཆུང་ལ་བཟོད་པ་ཆེ་ཞིང་རྩ་ཁྲག་མི་ཤོར་བར་ཕན་བསྐྱེད་འབྱུང་། དེ་ནས་ཤ་རུས་བྱེ་མ་བྱེའི་མཚམས་ཚུན་ཆད་དྲས་ཤིང་ཆག་གས་དྲས་ཀྱི་འོག་ཏུ་ཚུད་པར་བྱ་བ་དང་པགས་པར་ཤ་གདན་དམར་ཞུལ་དུ་མངོན་པར་གསལ། ཁྲག་བྱུང་ན་བལ་ཡིས་ཆུ་རུ་བཙུག་པས་གཅད་པར་བྱ། ཁྲག་བྱུང་བའི་ཉེ་འགྲམ་དུ་བཞུ་རྒྱུད་ཀྱིས་དྲག་ཏུ་མནན་ཞིང་དེས་ཀྱང་མ་ཐུབ་ན། མེ་བཙས་ཀྱི་ལག་ལེན་བེད་སྤྱད་ནས་སྲ་བ་མེ་ལ་ཏར་ཏོར་བསྲེགས་པ་ཡིས་བཅད་པར་བྱའོ། །དེ་ཀྱོང་ཕུས་མཐའ་བསྐོར་ལ་ཡིབས་བཞིན་དུ་བརྡར་བར་བྱ་བ་དང་ཁྲག་ངན་དང་ཆུ་

སེར་འདོན་པར་བྱ། དེ་ནས་ཁྲག་གསོན་གཤིན་དབྱེ་དགོས། དབུས་དལ་བུར་སྦྱོང་བར་བྱ། སྦྱོང་འདམ་དུ་བྱས་ལ་དབུས་སེན་མོས་དགྲུམ་ཞིང་བྱི་ཙེ་མིག་མང་དུ་ཕུག་ལ་བཅོས་དགོས། ཁྲག་ངན་ན་ནི་གནག་ལ་ངན་པ་དང་། ཚུར་ཟད་ཙམ་ཡོད་པ་དེ་ཉིད་བཞག་ན་བྱ་ཕང་རྒྱབ་འདྲ་འོང་བ་དང་། སེར་ལ་མང་བ་ཀུན་ཕོན་ཚད་གདོན་པར་བྱ་དགོས། ལྷ་བ་གསོན་པོ་འཕྲད་ནས་དམར་རྩི་བསལ་བ་ནི། ག་ར་དང་གུར་གུམ་མཚལ་གསུམ་སྦྱར་ལ་བསལ། སྐབས་སུ་ག་ར་བཞི་ཚེ་བཏང་། དུང་ལྟར་བྱུང་ན་བརྗར་ལ་ཁ་ཤའི་འོག་ཏུ་བསྐྱིལ། དོམ་མཁྲིས་ལྷ་བ་ལ་གདབ་ཅིང་རྟག་ཏུ་ཙུ་གང་གུར་གུམ་སྦྱར་ལ་བཏང་དགོས། ལྷ་བ་ཤ་གཟེར་མ་འཐེམས་ཀྱི་བར་དུ་སླུམ་དང་མར་དཀར་སྦྱར་ལ་རྨའི་ནང་དུ་གཞུག་པ་དང་སླུམ་དང་ཕབས་སུ་སྦྱར་ལ་མཐའ་མར་གཞུག་དགོས། མར་ཆིལ་བཏང་ནས་རྨ་ཁ་འཁྲུག་རུམ་བཞིན་དུ་སྡུད་པར་བྱ་ཞིང་། དབྱར་སྟོན་དྲོ་བའི་དུས་སུ་གྲང་མོ་གཏང་བ་དང་། དགུན་དཔྱིད་གྲང་བའི་དུས་སུ་དྲོད་ལ་དབབ་པར་བྱ། དེ་ནས་པགས་བུས་དགབ་དགོས་པར་མ་ཟད་རས་མས་གཡོགས་ལ་འཇག་གིས་དཀྲིས་དགོས། 《བེ་ཛིའི་པོ་ཏི་ཁ་སེར་》ལས། ལྷ་བའི་གཟེར་ཐེབས་ནས་མར་ཆིལ་དང་། མར་ཀར་ཞོ་བ་ཅོར་བས་གང་འཕྲོད་དུ་བྱ། ཕྱིའུ་འཐུང་བའི་ནུ་ཞོས་རྨ་བཀྲུ། བྱི་ཙེ་མིག་དང་ཆག་སོ་ན་ཡར་ལ་ཤ་ངན་བརྗེས་པའི་ཐབས་སུ་སྐྱེས་

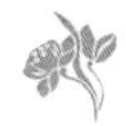

ལ། གླད་པ་མཐོ་ལ་བརྟབ་མ་ནུས་ན། རྩ་དང་ཕྱིའི་ཡུལ་ཚ་བར་འདུག་ན་གླད་པ་ཚ་སྦྲོས་ཞེས་བྱ་སྟེ། རུ་གང་གུར་གུམ་ག་ར་གདབ། ཡང་ན་ག་བུར་གུར་གུམ་ག་ར་གདབ། ཡང་ན་དེ་གསུམ་སྦྱར་ལ་བྱུགས། ཆུའི་རྡེའི་བཙལ་ནས་སྐྱེང་ནས་མནན། ཞེས་དེའི་ཐོག་ཏུ་རེ་བལ་གྱི་ཐོ་སྟོ་མར་དང་ཚིལ་བུས་བྱུགས་ནས་མནན་པར་བྱ་དགོས། བདུན་རུ་ཡན་ཆད་ཀན་པོ་རླུང་གི་ཁམས་ཏེ་བཙུད་ཀྱིས་གསོ། ཤ་ཚང་སྦྲུག། བདུན་རུ་མན་ཆད་བཙུ་དྲུག་ཡན་ཆད་དར་མའི་ཁམས་ཡིན་ཏེ། ཟས་ཁྲི་ཤུར་གཏང་། བདུན་རུ་མན་ཆད་བཙུ་དྲུག་མན་ཆད་བྱིས་པ་ཆུའི་ཁམས་ཡིན་ཏེ་དྲོད་ལ་བསྟེན། ནད་པས་སྤྱོད་ལམ་གཟབ། ཀན་པོ་བསིལ་གྱིས་བཅོས་པ་ཡང་ཡོད། དར་མ་དྲོད་ཀྱིས་བཅོས་པ་ཡང་ཡོད། བྱིས་པ་ཡིན་གྱིས་བཅོས་པ་ཡང་ཡོད། ཚ་གྲང་རྩ་ཆུ་བརྟག་ལ་བཅོས་སོ། །ཞེས་གསུངས་པ་ལྟར། དེ་དག་བཅོས་ཐབས་ཀྱི་མན་ངག་ཟབ་ལ་གསོ་ཚུལ་རྒྱུད་རིམ་ལྡན་པའི་ཁར་ནད་ཐོག་ལག་ལེན་དངོས་ཀྱི་སྟེང་ནས་དལ་འགྲོ་བཞུད་པའི་ཚུལ་དུ་ཞིབ་འཇུག་བགྱི་བར་འཚལ།

རྡེབ་པའི་རིགས་བཅོས་པ་ནི། རྒྱུད་ཀྱི་དགོངས་པ་གཞི་བྱས་ཏེ་འགྲེལ་ཆེན་དག་གི་བཞེད་པ་ལ་བསམ་གཞིགས་བགྱིས་ནས་བཀོད་པ་ལ། རྡེབ་པའི་རིགས་གང་ཡིན་རུང་། མཚོན་ཐོག་ལུགས་དང་དེ་དུས་རྐྱེན་གྱི་སྟོབས་ཡིད་ལ་འཇགས་གོམས་བྱ་དགོས།

བརྗིབ་པ་དེ་ཉིད་རྗེབ་ནས་སྟེང་འོག་བསྐྱོལ་མར་སོང་ན་གོང་མའི་རྣ་བརྡར་ཏེ་སྦྱང་ལ། འོག་མའི་འོག་གདུང་སྲབ་ཏུ་བརྡར། གཞོམ་པ་ལ་མཐའ་དབུས་ཆམ་ཉམ་གདུང་སྲབ་པར་བརྡར་བས་གཞོམ་པ་རང་བཞིན་གྱིས་ཐེགས་འོང་བ་ཡིན། སྒོང་རྡོལ་དུ་སོང་ན་མཐའ་ཡི་རུས་པ་ཆག་ཁད་མཉམ་པའམ་ཁོད་སྙོམས་པར་བརྡར། གླད་པ་སྦྲོ་ན་རུས་ཚབ་གཞུག་པར་བྱ། ཤའུ་ཆག་ནས་རྨ་ཆས་དར་ལ་སྨན་བྱུགས་པ་སོགས་ཀྱི་འཕར་མ་གནོན། ཤའུ་རིམ་གྱིས་བརྟེག་པའི་ཚེ་རྨ་ཆས་ཕྱིར་འགྲོས་པ་དང་ཤའུས་དེ་འདེད་པའི་ཚུལ་བྱེད་པར་གཅེས་ཤིང་། ཤའུ་ཟམ་ཐོགས་ནས་འཕར་གནོན་དེ་ཕྱུང་ལ། དེ་ཕྱུངས་རྗེས་རྨ་ལ་སྟེང་གཟེར་འོང་བས་རེ་བལ་གྱི་གཟབ་བཏང་ངོ་། །དེ་ནས་སྐྱིན་སོགས་དང་བྲལ་ན་མགོ་བོ་རྒྱ་ཆིངས་ཀྱིས་བསྡམ་དགོས། བཅིང་ཚུལ་གོང་དང་མཐུན་པར་བསྟུན་དགོས། ཟས་མར་དཀར་ཤ་གསར་བཅུད་ཀྱི་རིགས་བསྟེན་པ་དང་སྤྱོད་ལམ་དལ་ཞིང་དྲག་ཤུལ་གྱི་རིགས་སྤང་དགོས་སོ། །

༢. བྱང་ཁོག་རུས་ཆག་གི་རྟགས་དང་བཅོས་ཐབས་བཤད་པ།

(༡) སོག་རུས་ཆག་རྟགས་དང་བཅོས་ཐབས་བཤད་པ།

སོག་རུས་ནི་དབྱིབས་ངོས་ཤིང་ཕྱ་ལེབ་པ་མ་ཡིན་པའི་རུས་དུམ་ཞིག་སྟེ། དེར་རྟ་ཡིས་བརྡབས་པ་དང་གཡང་ལས་ལྷུང་བ་དང་འཐིབས་

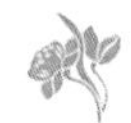

འོག་ཚུད་པའམ་རྒྱང་སོགས་ཀྱི་འོག་ཏུ་བསྣན་པ་དང་། རྡོ་དབྱུག་བརྡུངས་པ་སོགས་ཀྱི་རྐྱེན་འཕྲད་པས་ཆག་པར་གྱུར་པའོ། །དེ་ལ་རྐྱེན་སྟོབས་ཆེ་ཆུང་གི་ཆ་ནས་སོག་པའི་དཀྱིལ་ཆག་པ་དང་། མཐའ་ནས་ཟུར་ཆག་པ། དཔུང་པའི་ཚིགས་མཚམས་ནས་ཆག་པ། དེ་འོག་ཚིགས་ཀྱི་སྙེ་ཆག་པ་སོགས་མཆིས་ཏེ། རྒྱབ་ཀྱི་སོག་པའི་ངོས་སུ་མནན་ན་དེ་བས་ན་ཟུག་ཡོད་པ་དང་། སོག་པའི་སྟེང་གི་ཤ་གནག་བ་ཙོར་བསྙོན་ཐེབས་པས། ཤ་པགས་སྐྲངས་ཤིང་ཁ་འཁོར་གྱི་དབང་རྩར་བ་ཙོར་བས་ཚོར་བ་ཉམས་པ་སོགས་འབྱུང་སྲིད། ལྷག་དོན་ཐྲག་པའི་ཚིགས་མཚམས་ན་བ་ལས་འགུལ་སྐྱོད་ཉམས་པར་འགྱུར་བ། ལུས་ཀྱི་ཚ་ཚད་ཆེར་མི་འཕེར་བར་རེག་བྱ་གྲང་བ་དང་། ཆག་སྣ་ཕན་ཚུན་འཕྲད་དུས་འཁྲིག་སྒྲ་འབྱུང་བ། རྩ་གྲིམས་ལ་ཙུང་མགྱོགས་པར་འཕར་བ་དང་ཆུ་མདོག་སེར་ཤས་ཅན་འབྱུང་ངོ་། །རུས་ཆག་གསར་བའི་དུས་ལ་སྙོམ་སྒྲིག་བགྱིན་འགྱོར་སླ་ཞིང་ཕྱིས་སུ་སྐྱོན་མི་འབྱུང་བར་འཚལ། རྨ་ཅན་ཡིན་ན་ཁྲག་གཅོད་ཅིང་ཤ་པགས་སོ་སོར་བཅེམས་པར་བྱ་དགོས། རྨ་ཁའི་ནང་གུར་གུམ་དང་དོམ་མཁྲིས་གཏུས་པའི་ཁུ་བས་བཀྲུ་དགོས། རུས་འབུར་སྙོམ་པ་དང་ཆག་སྣའི་བར་མཚམས་གོང་དང་བསྟུར་ན་སྙོམས་ན་ལག་པས་སྦྱོང་ན་ཆག་མཚམས་ཀྱི་མཐོ་སྙོམས་ན་སྙོམ་སྒྲིག་ལེགས་པའི་རྟགས། དེ་ནས་ཕྱིང་དེབ་བཏང་དགོས་ཏེ། རྨ་ཅན་ཡིན་ན་རྟོང་ལེན་དང་།

ཁྲག་སྦྲོས། ངོམ་མཁྲིས་སོགས་ཀྱི་ཕྱི་མ་ཕྱིང་བ་བྱ་སྦྲུས་མནན་པར་བྱ་དགོས། རྣ་མེད་ཡིན་ན་དེབ་ཀྱི་རྒྱུ་གཅིག་བུ་འཛོག་པར་འཚོལ། སོག་པ་འཁོར་ལོ་དང་གཞོག་རྒྱངས་ཆེངས་ཚུལ་ཇི་བཞིན་བགྱིས་ནས་བཅིང་དགོས། 《ལག་ལེན་དམར་ཁྲིད》སོགས་ཀྱི་དགོངས་བཞེད་ལྟར་ན། མཚན་འོག་ཏུ་ཤིང་བཙུག་ནས་སོག་པ་ནས་ཁྲག་སྐེད། དེ་ནས་མདུན་བསྐོར་མཚན་འོག། དེ་ནས་རྒྱབ་བསྐོར་གཡས་ཀྱི་སོག་པར་ཁྱེར། དེ་ནས་གཡས་ཀྱི་ཁྲག་སྐེད་ནས་མདུན་བསྐོར་བྲང་མགོ་བརྒྱུད་གཡོན་གྱི་མཚན་འོག་ཏུ་འཁྱེར། དེ་ནས་གཡོན་གྱི་མཚན་འོག་ཏུ་གྱེན་ལ་ཤིང་མཐོ་གང་ཡོངས་པ་གཅིག་བཞག་ནས་དེའི་སྟོད་ལ་དཀྲིས། དེ་ནས་སྤར་ལྟར་བསྐོར་བ་གཅིག་བྱ་དགོས། ཤིང་ལ་དཀྲིས་རྗེས་སྤར་གྱི་འཛག་གི་ཕྱེད་ནོན་པར་སླར་གཡས་ཀྱི་སོག་པ་ནས་གཡས་ཀྱི་ཁྲག་སྐེད་དུ་ཁྱེར། དེ་ནས་གཡས་ཀྱི་ཁྲག་སྐེད་ནས་མདུན་བསྐོར་མཚན་འོག་ཏུ་བླངས་ཏེ་གཡས་ཀྱི་སོག་པ་བརྒྱུད་གཡས་ཀྱི་ཁྲག་སྐེད་དུ་ཁྱེར་དགོས། དེ་ནས་སྤར་བཞིན་བསྐོར་བ་གཅིག་བརྒྱབ་ནས་གཡས་ཀྱི་ཁྲག་སྐེད་དུ་བསྡོལ་མར་བྱ་དགོས། བྱ་གཞོག་མ་ནི་བྱའི་གཞོག་པའི་དབྱིབས་ལྟར་བསྡམས་པ་དང་བཅིང་ལུགས་ནི་སོག་པ་ནས་མཚན་འོག་དང་དཔུང་བའི་ཕྱི་ནས་ནང་དུ་བསྐོར་བ། དཔུང་བ་ནས་མཚན་འོག་རྒྱབ་ཏུ་ཁྱེར། གྱེན་དུ་སོག་པ་ནས་ཁྲག་གོང་བརྒྱུད། འོག་མ་གོང་མ་འདྲ་བས་དེ་ལྟར་བྱ། དེ་

ནས་སྒྲོགས་ཀྱི་ལག་ལེན་བྱ་དགོས། དཔལ་ལྡན་རྒྱུད་བཞིའི་དགོངས་པ་ལྟར་ན་ཤིང་བཟོའི་དབྱེ་བ་ལ་སྒྲོགས་དང་། ཁྲ། བྱེ་ཟེ་བཅས་གསུམ་ཡོད་པ། དེ་དག་ཚོགས་ལ་བསྐྱར་བ་སྒྲོགས་དང་། རྐང་ལ་བསྐྱར་བ་ཁྲ། གནས་ལ་མ་ངེས་པ་བྱེ་ཟེའོ། །སྒྲོགས་ལ་དབྱེ་ན། སྦྲ་སྒྲོགས་དྲ་བཅན་དང་། སྒྲོམ་སྒྲོགས་དང་། འཕྲུལ་སྒྲོགས་བསིལ་མ་དངགསུམ། སྦྲ་སྒྲོགས་ལ། དཔུང་བ་བྱ་གཤོག་མ། གྲེ་མོ་གྲུ་ཚོད་མ། མཁྲིག་མའི་སྒྲོམ་ཐབས། པུས་མོ་སྟག་མགོ་གཟེར་འཁྱེད། རྒྱ་ཚོགས་ཀྱི་འགྲམ་ལྷན་ཚེམས་འཁྱེད་མ་དང་ལྔ། སྒྲོམ་སྒྲོགས་ལ། དཔྱིའི་སྒྲོམ་སྒྲོགས་དང་། པུས་མོའི་སྒྲོམ་སྒྲོགས། ལོང་ཚིགས་ཀྱི་སྒྲོམ་སྒྲོགས། དཔུང་བའི་སྒྲོམ་སྒྲོགས། གྲུ་མོའི་སྒྲོམ་སྒྲོགས། མཁྲིག་མའི་སྒྲོམ་སྒྲོགས། སོར་མོའི་སྒྲོམ་སྒྲོགས་བཅས་བདུན། འཕྲུལ་སྒྲོགས་ལ། དཔུང་བའི་འཕྲུལ་སྒྲོགས་དང་། གྲུ་མོའི་འཕྲུལ་སྒྲོགས། མཁྲིག་མའི་འཕྲུལ་སྒྲོགས། དཔྱིའི་འཕྲུལ་སྒྲོགས། པུས་མོའི་འཕྲུལ་སྒྲོགས། རྒྱ་ཚོགས་ཀྱི་འཕྲུལ་སྒྲོགས་དང་བཅས་དྲུག། ཁྲ་ལ། རུས་པ་ཆག་པ་སྦྱོར་བའི་ཁྲ་ལ། ཁྲ་འཁོར་ལོ་ཕྱེ་སྡོམ་ཅན། ཁྲ་འབྲེང་བུ་ཁོག་སྡོམ་ཅན། ཁྲ་དབང་བུ་བྱེ་སྡོམ་ཅན། ཁྲ་སྟག་མགོ་གཟེར་ཅན་དང་བཞི་དང་། ཡང་ན་ཤའི་སྡོམ་པ་སྦྱོར་བའི་ཁྲ། སུལ་རྣག་བཅར་ལ་འདེབས་པའི་ཁྲ་གསུམ། བྱེ་ཟེ་ལ། རྒྱུན་ཆད་ཁ་འཛིན་གྱི་བྱེ་ཟེ། མདེའུ་དབྱུང་བའི་བྱེ་ཟེ། རྒྱ་ཁྲིམ་

བཅའ་བའི་བྱེ་ཐེ། ཚོགས་མལ་བཅའ་བའི་བྱེ་ཐེ་དང་བཞིའོ། །སྐྱོགས་ཤིང་ནི་གསོམ་པ་དང་ལྕང་མ་གཞོན་ནུ་གཅུས་མ་ཡིན་པ་དང་མཛེར་པ་མེད་པ་ལ་བྱ་སྟེ། བྱ་རྐོད་གཞོག་པའི་དབྱིབས་དང་། དབྱིབས་ནད་ངོས་དང་བསྟུན་ནས་སྐབས་ཁོལ་བྱ་དགོས། རྒྱུ་མཚན་ནི་ནད་པ་སོ་སོའི་གཟུགས་དབྱིབས་དང་ལུས་ཕུང་མི་འདྲ་བའི་ཆ་ནས་དེ་ལ་དཔག་པར་བྱ་དགོས། སོག་པའི་རུས་ཆག་ལ་སྦྲ་སྐྱོགས་ཀྱི་ནང་གསེས་དཔུང་པ་བྱ་གཞོག་མའི་ལག་ལེན་ཚུལ་བཞིན་བྱ་དགོས་ཏེ། དེ་བཞིན་རྒྱུད་དང་ཉམས་ཡིག་ཁག་ནས་བཏོན་པའི་བཞེད་པ་ལ་ཕྱུགས་བཅོལ་བ་དང་ནད་ཐོག་ལག་ལེན་སྟེང་གི་སྐྱོགས་འཛུག་སྟངས་ལ་བསམ་གཞིགས་གནང་དགོས། 《ལག་ལེན་དམར་ཁྲིད》དུ། དེ་ལ་དཔུང་བའི་བྱ་གཞོག་ལ་བཅའ་ཐབས་ནི་ཕྲག་པ་ཕྱི་ནང་གི་གཞུང་ཤིང་གཉིས་མཇུབ་རེ་དང་། བྲང་དང་སོག་སྟེང་གི་གཞུང་ཤིང་གཉིས་མཐོ་རེ། དཔུང་ལྷུ་ཕྱི་ནང་གི་གཞུང་ཤིང་བཞི་མཐོ་རེ་ཆག་གང་བ་བྱའོ། །ཕྱི་ནང་གི་ཤིང་བཞི་བཞི་སྣ་བསྡོལ་ལ་བཅེམས། ཁ་སྒོམ་གྱི་དབང་བུ་དང་སྟོད་ཀྱི་གཉིས་མཐོ་རེ། སྨད་ཀྱི་གཉིས་མཁྲིད་རེ། ཁ་བསྒོན་ནི་ཕྲག་སྟེང་དུ་གཉིས། དཔུང་ལྷུ་ལ་གཉིས། འགབ་འདེགས་གསུམ་འོང་། བུག་པ་ཐམས་ཅད་ལྕགས་བསྒྲིགས་ཀྱིས་བཞི་མིག་ཏུ་དབུག་ཚེམས་ཕྱི་རྒྱ་ཁྲམ་ལ་ནང་གྲུ་བཞི་བཅེམས་པར་བྱ་འོས་སོ། །ཟས་ནི་གསར་བཅུད་ཀྱི་རིགས་བསྟེན་

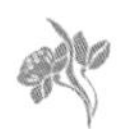

པར་བྱ་དགོས། སྤྱོད་ལམ་དལ་བར་འདུག་ཅིང་ལས་ཀའི་རིགས་སྤང་དགོས། རིམ་གྱིས་ཚོགས་ཀྱི་རྒྱུན་ལྡན་གྱི་འགུལ་སྐྱོད་སྦྱོང་བརྟར་བྱ་ཞིང་། སྨན་སྟབ་སེང་བརྒྱད་པ་དང་། བྱ་ཁྱད་ཁྱུང་བསྣན། བསམ་ཁྱུང་། མུ་ཏིག་ཉེར་ལྔ། སྤལ་རྒྱབ་བཅོ་ལྔ། སྟར་བྱང་ལྔ་བུ་སྟབ་སེང་ཁུ་བས་སྨན་རྟ་བྱས་ཏེ་ཡུན་མཐུད་གཏོང་བ། རུས་པ་སྣ་ཚོགས་གདུས་པའི་ཁུ་བ་དང་ལྷག་པར་དུ་སྤང་རྒྱབ་གཙང་ཉ་གདུས་པའི་ཁུ་བ་བཅད་འཁྱོར་ཉེར་ལྔའི་སྨན་རྟ་གཏོང་བ། དེ་མིན་རྒྱུད་ཀྱི་མན་ངག་གཞི་བཞག་ནས་སྨན་པ་ཉམས་མྱོང་ཅན་གྱི་འདོན་སྤེལ་བྱེད་པའི་སྨན་ནད་པའི་ཉམས་སྟོབས་དང་བསྟུན་ཏེ་ལྷག་སྤྲད་གཏོང་རྒྱུའོ། །ཕྱིས་སུ་ལུམས་དང་རྡོད་དུགས་བསྟེན་དགོས། དེ་བཞིན་རྣ་འཛེབ་དང་མེ་བཙའ་གང་ལེགས་བསྟེན་རྒྱུའོ། །

（༢）སྒྲོག་རུས་ཆག་རྟགས་དང་བཅོས་ཐབས་བཤད་པ།

སྒྲོག་རུས་རུས་ཆག་ནི་ཕྱི་རྐྱེན་བརྡབ་འགྲམས་ལས་བྱུང་བ་ཉུང་མང་། དེར་རྐྱེན་སྟོབས་ཆེ་ཆུང་དབང་གིས་ཆག་ལུགས་འདྲ་མིན་སྣ་ཚོགས་མཆིས་ཏེ། སྦྲུ་གུ་ཁ་ལྟར་ཆག་པ་ནི་ཐད་ཀར་མ་ཡིན་པར་འཕྲེད་གསེག་ཏུ་ཆག་པ་དང་། ཐད་ཀར་འཕྲེད་ཆག་ཏུ་ཕྱིན་པ་དང་དེ་མཐའ་ཏུ་མ་ངེས་པ་སྣ་ཚོགས་འབྱུང་ལེགས་གཞིགས་ན་སྤུམ་ཆག་གི་ཆག་ལུགས་ངོས་དང་མཐུན་གྱིན་ཡོད། ཡང་ན་ཁ་ཤས་ཆག་པའི་བར་ནས་ལྷུང་ཞིང་སིལ་ཧྲུག་གི་རྣམ་པ་ཐོན་གྱིན་ཡོད་པ་དེ་དག་གྲུམ་

ཆག་གི་ཁོངས་སུ་འདུ་ངེས། ཆག་པའི་གནས་སུ་ན་ཟུག་གཏོང་ཞིང་ཁ་ཤས་སྐྲངས་ནས་སྨུག་ཐིག་དོན་པ། འཁྲུགས་དཔྱིབས་དང་འགྱུར་གཤོང་ཡོད་པ། གང་དུ་ཆག་ན་ཕྲག་སྟེང་གཉིས་ཀྱི་ངོས་མཐོ་སྨད་འབྱུང་བ། ལུས་ཀྱི་གདོང་ཉམས་ཤེད་ཆུང་སྐྱ་བའི་ཉམས་ཡོད་པ། འཕར་རྩའི་རྒྱུད་པ་ཕྲ་ལ་ཆུང་མགྱོགས་པར་འཕར་བ། ཆུ་མདོག་དམར་སེར་ཅན་དུ་འབྱུང་བ། དེ་ནས་རུས་པ་གང་ཆག་པའི་གནས་སུ་ཆག་པ་རྣམས་ཕན་ཚུན་གཉིས་ཁ་མ་བྲལ་བར་འཛིན་ལ། སྣེ་བསྡུར་མ་ཤོར་བར་ཐ་མལ་གྱི་གནས་ལུགས་ལྟར་རུས་པ་ཁོད་མཉམ་ལ་འཛིན་པར་བྱའོ། །འཛིན་ཚད་ཀྱི་རིང་ཐུང་ནི་རུས་པ་གང་ཡིན་པ་མ་ཆག་གི་ངོས་དང་མཉམ་པར་འཛིན་ལ་བསྒྲིག་དགོས་སོ། །རྩ་ཅན་རུས་ཆག་ཡིན་ན་རུས་པར་གཉན་མི་གཞུག་པའི་ཆེད་དུ་ར་ལུག་གི་འོ་མས་བཀྲུས་ལ་གཞུག་ཐབས་བྱ་དགོས། ཅིས་ཀྱང་ཚོད་པར་དཀའ་ན་རུས་སྣེ་སོག་ལེས་བསྡུངས་ཏེ་གཞུག་པར་བྱ་དགོས། རུས་པ་ཚོད་ཡོད་མེད་རེག་མྱང་རྩའི་བརྟག་ཐབས་ལྟར་མྱོང་ཚོར་བྱ། རུས་འབྱུར་སྐྲོམས་ཤིང་སྤྱིར་བཏང་རྒྱུན་ལྡན་ལྟར་གྱི་སྣང་ཉམས་ཡོད་ན་རུས་ཁོད་མཉམ་པའི་མཚན་མ་ཉིད་དོ། །དེ་ནས་དེབ་ཆིངས་སྒྲོགས་གསུམ་གྱི་ལག་ལེན་ལ་བརྟེན་ནས་ཚིགས་ཡུན་དུ་བརྟན་པར་བྱ་དགོས། དེར་དེབ་ཕྱིང་དེབ་དང་ཤུ་དེབ་གང་རུང་བཏང་ཆོག། ཤུ་དེབ་ཀྱི་རྒྱུ་ཆ་ནི། རི་བོང་གི་ཤུ་དང་། ར་ལུག་

གི་ཁྲུལ་ལུ་འཛམ་པོ་དང་། ཤིང་བལ་དང་སྲིན་བལ་སོགས་ཀྱང་ཚོག་པར་བཤད། བཅིངས་ཚུལ་ནི། སྣག་མོ་འཛུམ་ཆེངས་ཀྱི་ལག་ལེན་བེད་སྤྱད་ནས་གོ་རིམ་ངེས་པར་བྱ་དགོས། 《མེས་པོའི་ཞལ་ལུང་》དུ། ལག་པའི་ཕྱད་ཁུ་ནས་བཅིངས་ནས་ཕྲག་པར་བསྐོལ་ཏེ་གཅིག་ངོས་ཀྱི་མཆན་འོག་ཏུ་བླངས། དེ་ནས་དཔུང་སྙིང་ནས་བླངས་ནས་ལྷས་མ་འཛུམ་ཤིག་གི་གཡས་པ་དེ་ལ་མིང་འདྲ་བ་རྒྱ་མཚན་དུ་བྱས་པས་བཏགས་པའི་མིང་ངོ་། །དཔུང་བའི་སྐྲོམ་སྐྲོགས་ཀྱི་ལག་ལེན་བྱ་དགོས། སྐྲོག་རུས་ཀྱི་སྣེ་མོ་འཁྲིལ་བའི་ཕྱིར་སོག་པ་བརྟན་པའི་ཕྱིར་ཤིག་ཞིག་སོག་པ་གནོན་པ་ཞིག་རྒྱབ་ཏུ་བཞག་པ་དང་། མདུན་དུ་སྐྲོག་རུས་གནོན་བྱེད་ཀྱི་ཤིང་ཞིག་བཞག། དཔུང་པའི་ཕྱི་ནང་ལ་རྒྱབ་ཏུ་སོག་གནོན་དང་མདུན་དུ་སྐྲོག་རུས་གནོན་པར་དེ་གཉིས་སྦྲེལ་ཐུབ་དགོས། གོང་གི་ཁ་གནོན་གྱི་ཤིང་དེ་གཉིས་དཔུང་བའི་གཞུང་ཤིང་གཉིས་ཀྱི་བར་དང་དེ་གཉིས་ནི་སོག་གནོན་དང་སྐྲོག་གནོན་གྱི་བར་དུ་གྲ་གྲམ་དུ་བཞག་སྟེ། འགབ་འདེགས་གཉིས་ནི་དཔུང་བའི་འགབ་ཏུ་གཞུང་ཤིང་གཉིས་ཀྱི་བར་དང་། སོག་གནོན་དང་སྐྲོག་གནོན་གྱི་ཤིང་གཉིས་བར་དུ་མཆན་ཕྱོགས་སུ་རྒྱ་གྲམ་དུ་བཞག། བྱེའུ་གཅིག་གཉིས་གང་དགོས་སྐབས་དང་བསྟུན། མདུན་དུ་སྐྲོག་གནོན་གྱི་ཤིང་གི་མཆན་ངོས་ཀྱི་མཐའ་དང་དཔུང་བའི་གཞུང་ཤིང་གི་སྣེ་སྦྲེལ་ཏེ་བཅོམ། རྒྱབ་ཏུ་སོག་གནོན་གྱི་ཤིང་གིས་

མཚན་ངོས་ཀྱི་མཐའ་དང་དཔུང་བའི་གཞུང་ཤིང་ཕྱི་མའི་མཚན་ངོས་ཀྱི་སྣེ་སྤྲེལ་ཏེ་བཅོམ་དགོས། དེ་ནས་སྒྲིགས་ཀྱི་དམ་ལྷོད་དང་རུས་པའི་འགྱུར་ཚུལ་སོགས་ཞིབ་དཔྱོད་གནང་བ་དང་། ཟས་ནི་ལུག་ཤ་སོགས་གསར་བཅུད་ཀྱི་རིགས་བསྟེན་དགོས་པ་དང་། སྤྱོད་ལམ་དལ་ཞིང་དྲག་ཤུལ་གྱི་རིགས་སྤང་དགོས། སྨན་ནི། བསམ་ནོར་དང་། སྟབ་སེང་བརྒྱད་པ། སྦལ་རྒྱབ་བཅོ་ལྔ། ཨ་གར་ཉི་ཤུ། མུ་ཏིག་བདུན་ཅུ་སོགས་སྐབས་བསྟུན་བྱ། རུས་པ་སྣ་ཚོགས་དང་གཙང་སྦལ་སོགས་གདུས་པའི་ཁུ་བས་སྨན་རྟ་བྱ་དགོས། རིམ་གྱིས་འགུལ་སྐྱོད་སྦྱོང་བརྟར་བྱ་ཞིང་། དུགས་ལུམས་སོགས་སྐབས་བསྟུན་བྱའོ། །

（༣）སྒལ་ཚིགས་དང་བྲང་རུས་ཆག་རྟགས་དང་བཅོས་ཐབས་བཤད་པ། སྒལ་ཚིགས་དང་རྩིབ་མ་སོགས་རུས་པ་ལྷ་བ་ཅན་གྱི་ཁོངས་ཡིན་པས་དེར་ཕུང་མཉེན་ཆ་ལྡན་པའི་རྐྱེན་གྱིས་བརྡབ་འགྲམས་ཚུང་ངུའི་རིགས་ལས་རུས་ཆག་འབྱུང་བ་སྤྱིར་བཏང་དབང་དུ་ཕུང་ཉུང་ཤས་ཡིན་མོད། འོན་ཀྱང་རང་བཞིན་དང་ན་ཚོད་ཟུངས་སྟོབས་ལེགས་ཉེས་ཀྱི་ཆ་ནས་མཐའ་གཅིག་ཏུ་མི་ངེས། འདིར་གཙོ་ཆེར་ལྷུངས་འཁོར་ངོན་རྐྱེན་དང་ཁང་སྟེང་ནས་གཡང་ལ་ལྷུང་བ་སོགས་ཀྱི་རྐྱེན་གྱིས་ཆག་པ་འབྱུང་བ། དེ་དག་ཆག་པའི་གནས་སུན་ཟུག་བཏང་ཞིང་འགུལ་སྐྱོད་ཉམས་པ། སྒལ་བ་རེངས་

ཤིང་ལུས་ཤེད་ཀྱི་ཚོར་བ་ཉམས་པ། སྙལ་ཚོགས་རུས་ཆག་ཅུང་འབྱུང་རྒྱུ་མང་ཤོས་འཐེམས་ཆག་ཡིན་པ་དང་། དེ་ནི་རུས་པ་གཉིས་སམ་ཁ་ཤས་ཀྱི་བར་དུ་འཐེམས་ནས་རུས་པ་ཟེར་བ་དེ་རིགས་ལ་བརྗོད་པའོ། །དེ་ཉིད་ཆག་ལུགས་ཀྱི་དབྱིབས་གསལ་པོ་ཡོད་ལ་འཛུགས་ཐོམས་མེད་ན། དེང་དུས་སྒློག་འོད་ལས་ཤེས་རྟོགས་འབྱུང་། གཞུག་ཐབས་ནི་ནད་པ་ཁ་སྦུབ་ཏུ་ཉལ་ནས་མཆན་ཁུང་གཉིས་ལ་དར་གོས་བརྒྱབ་སྟེ་ཅུང་འཐེན་པ་དང་། དེ་དང་ཆབས་ཅིག་ཆག་པའི་ངོས་སུ་ཐོ་ཆུང་གིས་བརྡེགས་ནས་རང་མལ་དུ་ཚུད་ཐབས་བྱ་དགོས། ཕྱི་ལུགས་གསོ་རིག་གིས་གཤག་བཅོས་བགྱིས་ནས་རང་མལ་དུ་འཛུལ་ཐབས་བྱ་ཞིང་། 《རྒྱུད་བཞི་》ལས། རྐེད་པ་ཆག་ན་སྐྱ་སྦྱོར་ཕྱིང་དེབ་བཏང་། །མི་འགྱུལ་གན་རྐྱལ་ཉལ་ལ་བསིལ་བཅུད་བསྟེན། །ཞེས་དང་། ཆག་ཚབས་ཆུང་བའི་རིགས་ལ་དེབ་དང་སྒྲོགས་ཆིངས་ཀྱི་ལག་ལེན་ཚུལ་བཞིན་བགྱིས་ན་རང་མལ་དུ་ཚུད་ངེས། དེ་ནས་སྤུ་དེབ་དང་ཤོག་དེབ་ཕྱིང་དེབ་གང་རུང་བཏང་ན། འགྲིག་པ་དང་ནད་པའི་ཉམས་ཚོད་ལ་དཔགས་ཏེ་བཀོལ་དགོས། ཡང་ན་རྨ་ཅན་ཡིན་པ་ལ། རྐེད་པ་ཆག་པ་དང་བཤུལ་ཤ་ཆད་པ་ལ་རྣག་ཁྲག་ཆུ་སེར་སྐམ་པའི་རིགས་ཁད་སྤུ་གཞུག་པའི་ཐབས་ལ་གཞོལ་དགོས་ཏེ། དེར་ཁ་སྤུ་གཞུག་ཐབས་ཀྱི་སྨན་ནི། 《རྒྱུད་བཞི་》ལས། མཁྲིས་སྣ་གུར་གུམ་མགྲོགས་མེ་རྩ་ཐིགས་

བསྐུམ། །མཁན་པ་རྒྱ་སྐྱེགས་ཞུ་མཁན་བཙོད་ཁུ་བསྐུས། །གུར་གུམ་དོམ་མཁྲིས་བཏབ་བཏང་རྩ་ཚད་འཕྲུད། །གུར་གུམ་མཚལ་དང་དོམ་མཁྲིས་ལི་ག་དུར། །གི་ཝང་ཤིང་ཚ་གསེར་གྱི་བྱེ་མ་དང་། །རེ་སྐོན་མཆོ་ཐལ་སྒྲོ་གཞོབ་སྨྱུག་མའི་རྩེ། །ར་ཁྲག་བསྲེས་པའི་ནང་དུ་སྤྲུ་འབྲུ་བསྐུས། །རྨ་ཁོང་གཉིས་ཀར་བཏང་བས་ཁད་སྤྲུ་གཞུག །རྨ་ཁ་ཆེ་ན་རྩ་རྒྱུད་གོང་འོག་བསྲེགས། །ཚུང་ན་རྨ་ཁ་དེ་ཉིད་བསྲེག་པར་བྱ། །ཞེས་གསུངས་པ་ལྟར། དེ་ནས་བསེ་ཁྲག་ཆིངས་པའི་ལག་ལེན་བྱ་དགོས། དེ་ནི་གཡུ་ཐོག་པའི་《ལག་ལེན་དམར་ཁྲིད་》ལས། སྐྱེད་པ་ནས་ཡར་ཐག་གུ་གཅིག་དགྲི། དེ་ལ་བཤུལ་བའི་ཕྱི་ཟུར་གཉིས་དང་ལྟེ་ཟུར་གཉིས་ལ་ཐག་གུ་བཞིས་དཀྱིལ་བསྐོན་ལ། དེ་མི་བཞིས་ཐག་གུའི་སྣ་བརྒྱུད་ནས་སྐད་བླངས་ལ། སྐད་ཀྱི་སྟུན་དུ་འཛག་སྐོར་རེ་རེ་དགྲིས་ལ། གཞུག་ཐག་གུ་བཞི་བོ་ཕྲག་གོང་དུ་མདུད་པ་བྱའོ། །ཡང་ལུགས་གཅིག་ལ་རྐེད་པ་ལ་ཏག་གུ་དགྲིས། དཔུང་བ་གཉིས་ལ་ཐག་གུ་རེ་བསྐོན་ལ། དེ་རྣམས་ལ་འཛག་གི་དྲ་མིག་ཏུ་བླངས་ལ་བཅིང་ངོ་། །སྒྲིགས་བསིལ་སྒྲིགས་བཏང་དགོས། དེར་སྒྲིགས་བསྐུར་ཡུལ་ལ་དགོངས་ནས་བསིལ་སྒྲིགས་བཏང་བ། དེ་མིན་ཁ་ཤས་ཆག་གནས་ཀྱི་ཁྱད་ཆོས་ལ་དགོངས་པ་སོགས་མཆིས་པ་དེ་ཉིད་སྐབས་བབ་ཀྱི་གནས་ལ་གཞིགས་ཏེ་ཞིབ་འཇུག་བགྱིད་པར་འཚལ། རྐེད་པ་དང་སྦལ་ཚིགས་

ཆག་པའི་ངོས་སུ་དབྱིབས་རིང་ཐུང་ཚད་དང་མཐུན་པ་སྤྲབ་སོ་གཞོགས་ནས་སྐལ་བའི་གཞུང་གི་ཆུ་རྒྱུས་འགྲམ་གཉིས་གནོན་པར་བྱ་དགོས། གོང་འོག་གཉིས་ལ་ལེབ་ཤིང་ཐུང་དུ་གཉིས་ཀྱིས་མགོ་གནོན་དགོས་ཏེ། དེ་གཉིས་བར་མཚམས་རན་པར་བྱས་ནས་བཅིམ་པར་བྱ་ཞིང་། བསྡམ་ལྷོད་རན་པར་བྱ་དགོས། བསྡམས་ཆེ་ན་དབང་རྩར་གནོད་པ་དང་། ལྷོད་ན་ཚིགས་ལ་སྐྱོན་ཐེབས་པས་རན་པར་བྱ་དགོས། ཟས་ནི་འཇུ་སླ་ཞིང་ངོ་བོ་དྲོ་བའི་རིགས་བསྟེན་པ་དང་། སྤྱོད་ལམ་དྲག་ཤུལ་ཉལ་བོ་བཞིན་པ་དང་། །འགོངས་འདེགས་བརྡེག་སོགས་ལག་གི་འདུ་བྱེད་སྤང་། །ཞེས་པ་དང་། སྨན་ནི་སྐལ་ཚོགས་རུས་ཆག་ཡིན་པས། རྒྱུངས་པར་བཙོར་གནོན་ཐེབས་པས་དབང་རྩའི་ནུས་པ་གསོ་ཕྱིར། བསམ་ནོར་དང་ད་ལི་བཅོ་བརྒྱད་སོགས་ལྷག་སྦྱོར་གཏོང་དགོས། དེ་མིན་རྒྱུད་དང་ཉམས་ཡིག་ཁག་ནས་བཏོན་པའི་སྨན་རྣམས་གང་སྐབས་བསྟུན་བྱ། རྗེས་གཅོད་གོང་དང་འདྲ་བས་དེར་བསྟུན་བྱའོ། །

(༤) དཔྱི་རུས་ཆག་རྟགས་དང་བཅོས་ཐབས་བཤད་པ།

དཔྱི་རུས་ནི་ལུས་ཀྱི་རུས་པ་ཆེ་ཤོས་ཡིན་པས་བརྫབ་འགྲམས་ཤུགས་ཆེན་ཕོག་པའི་གནས་ཚུལ་འོག་རུས་ཆག་འབྱུང་རྒྱུ་ཉུང་མང་། དེ་ནི་རུས་པའི་དཀྱིལ་ནས་ཆག་པ་དང་། མཐའ་ནས་འཕྲེད་ཟེགས་ཆག་པ། དཔྱི་རྩེ་ནས་གོར་ལེ་ཆག་པ། འཁོར་མིག་ནས་གཡས་དང་

གཡོན་ཆག་པ་སོགས་མང་དུ་འབྱུང་བའོ། །དེ་དག་ཆག་ལུགས་རྣམ་པ་བཞིའི་ནང་དུ་འདུ་མི་སྲིད་པ་མེད་པས། སྤྱིའི་དབང་དུ་བྱས་ན་རྨ་ཅན་དང་རྨ་མེད་གཉིས་ལ་འདུ་བ། ཆག་དུས་ཀྱི་དངོས་ཡོད་གནས་ཚུལ་བསམ་གཞིགས་རྣལ་མ་བགྱི་དགོས། དཔྱི་རུས་ཀྱི་ཉེ་འགྲམ་ཁ་འཁོར་རྩ་སྦྲན་མང་པོ་ཡོད་པས། དེ་དག་བ་ཙེར་བསྙོན་ཐེབས་ཡོད་མེད་དང་། འདི་བརྡབ་སྐྱོན་ཤུགས་ཆེ་ཆུང་དབང་གིས་ཆག་ལུགས་འདྲ་མིན་འབྱུང་ལ། དེར་རྨ་ཅན་ཡང་འབྱུང་རྒྱུ་ཉུང་མང་ལ། དེར་རྨ་ཅན་ཡིན་པའི་དབང་དུ་བཏང་ན། ཁྲག་གཅོད་པ་སོགས་རྒྱུད་ཀྱི་དགོངས་པ་གཞི་བྱས་ཏེ་ནད་ཐོག་ལག་ལེན་ཁྲིད་ཀྱི་ཉམས་མྱོང་ཡོད་རྒྱུ་འདོན་སྤེལ་བྱ་དགོས། དེ་ནས་རུས་པ་ཆག་པའི་ངོས་ནས་ཕན་ཚུན་ཁ་མ་བྲལ་བར་འཐེན་ལ། སྣེ་བསྡུར་མ་ཤོར་བར་ཐ་མལ་གྱི་གནས་ལུགས་ལྟར་རུས་ཁོད་མཉམ་ལ་འཐེན་པར་བྱ་དགོས། ནུབ་ལུགས་གསོ་རིག་གཤག་བཅོས་བགྱིས་ནས་རུས་པ་ཁོད་མཉམ་ཡོད་མོད། འགའ་ཞིག་དབང་རྩར་གནོད་སྐྱོན་ཐེབས་པས་ལུས་སྨད་སྲིད་པ་སོགས་མཐོང་སྲིད། ཡིན་ནའང་འགྱུར་བ་ངེས་ཅན་ལྡན་དགོས་པར་མ་ཟད་དེ་བས་ཉན་ཁ་ཆེ། བོད་ལུགས་གསོ་རིག་གི་རུས་ཆག་སྙོམ་སྒྲིག་བྱེད་སྟངས་སོགས་འཛམ་གླིང་གསོ་རིག་བང་མཛོད་ཁྲིད་ནམ་ཡང་གཟི་འོད་མི་ཉམས་པའི་སྲོག་ཤིང་གི་ཀ་བ་བརྟན་པོར་བཙུགས་འདུག། རུས་ཆག་གནས་སུ་ཚུད་ཡོད་མེད་ལག་པས་མྱོང་

ཞིང་དེ་ནས་གདེངས་མ་ཐུབ་ན་འོད་འཕྲོའི་དཔྱད་འབྲས་ལ་བརྟེན་ནས་དོགས་པའི་དྲ་བ་གསལ་དགོས་ཏེ། ཕྱིང་དེབ་པགས་དེབ་གཏོང་དགོས་པར་མ་ཟད། ཚིངས་ཀྱི་ལག་ལེན་བེད་སྤྱད་ན་རྣ་རྒྱངས་བཙེངས་ཚུལ་དང་། དྲ་བཙེངས་ཚུལ་གྱི་ལག་ལེན་ཚུལ་བཞིན་སྤེལ་དགོས། དེ་ནས་དཔྱི་ལ་སྦྲམ་སྦྲུགས་ཀྱི་ལག་ལེན་བྱ་དགོས། གཡུ་ཐོག་པའི་《ལག་ལེན་དམར་ཁྲིད་》དུ། འཕོངས་ཙོག་ཙོག་པོར་ནས་བརླའི་ཕྱེད་སླེབས་པའི་འོག་ཤིང་ལེབ་མོ་གཅིག་ལ་ཕྱིའི་ཤིང་གཅིག། མཚང་རའི་ཤིང་གཅིག་བརླའི་ཕྱི་སྐྱོར་གྱི་ཤིང་བརླའི་སུམ་ཆ་སླེབས་པ་གཅིག། བརླའི་ནང་ཤིང་དང་བཞི་པོ་དེ་འབྲང་བས་སྒྲོག། དཔྱི་དང་མཚང་རའི་ཤིང་གཉིས་རྒྱུན་གྱིས་བཙེམས། མཚང་རའི་ཤིང་ལ་སྙིང་པའི་ཤིང་གཅིག་བཙེམས། ཕྱི་ཤིང་དང་བརླ་ཤིང་གཉིས་བཙེམས་ལ་ནམ་མཁར་གཏང་། བརླའི་སྟེང་དུ་ཁ་གནོན་གསུམ། འོག་ཏུ་འགབ་འདེགས་གཅིག་གཏང་། ནམ་མཁའ་དང་སྙིང་ཤིང་འབྲེང་བས་མདུད་པ་བྱའོ། །རྒྱ་ཆ་ནི་གསོམ་དང་ལྷུང་མ་མཛེར་བ་མེད་ཅིང་ཁྲ་ཁྲོག་མེད་པ་ཞིག་དགོས། གསོམ་པ་དང་ལྷུང་མ་ནི་ཡང་ཞིང་ཤ་པགས་ལ་གནོད་མི་སྐྱེལ་བ་སོགས་ཀྱི་ཁྱད་ཆོས་ལྡན་པའོ། །སྤྱིར་གཉེན་པོ་གོ་རིམ་ནི་ཟས་སྤྱོད་སྨན་དཔྱད་ཡིན་པ་སྨོས་མ་དགོས་མོད། སྐབས་འགར་ནད་ཀྱི་སྟོབས་ཆེ་ཆུང་དབང་གིས་དཔྱད་སྨན་སོགས་བཏང་བ་ནི་རྒྱུད་ཀྱི་

དགོངས་པ་དང་མི་འགལ། རྒྱུ་མཚན་ནི《རྒྱུད་བཞི་》ལས། སྟོབས་ཆུང་ནད་ལ་སྦྱོད་ལམ་ཟས་སྨན་དཔྱད། །སྐྱས་གདང་ལྟ་བུ་མས་འཇོག་རིམ་པས་བཅོས། །སྟོབས་ཆེན་ནད་ལ་སྨན་དཔྱད་ཟས་སྦྱོད་བཞི། །ལག་གཏོད་མི་ཤ་འཕྲང་ཕྲད་ལྟ་བུར་བཅོས། །ཞེས་པའི་དོན་ལ་དཔག་ནས་ངེས་ཤེས་ཟབ་མོ་རྙལ་མ་ཞིག་རྙེད། ཟས་ནི་འབྲས་དང་མར་དཀར་ཤ་གསར་སོགས་བཅུད་ཅན་གྱི་རིགས་བསྟེན་པར་གལ། སྦྱོད་ལམ་དལ་ཞིང་དྲག་ཤུལ་གྱི་ལས་རིགས་སྤང་བར་བྱ། སྨན་ལ། སྟབ་སེང་གི་ཁུ་བ་བཏང་ནས་ནུས་པ་སྦྱོར་ཞིང་ནུས་ཚད་སེལ་བར་བྱེད་པ་དང་། གཉན་འཛོམས་ཀྱི་སྨན་རིགས་ཡང་གཏོང་དགོས། ཡང་ན་ག་བུར། དོམ་མཁྲིས། གུར་གུམ། ཙན་དན་དཀར་པོ། སྟབ་སེང་རྣམས་ཀ་ར་སྦྱར་བ་བཏང་། ཚ་བ་ཆེ་ཆུང་གཞིགས་ཏེ་ག་བུར་སྦྱོར་བ་རིགས་བསྟེན་རྒྱུ། དེ་མིན་རྒྱུད་དང་ཉམས་ཡིག་ཁག་ནས་བསྟེན་པའི་སྨན་སྦྱོར་དང་རྗེ་ཞུན་བཅོ་ལྔ། བྱ་ཁྱུད་བདུད་རྩི་གསུམ་སྦྱོར། སྟབ་སེང་བརྒྱད་པ། ལྔ་ལྡན་སྨན་རྩིས་ཁང་གི་ནུས་ནད་ཚན་ཁག་གིས་ཆེད་བཟོ་གནང་བའི་སྨན་སྦྱོར་རྣམས་བསྟེན་པར་གལ། སྟབ་སེང་གདུས་པའི་ཁུ་བའི་ནང་ཨ་བྲུག་མཚར་སྡོན་དང་གཙང་སྲྭལ་སོགས་ཀྱི་ཁུ་བས་སྨན་རྟ་བྱ་དགོས། རིམ་བཞིན་འགྲུལ་སྐྱོད་སྦྱོང་བརྡར་བྱ་དགོས། དེ་ནས་ལུམས་དང་། དུགས། མེ་བཙའ་སོགས་སྐབས་བསྟུན་བྱའོ། །

 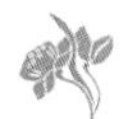

༣. ཡན་ལག་རུས་ཆག་གི་རྟགས་དང་བཅོས་ཐབས་བཤད་པ།

(༡) དཔུང་པའི་རུས་ཆག་གི་རྟགས་དང་བཅོས་ཐབས་བཤད་པ། དཔུང་རུས་ནི་བརྡབ་འགྲམས་གང་རུང་གིས་རུས་ཆག་འབྱུང་རྒྱུ་ཙུང་མང་ཤོས་ཡིན་ལ། དེ་ལ་མ་ལ་བུ་ཐོག་གི་ཆག་ཚུལ་དང་། སྐྱུ་གུ་ཁ་ལྟར་ཆག་པ། གྲུམ་ཆག། སྤུམ་ཆག་བཅས་འབྱུང་ཞིང་། ལག་པའི་རེག་བྱ་གྲང་ཞིང་ཚ་ཚད་ཆེར་མི་འཕེལ་བ། ལག་པའི་འགུལ་སྐྱོད་ཉམས་ཤིང་ཀྱག་ཀྱོག་ཏུ་གྱུར་པ། གཡས་གཡོན་གང་དུ་ཆག་ན་དེར་མར་འཕྱིང་ཉམས་ཡོད་པ། རྩ་འཕར་གྲངས་སྒྱུར་ལ་གྲིམས་ཤེད་ཡོད་པ། ཆུ་མདོག་དམར་ལ་ཀུ་ཡ་འབྱུང་རང་བཞིན་གྱི་དབང་གིས་མཐའ་གཅིག་ཏུ་དེ་འདྲ་ཡིན་པ་མ་ངེས། དཔུང་ཚིགས་ནང་ནས་མ་ལ་བུ་ཐོག་ལྟར་ཆག་ན། མཆན་འོག་ཏུ་རས་བལ་བཙུག་ལ་དལ་མོར་སྒྲིལ་ནས་རུས་པ་སྙོམ་སྒྲིག་བྱ་དགོས། སྐྱུ་གུ་ཁ་ལྟར་ཆག་ན། དེ་ལས་ཙུང་ལས་སླ་བར་འགྱུར་བ་དང་། སྤུམ་ཆག་དང་གྲུམ་ཆག་ཡིན་ན། ཆག་ངོས་གཉིས་ཕན་ཚུན་ཁ་བྲལ་བར་འཐེན་ནས་སྙེ་བསྐྱར་མི་ཤོར་བར་ཁོད་མཉམ་དགོས། དེ་བཞིན་ཡང་དག་ཚད་ཡོད་མེད་ལག་པའི་ཕྱི་དབྱིབས་དང་རུས་པའི་གནས་ལུགས་དངོས་ལ་དཔགས་ན་ངེས་པ་རྙེད། འོན་ཀྱང་བརྟག་ཐབས་གཞན་ལ་བརྟེན་ནས་ཡིད་རྟོན་གྱི་སྤྱོབས་པ་འཚོལ་དགོས།

དེ་ནས་དེབ་ཆིངས་སྒྲིགས་ཀྱི་ལག་ལེན་སྤེལ་དགོས། རྒྱ་ཅན་ཡིན་པའི་དབང་དུ་བཏང་ན། རྒྱ་ཅན་རུས་ཆག་གི་གསོ་ཐབས་གོང་ལྟར་བྱ། དེབ་པགས་དེབ་ཕྱིང་དེབ་ལྕུགས་དེབ་སོགས་ནད་དངོས་དང་བསྟུན་ནས་བྱ་དགོས། སྟག་མོ་འཛུམ་ཆིངས་དང་སུམ་སྒྲིག་ཆིངས་པའི་བཅིངས་ལུགས་ལྟར་བྱའོ། །

སྒྲིགས་བསྐྱར་ཚུལ་ནི། དཔུང་བའི་འཕྲུལ་སྒྲིགས་ཀྱི་ལག་ལེན་བགྱི་བ་མང་ཉོས་མཆིས། 《ལག་ལེན་དམར་ཁྲིད་》ལྟར་ན། དཔུང་ཁབ་ཀྱི་ཤིང་ལེབ་མཐིལ་ཙམ་པ་ནང་སྐྱོང་ངེ་བ་གཅིག་བཏང་། སོག་ཁབ་སོག་པ་མཉམ་པ་གཅིག། གཉའ་ནོན་དང་སྒྲིག་ནོན་སོག་ཁ་རེ། བྲང་ཁབ་ཀྱི་སོག་ཁ་གཅིག་དཔུང་ལྟུའི་ཕྱི་ནང་གཉིས་དང་གདོང་གཉིས་སུ་ཤིང་རེ་རེ། དེ་རྣམས་དཔུང་ཁག་ལ་སྒྲིག། བྲང་ལ་ནུ་ཁབ་བཙེམས། མཚན་འོག་ཏུ་ཤིང་ལེབ་གཉིས་གཉིས་བཏང་། སོག་ཁབ་ནུ་ཁབ་གཉིས་ལ་འགབ་འདེགས་གཅིག་གཏང་། སོག་པ་གཉའ་ནོན་གཉིས་དང་། བྲང་ཁབ་སྟོད་སྨད་གཉིས་སུ་འབྲེང་བ་བཏགས་ལ། མཚན་འོག་ངོས་གཅིག་གི་འགེན་ཤིང་དང་སྒྲིག་ཤིང་གི་བར་ཐམས་ཅད་འབྲེང་བས་བསྡམ་དགོས། འདི་རྣམས་ཀྱི་ཚད་ནི་ཤ་རྗེན་ལ་མཉམ་སྟེ་ཆིངས་བྱས་པའི་སྟེང་དུ་བསྐྱར་བས་ཤིང་ཟུག་སྐྱོམས་ཏེ་འོང་ངོ་། །དཔུང་རྐང་ཆག་ན་ཁྲ་གཏོང་དགོས། རིང་ཐུང་དཔུང་རྐང་མཉམ་པའི་ཤིང་དྲུག་དགོས། བསྐྱར་ཚུལ་ནི།

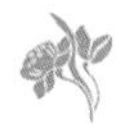

ཤིང་གི་བར་དུ་ནས་རེ་ཤོང་བ་བཞག་དགོས་ཞེས་གསུངས་པ་མ་གཏོགས་ལག་ལེན་དངོས་ནང་སོར་གང་ཡས་མས་བར་ལ་བཞག་པ་དང་། དེ་དག་ཕྱི་ནམ་ཟླའི་ཚོད་གྲང་སོགས་ཀྱི་ཁྱད་ཆོས་ལ་བསྟུན་པར་བྱའོ། །ཟས་སྤྱོད་ནི་གོང་དང་མཚུངས་པས་དེར་བསྟུན་བྱ། སྨན་ནི། ཛོ་ཞུན་སྦྱོར་བའི་རིགས་བསྟེན་དགོས་པ་དང་། ཛོ་ཞུན་སྦྱོར་བ་བསྟེན་པའི་རྒྱུ་མཚན་ནི། ཛོ་ཡི་དྭངས་མ་ཙོང་ཞུས་རྡུས་པ་གསོ། །ཞེས་པའི་དབང་གིས་སྤྱབ་སེང་བརྒྱད་པ་དང་། བྱ་ཁྱུད་བདུད་རྩི་གསུམ་སྦྱོར། བསམ་ནོར། མུ་ཏིག་གི་སྦྱོར་བ་སོགས་བསྟེན་རྒྱུ། ཕྱིས་སུ་དུགས་ལུམས་སོགས་བསྟེན་རྒྱུ་གལ་འགངས་ཆེའོ། །ཕྱིས་སུ་དུགས་ལུམས་བསྟེན་པའི་དགོས་པ་ནི་རུས་ཆག་འབྱུང་བ་དང་ཆབས་ཅིག་རྩ་རྒྱུས་སོགས་བསྣན་ནས་གནོད་སྐྱོན་ཐེབས་པས། དེ་དག་ནུས་པ་སླར་གསོ་བགྱིད་པ་དང་ཁྲག་ལེགས་པར་རྒྱུ་བའི་ཕྱིར་རོ། །

（༢）ལག་ངར་རུས་ཆག་གི་རྟགས་དང་བཅོས་ཐབས་བཤད་པ། ལག་ངར་རུས་ཆག་ནི་ཐུང་འབྱུང་རྒྱུ་མང་ཞིང་ཆག་ལུགས་ཀྱང་དེ་བས་སྣ་ཚོགས་མཆིས་ཏེ། དེ་དག་ཚོགས་བར་ནས་ཆག་པ་དང་ཚོགས་འགྲམ་ནས་ཆག་པ། ལག་ངར་ཆེ་ཆུང་གཉིས་ཀ་མཉམ་དུ་ཆག་པ་དང་། ཡང་ན་གཅིག་དུམ་བུར་ཆག་པ་དང་གཅིག་གས་པ་སོགས་འབྱུང་། ཆག་ལུགས་རྣམ་པའི་དབྱིབས་དངོས་དང་བསྟུན་

ནས་རུས་ཆག་སྙོམ་སྒྲིག་བྱ་དགོས་ཏེ། རུས་པ་ཆག་པའི་དེའི་མགོ་ནས་དལ་བུར་འཐེན་ལ། རུས་པ་ཁོད་མཉམ་སྟེ་ལག་པས་མནན་ཞིང་བ་རྩེར་བས། ཕྱི་མ་ནང་དུ་མ་འགྲོ་ནང་མ་ཕྱིར་འོང་སྟེ་མཉམ། མ་མཉམ་ན་རུས་པ་མ་ཆག་པའི་ངོས་དང་བསྡུར་ནས་མཉམ་པར་བྱ་དགོས་པ་དང་། རྨ་ཅན་ཡིན་པ་དང་རུས་པ་ཆག་པའི་ངོས་ནས་ཤ་ཕྱིར་ཐོན་ན། ཏ་པོང་ར་ལུག་གང་རིགས་ཀྱི་འོ་མས་བཀྲུས་ལ། ཚིལ་བུ་འོ་མའི་ལྷངས་པར་བསྲོས་པས་རྨ་ཁར་དྲོད་ཐབ་སྟེ། ཡར་མར་དྲག་ཏུ་ཕྱིར་འཐེན་ན་ཕྱིར་ཐོན་པའི་རུས་པ་ནང་དུ་འགྲོ་བར་བྱེད་ལ། གལ་ཏེ་མ་སོང་ན་རུས་པའི་བྲག་ཏེ་བསྡུངས་པར་བྱས་ནས་འགྲོ་བའི་ཐབས་ལ་འབད་དགོས། རང་གནས་ཚུད་མ་ཚུད་ལག་པས་མྱོང་ན་འཇགས་གོམས་ཀྱི་ངེས་པ་རྙེད། དེ་ནས་སྒྲུ་དེབ་དང་པགས་དེབ་ཕྱིང་དེབ་ལྕགས་དེབ་སོགས་སྐབས་བསྟུན་བྱའོ། །

བཅིངས་བགྱི་ན། ཆག་གནས་ཀྱི་རྣམ་པ་དང་བསྟུན་ནས་ཆིངས་པར་བྱ་བ་ལ། གྲུ་མོ་ཚིགས་མཚམས་ནས་ཆག་ཡོད་ན་ལྷས་ཆིངས་བྱ་ཞིང་། ལག་ངར་གྱི་དཀྱིལ་ཆག་ན་གསོན་ཆིངས་བྱ་ཞིང་། དེར་མཐའ་གཅིག་ཏུ་མ་ངེས་ཀྱང་དགོས་གཞི་དངོས་ཀྱི་སྟེང་ནས་དེ་ལྟར་བཞག་པ་དང་རྨ་ཅན་ཡིན་ན་གོང་ལྟར་ཆག་ཆིངས་བཞག་པ་དང་། རྨ་ཁར་རྣག་ཡོད་པ་ལ་འདེད་ཆིངས་སོགས་དམིགས་བསལ་གྱི་དབང་གིས་དེ་ལྟར་འཇོག་པའོ། །མཁྲིག་མའི་ཚིགས་ནས་ཆག་ན་རེལྡེ་

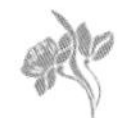

ཆིངས་པར་བྱ། ཆག་སྐྱངས་མ་ལ་བུ་ཐོག་ཆག་པ་ལྟར་ཚོགས་ཀྱི་རྐེ་ཆག་པ་ཡིན་ན་གྲུ་མོའི་སྦྲོམ་སྦྲོགས་ཀྱི་ལག་ལེན་སྤེལ་དགོས། 《ལག་ལེན་དམར་ཁྲིད་》ལས། དཔུང་བ་དང་ལག་ངར་འཕྲེབ་ཤིང་བཞི་དང་། ཁ་གནོན་བཞི། འགབ་འདེགས་བཞི་བཅས་ཏེ། དེ་དག་བསྐྱར་ཚུལ་ནི། འཁྲམ་ཤིང་ལེབ་མོ་གཉིས་དཔུང་བའི་ཕྱི་ལ་བཞག་སྟེ་སྣེ་གཅིག་ལག་ངར་གྱི་གཞུང་ཤིང་དང་སྦྲེལ་ཐུབ་པར་བྱ་དགོས། ལག་ངར་གཞུང་ཤིང་གཉིས་ལག་ངར་གྱི་ཕྱི་ནང་དུ་སྣེ་དཔུང་བའི་གཞུང་ཤིང་གི་སྣེ་དང་སྦྲེལ་ཐུབ་པར་བཞག། ཁ་གནོན་གཉིས་དཔུང་བའི་ལུག་གཞུག་གི་གཞུང་ཤིང་གཉིས་ཀྱི་བར་དུ་རྒྱ་གྲམ་དུ་བཞག། ལག་ངར་གྱི་འགབ་འདེགས་གཉིས་ལག་ངར་འགབ་བམ་ཕྱི་ཟུར་ནས་གཞུང་ཤིང་གཉིས་ཀྱི་བར་དུ་རྒྱ་གྲམ་དུ་བཞག། བྱེའུ་དགོས་མེན་སྐབས་བསྟུན་བྱའོ། །དཔུང་བ་དང་ལག་ངར་ཕྱི་ནང་གི་གཞུང་ཤིང་བཞི་པོའི་སྣེ་གྲུ་མོའི་ཁུད་དུ་འོང་བ་སྟེ་བསྡོལ་ལ་བཅོམ་དགོས་ཏེ། ཟས་ནི་འོ་མ་མར་དཀར་བཅུད་ཅན་གྱི་རིགས་བསྟེན་དགོས་ཏེ། སྤྱོད་ལམ་དལ་ཞིང་དྲག་ཤུལ་དང་ཉལ་པོ་རིགས་སྤང་བར་བྱའོ། །གཉེན་པོ་སྨན། སྟབ་སེང་བརྒྱད་པས་རུས་པ་ཆག་པ་འབྱོར་བར་བྱེད། ལྷ་བ་རྒྱས་པར་བྱེད་པ། བསམ་ནོར་གྱིས་གཉེན་ཁ་འཛོམས་ཤིང་རྩ་རྒྱུས་ཀྱི་ནུས་པ་གསོ་བའི་ཕྱིར། འབྱུར་ཆེན་རེག་པ་བདེ་སྐྱིད། ཨ་གར་ཉི་ཤུ་སོགས་རྩ་དཀར་གྱི་ནུས་པ་གསོ་བའི་ཕྱིར་

བསྟེན་པར་བྱ་ཞིང་། ཕྱིས་ནས་ལུམས་དང་། རྡོད་དུགས། མེ་བཙའ་སོགས་སྐབས་བསྟུན་བྱ་དགོས་པ་ནི་གོང་དུ་བརྗོད་ཟིན་པ་བཞིན་ནོ། །

（༣）ལག་མཐིལ་དང་སོར་མོ་རུས་ཆག་གི་རྟགས་དང་བཅོས་ཐབས་བཤད་པ། ལག་མཐིལ་རུས་པ་ནི་མཚོན་དང་བརྡབ་སྐྱོན་གྱི་རྐྱེན་གྱིས་འབྱུང་རྒྱུ་མང་། སྡུམ་ཆག་དང་སྦྲུ་གུ་ཁའི་ཆག་ཚུལ་དང་། མཁྲིག་མཚམས་ནས་ཆག་པ་དང་། ཡང་ན་སོར་མོ་ཚིགས་མཚམས་ནས་རྒྱལ་ཆག་སོགས་ལྷ་བུའི་ཆག་སྣང་མང་ཞིང་། དེ་བས་གས་ཆག་འབྱུང་རྒྱུ་མང་ཤོས་ཏེ། ལག་པའི་འགུལ་སྐྱོད་ཉམས་ཤིང་ཆག་ངོས་སུ་སྐྲངས་སྨུག་ཐོན་པ་དང་། གཞོན་ཟུག་ཡོད་པ། ཚ་ཁྲུག་རྒྱག་པ་ལག་མཐིལ་རུས་པ་ཐུང་དུ་ཆག་པ་ལྷ་བུའི་ཉམས་ཡོད་པ། མར་མནན་ན་སྟོང་སྣམ་དང་ཕྱིའི་གཟུགས་དབྱིབས་འགྱུར་བ། སོར་མོ་མར་ལང་འཕྱང་ཞིང་དེ་བཞིན་འགུལ་ཉམས་པ་དང་དེ་མིན་གོང་གི་རྟགས་དང་འདྲ་བའོ། །རུས་པ་ཆག་ངོས་ནས་དལ་མོར་འཐེན་ནས་རུས་ཁོད་མཉམ་པར་བྱ་དགོས། མཁྲིག་མཚམས་ནས་ཆག་ན། མཁྲིག་མའི་འཕྲུལ་སྒྲིག་བྱ་དགོས་ཏེ། གཡུ་ཐོག་པའི་《ལག་ལེན་དམར་ཁྲིད་》ལས། མཁྲིག་མའི་གཞུང་ཤིང་བཞི་པོ་མཁྲིག་མའི་ཕྱི་ནང་སྟེང་འོག་ཏུ་བཞག་པ་དང་། མཐིལ་ཤིང་ལག་མཐིལ་དང་སྦྲན་རྩེ་ཁབ་ལག་པའི་རྒྱབ་ཏུ་རྒྱ་ཚིགས་གནོན་པར

བཞག། ཁ་གཉོན་མཐེ་བོང་གི་སྟེང་དང་སྐབ་འདེགས་མཐེའུ་ཆུང་གི་འོག་སྐྱོར་དུ་བཞག། འདི་ཡང་སྒྲོགས་སྤྱི་ལྟར་རྒྱ་གྲམ་དུ་འཇོག་དགོས། སྟེང་གི་གཞུང་ཤིང་ལ་མཐེ་བོང་གི་གཉའ་གནོན་དང་འོག་གི་གཞུང་ཤིང་ལ་མཐེའུ་ཆུང་གི་སྐབ་འདེགས་དང་། ནང་གི་གཞུང་ཤིང་ལ་མཐིལ་ཤིང་། ཕྱི་ཡི་གཞུང་ཤིང་ལ་པྲུན་རྩེའི་ཁབ་བཙེམ་པར་བྱའོ། །ཟས་སྤྱོད་གཉེན་པོ་སོགས་གོང་དང་མཐུན་པས་དེར་བལྟ་བྱ་དགོས་སོ། །

(༩) བརླ་རྐང་རུས་ཆག་གི་རྟགས་དང་བཅོས་ཐབས་བཤད་པ། བརླ་རྐང་རུས་པ་ནི་ལུས་བྱིངས་ཀྱི་རུས་པ་རིང་ཤོས་ཤིག་སྟེ། དེར་ཆག་སྐྱོང་སྣ་ཚོགས་འབྱུང་སྲིད་ཅི་དོན་དངོས་ལ་དཔག་ན། ཆག་ལུགས་རྣམ་པ་བཞིའི་ནང་དུ་འདུད་ངེས་ལ། དེར་བྱུང་བ་མང་ཆེ་ཤོས་ནི་སྤུམ་ཆག་དང་གྲུམ་ཆག་ཡིན་ལ། དེ་བཞིན་སྒྲུ་གུ་ཁ་དང་རྗེབ་པ་ཡང་འབྱུང་སྲིད། ཐོག་མར་རྐྱེན་སྟོབས་ཆེ་ཆུང་གི་དངོས་ལ་བསམ་གཞིགས་བགྱིད་དེ་རྨ་ཅན་དང་རྨ་མེད་གང་ཡིན་རུང་ཆག་ལུགས་ཀྱི་ངོ་བོ་ཡིད་ལ་འཛུགས་གོམས་གནང་དགོས་ཏེ། དེར་བླངས་འཁོར་དོན་རྐྱེན་དང་རྟའི་བརྡབ་པ། དེ་མིན་རྐྱེན་སྣ་ཚོགས་དབང་གིས་རུས་ཆག་འབྱུང་རྒྱུ་ཤུང་མང་། ལྷག་དོན་དཔྱི་རུས་དང་འབྲེལ་མཚམས་ནས་ཆག་པ་དང་། གཏུག་སྐེ་ནས་ཆག་པ། པུས་མོའི་ཚིགས་མགོར་ཆག་པ་སོགས་གནས་ཀྱི་དབང་གིས་ཉེན་ཚབས་

ཆེར་འབྱུང་བ་དང་། དེ་མིན་གས་པ་དང་རྗེབ་པ་སོགས་ཙུང་སྐྱོན་རྩུང་ཤས་ཀྱི་གྲས་དང་། དེ་མིན་རྨ་ཅན་གསེག་ཏུ་ཆག་པ་དང་། རྨ་མེད་གསེག་ཆག། རྨ་མེད་སྤུམ་ཆག་དང་། རྨ་མེད་གྲུམ་ཆག་གོང་མ་དང་འདྲ་བར་དབྱེ་ཞིབ་བགྱིད་དེ་ཆག་ལུགས་གང་ཡིན་རྟོགས་པར་བྱ་དགོས་ཏེ། རྩ་རྒྱུད་ཕྲ་ལ་ཙུང་མགྱོགས་སླམ་ཡོད་པ་དང་ཆུ་མདོག་དམར་ལ་ཀྱ་ཡ་དང་སྲིས་མ་ཡང་འབྱུང་སྲིད། ཆག་གནས་ཡས་མས་ཀྱི་འབྱུང་བར་འགྱུར་བའི་རེག་བྱ་གྲང་ཞིང་ལུས་ཀྱི་ཚ་བ་ཆེར་མི་རྒྱས་ཤིང་གྲང་ཤུམ་བྱེད་པ། རྐང་པ་འདེགས་མི་ནུས་ཤིང་དེ་བཞིན་ཚོགས་ཀྱི་འགུལ་སྐྱོད་ཉམས་པ། སྐྲངས་ཤིང་སྨུག་ཐིག་ཆགས་པ། རུས་ཆག་གི་སྣེ་གཉིས་བརྡར་ལ་འགུལ་ཚེ་འཁྲིག་སྒྲ་འབྱུང་བ། ཆག་སྣ་གཉིས་ཡོ་འཁྱོག་བྱུང་ནས་དབྱིབས་ཡ་མ་ཟུང་ཆགས་པ། རུས་ཆག་གནས་སུ་སྐོར་དབྱིབས་ཅན་གྱི་ན་ཟུག་གཏོང་བ་དང་། ཆག་གནས་གང་དུ་མནོན་ཟུག་བཟོད་བརླག་མེད་པར་འབྱུང་ཞིང་། དེར་བསྟན་རྨ་ཅན་རུས་ཆག་ཡིན་པའི་དབང་དུ་སྣངས་ན། དེས་ཤ་པགས་རུས་གསུམ་ལ་གནོད་སྐྱོན་ཚབས་ཆེན་ཐོག་པ་གཞི་བྱས། ཐོག་མར་རྨ་ཁའི་ནང་དུ་བཙོག་པ་མ་ཞོར་བའི་ལག་ལེན་དངོས་ཀྱི་སྟེང་ནས་གཞན་ཁ་འཛོམས་པའི་རྩ་དོན་ལ་དཔག་པར་བྱ་དགོས་ཏེ། ཁྲག་རྩ་བཅད་པ་ལ་རྒྱུད་ཀྱི་དགོངས་པ་བཞིན་རྩ་ཆད་ཁད་སྤུ་འཛུད་པའི་སྨན་བེད་སྤྱོད་བྱ་ཞིང་ (དབྱར་སྦྲུ་ལོ་

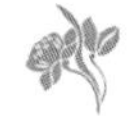

དགྲུན་རྩ་བའི་རེང་བུ་ལ་གྲུར་གྲུམ་དོམ་མཁྲིས་ཉ་མཁྲིས་སྦྲུ་འབྲུ་བྱུགས་ལ་བརྫང་) ཁྲག་ཤོར་བ་དང་དབང་རྩ་བཅད་པ་སོགས་ཀྱི་གནས་ཚུལ་འབྱུང་བས་དེར་ཁྲག་བཅོད་པ་དང་། 《རྒྱུད་བཞི་》ལས། རྨ་ནས་མཚོན་གང་བཅལ་བའི་གོང་འོག་བསྲེགས། །རྨ་ཡོང་གཉིས་ནས་རྩ་ཁ་བསྡོམ་པ་གཅེས། །ཞེས་པ་དང་། ཁྲག་མི་འདང་བ་སོགས་བྱུང་ན་ལུས་ཟུངས་དང་བསྟུན་ནས་ཁྲག་གསེབ་རྒྱག་རྒྱུ་དང་ཁྲག་གསོ་བར་བྱ་དགོས་པར་མ་ཟད། དབང་རྩ་མཐུད་སྦྱོར་བྱས་ཏེ་རྨ་མེད་རུས་ཆག་ཏུ་བསྒྱུར་བར་བྱ་དགོས། ཁྲག་ཤོར་ཡོད་སྨན་ལ་མཁན་སྐྱེར་གྲུར་གྲུམ་དོམ་མཁྲིས་ཤིང་ཚ་རེ་སྙོན་རྣམས་བཏང་བ། དེ་བཞིན་རྨ་ཅན་རུས་ཆག་དེ་ཉིད་རྨ་ཅན་བཅོས་པར། 《རྒྱུད་བཞི་》ལས། རྨ་ཅན་ཟས་ཀྱིས་མ་ཐེག་གསོ་བ་དཀའ། །ཞེས་པའི་ཐབས་ལམ་དངོས་ནས་རྨར་གཉན་ཁ་མེད་པ་སོགས་ཀྱི་ཁྱད་ཆོས་དངོས་ལ་གཞིགས་ནས་ཆག་སྣ་སྙོམ་སྒྲིག་བྱ་དགོས། གང་བྱུང་གི་རུས་པ་སྙོམ་སྒྲིག་བགྱིད་ན། གསོ་བྱ་ན་ཟུག་ཆེ་བ་ལས་ཕན་འབྲས་ཆེར་མེད་པས། རུས་པ་སྙོམ་སྒྲིག་བྱེད་སྐབས་དྲག་ཤུགས་ཀྱིས་སྙོམ་པོར་འཐེན་པ་དང་། བརྩེར་བ། འདེགས་པ་སོགས་ཀྱི་ཐབས་ཤེས་བེད་སྤྱད་ནས་རུས་པའི་ཆག་སྣ་སྙོམ་སྒྲིག་བྱ་རྒྱུ་དེ་ཡིན། དེ་མ་ཡིན་པས་འཐེན་ཐག་དཔྱངས་ན་རུས་འཁོད་སྙོམས་ཐབས་དང་། འཐེན་ཐག་དཔྱངས་པའི་དམིགས་ཡུལ་ནི་རུས་པ་འཐེན་ནས་རུས་འཁོད་སྙོམས་

པ་དང་སྐྱོམ་སྒྲིག་བྱས་པ་དང་། རྡུས་པ་ཡོ་འཁྱོག་མི་ཡོང་བར་བྱ་རྒྱུ་དེ་ཡིན། ཡང་ན་གཤག་བཅོས་ལ་བརྟེན་ནས་རྡུས་འཕོད་སྐྱོམས་ཐབས་སོགས་བྱ་རྒྱུ་བཅས་སོ། །རྡུས་ཆག་སྐྱོམ་སྒྲིག་བགྱིད་ཚར་རྗེས། སྲོལ་རྒྱུན་ལག་ཐབས་སྦྱད་དེ་ལག་པས་སྒྲོང་ནས་རྡུས་པ་སྐྱོམས་མི་སྐྱོམས་ལ་དཔག་པར་བྱ་དགོས་ཏེ། ཆག་ངོས་སུ་རྡུས་འགྱུར་ཡོད་མེད་དང་ཡོ་འཁྱོག་དང་རིང་ཐུང་ཡོད་མེད་པ་བཅས་ལ་དཔག་དགོས་སོ། །རྡུས་ཆག་སྐྱོམ་སྒྲིག་བྱེད་སྐབས་དུས་ཡུན་ཧ་ཅང་མ་འགྱངས་ན་ལེགས། ཅིའི་ཕྱིར་ཞེ་ན། ཆག་ངོས་སུ་རྡུས་པ་བ་ཙོར་གནོན་ཐེབས་ནས་ཁྲག་ལེགས་པར་རྒྱུ་མ་ཐུབ་པས་སྐྲངས་པོར་འབྱུང་བ་དང་ཆབས་ཅིག་ཆུ་སེར་སོགས་གཉན་ཚད་རྒྱས་སྲིད་པས་དེ་བས་རྡུས་པ་སྐྱོམ་སྒྲིག་བགྱིད་རྒྱུ་དཀའ་རུ་འགྲོ་བར་མ་ཟད། སྨུ་མཐུད་ནར་འགྱངས་ཤོར་ན་སྐྲངས་པོར་ཇེ་ཆེར་འགྲོ་བ་དང་ཆུ་ལྷང་ཐོན་ནས་དེ་བས་དཀའ་བར་འགྱུར་བའི་ཕྱིར་རོ། །དེར་བརྟེན་གསར་དུས་སྐྱོམ་སྒྲིག་བྱ་རྒྱུའི་རྒྱུ་མཚན་དེར་རག་ལས་པས་ར་སྤྲོད་བགྱིད་ཐུབ། རྡུས་པ་སྐྱོམ་སྒྲིག་ལེགས་པར་འོང་བའི་གདེངས་ཐུབ་ཀྱི་ངེས་པ་སྙེད་ན་ཆག་ཆིངས་རྒྱག་པའི་སྨ་གོན་གྱི་ལས་ལ་འཇུག་དགོས་ཏེ། དེར་ནད་པའི་ཉམས་ཚོད་ལ་དཔག་སྟེ་དེབ་འཆིང་སྒྲིགས་ཀྱི་ལག་ལེན་སྤྱེལ་དགོས། 《རྒྱུད་བཞི་》ལས། དེབ་ཀྱི་རྣག་ཆ་བྲེར་བ་གཅར་ལ་གདབ། །ཆིངས་ཀྱི་ནན་དང་དེབ་གཉིས་རང་

སར་བཞག །སྦྱོགས་ཀྱིས་ཚོགས་ཀྱི་འཕྲུལ་འཁོར་བསྐམ་པ་གཅེས། །ཞེས་པ་ལྟར། དེང་ཐོག་པགས་དེབ་དང་སྒྲུ་དེབ་ཤིང་དེབ་སོགས་བཏང་བར་བྱ་ཞིང་གསོ་བྱའི་ཡུལ་ལ་བསྟུན་པར་བྱ། ཆིངས་བྱ་ན་སྐྱོར་ཆིངས་བྱ་དགོས་ཏེ། སྐྱོར་ཆིངས་ཀྱི་ལག་ལེན་ནི《ཆ་ལག་བཅོ་བརྒྱད་》དང་། 《མེས་པོའི་ཞལ་ལུང་།》《ལག་ལེན་དམར་ཁྲིད་》སོགས་ཀྱི་དགོངས་པ་དངོས་དང་བསྟུན་པར་བྱ་རྒྱུ་དང་། དེ་མིན་ནད་ཐོག་ལག་ལེན་ཁྲིད་ནས་གོམས་པའི་ཉམས་མྱོང་སོགས་བེད་སྤྱོད་ན་དེ་བས་ཀྱང་ངོ་། །འདིའི་ལག་ལེན་སྐོར་གོང་དུ་དྲངས་ཟིན་པས་སྐབས་འདིར་ཡིག་ཚོགས་སྐོང་བའི་ཕྱིར་དུ་བསྐྱར་བཤད་མི་བགྱིད་དོ། །

ཆིངས་ཀྱི་དམིགས་ཡུལ་ནི་རུས་པ་ཡོ་འཁྱོག་གསོ་ཐུབ་པར་བྱ་རྒྱུ་དང་། ཆག་སྣའི་ན་ཟུག་ཞི་ནས་ཚོགས་གཞི་དང་ཤ་གནད་ཀྱི་འགུལ་སྐྱོད་སླར་གསོ་བྱེད་ཐུབ་པའི་ཆེད་དུ་ཡིན་པ། རྨ་ཅན་རུས་ཆག་གི་རྨ་ཁར་བཙོག་འགྲིབ་ཀྱི་དུག་སེལ་གཤག་བཅོས་བྱས་ནས་རྨ་ཁ་གསོ་མ་ཐུབ་པ་དང་། ཤ་གནད་བ་ཙོར་གནོན་གྱི་ཉེན་ཆེ་བས་སྒྲོགས་ཀྱི་ཆག་ཆིངས་མི་འཛོག་པར་འཚལ། རྨ་ཁ་སྐྱོན་ཚབས་ཆུང་བ་དང་རྨ་མེད་རིགས་ལ་སྒྲོགས་བཏང་བར་བྱ་ཞིང་། དེར་འཁོར་ལོ་ཕྱི་སྟོམ་ཅན་གྱི་ལག་ལེན་ཚུལ་བཞིན་བཀོལ་ནས་བསྐམ་པར་བྱ་དགོས། ནད་པའི་བོངས་ཚད་ལ་བསྟུན་ནས་བཞླ་ཤིང་བརྒྱད་གྲ་

སྒྲིག་བྱ་ཞིང་། དེའི་རྒྱུ་གསོལ་པ་དང་། ལྕང་མ། སླང་མ་སོགས་ཡིན་དགོས། རིང་ཐུང་བསྡུ་དང་མཉམ་པའི་ཤིང་བརྒྱད་པོ་བསྡུ་ལ་བསྐོར་བ་གཅིག་བསྐོར་བར་བྱ། ཤིང་གི་བར་གྱི་ཡངས་དོགས་ནི་སོར་གང་བཞག་ན་འགྲིག་པར་སྣམ། མང་ཤས་མཐོང་བ་དེ་བཞིན་ནོ། །

བཅོམ་ཚུལ་ནི། ཤིང་བརྒྱད་པོ་རེ་རེའི་སྣ་གཉིས་དང་རྐེད་པ་བཅས་སུ་འཁོར་ལོ་རེ་རེ་བཅོམ་པར་བྱ། དེ་འབྲེང་བ་སྟོམ་བྱེད་དུ་བྱེད་ན། ཤིང་གཅིག་གི་སྣའི་འཁོར་ལོ་ནས་རྒྱུན་བུ་བླངས་ལ་ཤིང་གཞན་གཅིག་གི་རྐེད་པའི་འཁོར་ལོ་ལ་འཁྱེར་ཞིང་། དེ་ནས་ཡང་ཤིང་གཞན་ཤིག་གི་སྣའི་འཁོར་ལོ་ལ་འཁྱེར་ནས་སྟོམ་པར་བྱ་བ་ཡིན་ནོ། །ཆག་སྣའི་མཚམས་ནས་རྣག་སོགས་འབྱུང་ན། སྲུལ་རྣག་གཙར་ལ་འདེབས་པའི་ཁྲ་རྒྱག་དགོས་ཏེ། དེའི་ལག་ལེན་《དམར་ཁྲིད》ལྟར། རྨའི་གཡས་གཡོན་ཤིང་རིང་བར་གཏང་། རྨའི་སྟེང་ན་མར་རྨ་ལ་སླེབས་ཙམ་པ་ཡས་གཅིག་མས་གཅིག་གཏང་། དེ་ལ་དབང་བུ་བཞི་བཞི་བཏང་ལ། དེ་རྨའི་སྟེང་དུ་གཏང་། རྒྱབ་ཏུ་ཤིང་ལེབ་གཅིག་བཏང་བ་བྱེའུས་བསྡམ་པར་བྱ། དེ་ནས་སྐྲུགས་སོགས་ལེགས་པར་འོང་བའི་མཚན་མ་འབྱུང་ན། དེ་ནས་རིམ་གྱིས་འགྱུལ་ནུས་སྦྱོང་བརྡར་བྱ་དགོས།

ཟས་སྤྱོད་ནི། ཟས་བཅུད་ཅན་ཤ་གསར་མར་གསར་རིགས་

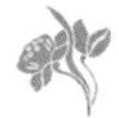

བསྙེན་རྒྱུ་དང་དེ་མིན་རོ་ཚ་བ་དང་ལན་ཚྭའི་རིགས་སོགས་སྤྱང་བར་བྱ་དགོས་པ་དང་། སྤྱོད་ལམ་དྲག་ཤུལ་དང་ཉལ་པོ་རིགས་བསྙེན་པར་མི་བྱ་བར་འཚལ།

གསོ་བྱེད་གཉེན་པོར། ཐོག་མར་སྨྲངས་པོ་གཞོམ་ཐབས་བྱ་རྒྱུ་དང་རུས་ཆག་གི་རྩ་ནུས་གསོ་བའི་སྨན་བསྟེན་རྒྱུ། 《རྒྱུད་བཞི་》ལས། སྨན་གྱིས་རྨ་ཁོང་གཉིས་ཀྱི་ཉེས་པ་བསལ། །ཞེས་པ་ལྟར། སྟབ་སེང་ཆིག་ཐང་རུས་ཆག་འཁྱོར་བར་བྱེད་པ་དང་ལྷ་བ་རྒྱས་པར་བྱེད་ཆེད་དང་། བསམ་ནོར་དང་བསམ་ཁྱུང་གཉན་ཁ་འཛོམས་ཤིང་རྩ་རྒྱས་ཀྱི་ནུས་པ་གསོ་བར་བྱེད་པའི་ཕྱིར། ཨ་གར་ཉི་ཤུ་དང་། སྤྱོས་ཁྱུང་བཅོ་ལྔ། བདུད་རྩི་གསུམ་སྦྱོར་བཅས་ནི་ཉེས་གསུམ་གྱི་ཁམས་སྙོམས་ཤིང་རུས་ཆག་ལས་སུ་རུང་པའི་ཕྱིར། ཕོ་བའི་མེ་དྲོད་གསོ་བའི་ཕྱིར་སེ་འབྲུ་ཉི་དཀྱིལ་བཏང་ཞིང་། སྣོད་ཚད་ཚོག་པར་བྱེད་པའི་ཕྱིར་ཙུ་གང་བདེ་བྱེད་སོགས་སྐབས་བསྟུན་བྱ་རྒྱུ་དང་། བསྟུད་མར་བྱ་ཁུད་བདུད་རྩི་གསུམ་སྦྱོར་དང་། སྟབ་སེང་བརྒྱད་པ། ཨ་གར་ཉི་ཤུ་དང་། དེ་མིན་སྨན་རྩིས་ཁང་གི་རུས་ནད་ཚན་ཁག་ནས་སྦྱར་པའི་བཅུད་འཁྱོར་རིགས་སོགས་བསྟེན་རྒྱུ་དང་། དེ་མིན་རྒྱུད་དང་ཉམས་ཡིག་ཁག་ནས་བཀོད་པའི་སྨན་བཀོལ་རྒྱུ་བཅས་སོ། །བདུན་ཕྲག་ཁ་ཤས་རྗེས་ནས་བསམ་ནོར་དང་། ཨ་གར་ཉི་ཤུ། མུ་ཏིག་ཉེར་ལྔ་དང་བདུན་ཙུ་བཏང་ཞིང་། དེ་ནས་ཕྱུགས་པ་བདེ་

སྐྱེད་བཏང་ནས་འཕུར་མཉེད་བྱ་ཞིང་། ཐུར་མའམ་སྐམ་ཁབ་གདབས་ཏེ་རྩའི་ནུས་པ་གསོ་བར་འགངས་ཆེ། མི་འགྱངས་པར་རང་བྱུང་ཆུ་ཚན་དང་བཅོས་མའི་ལུམས་རྒྱག་པར་འཚལ། དེ་ནས་དྲོད་དུགས་བཏང་ཞོར་འགུལ་སྐྱོད་སྦྱོང་བརྡར་བྱ་དགོས་སོ། །

(5) ལྷ་ངའི་རུས་ཆག་གི་རྟགས་དང་བཅོས་ཐབས་བཤད་པ། ལྷ་ངའི་རུས་པ་ནི་རུས་པ་ཆུང་ཤས་ཡིན་ཡང་། ནད་ཐོག་ལག་ལེན་དངོས་ནང་རྟག་པར་འཕྲད་པ་དང་། རུས་ཆག་འདི་ནི་གནས་ཀྱི་དབང་གིས་རྩུང་ཉེན་ཆུང་བ་དང་། པུས་ཚིགས་དང་ཆུ་རྒྱུས་ཀུན་འདྲིལ་གནས་པའི་ཕྱིར་རུས་ཆག་བྱུང་བ་དང་བཅོས་པའི་བརྒྱུད་རིམ་ཁྲོད་ཤ་གཉན་དབང་གིས་ཚིགས་འབུར་ཐོན་ཞིང་ཡོ་འཁྱོག་སོགས་འབྱུང་བའི་དངོས་གནས་རང་བཞིན་གྱི་གནས་ཚུལ་ནད་ཐོག་ཏུ་མཐོང་སྲིད། དེང་སང་དུས་ཀྱི་དབང་གིས་འཁྲིམ་འཁྲུལ་དོན་རྐྱེན་ཁྲོད་དུ་རུས་ཆག་འདི་མཐོང་རྒྱུ་མང་དུ་སྣང་། རྣམ་འགྱུར་ཆག་རྟགས་ཀྱི་མཚན་མ་དང་རྩ་ཆུ་ན་ལུགས་སོགས་དམིགས་བསལ་རང་བཞིན་མེད་པ་གོང་གི་བརླ་རྐང་རུས་ཆག་དང་འདྲ་སྙམ། དེའི་ཕྱིར་འདིར་བསྐྱར་འབྲི་མི་བྱེད་དོ། །

ཆག་སྟངས་ནི། དཀྱིལ་ནས་ཆག་པ་དང་། སྣེ་མོ་ནས་ཆག་པ། བརྡབ་དུས་རྐྱེན་སྟོབས་ཀྱི་དབང་གིས་འདྲ་མིན་སྣ་ཚོགས་འབྱུང་བ། དེར་ལྷ་ངའི་རུས་པ་ཆག་པ་ལས་འོག་ཏུ་རྗེ་ངར་གྱི་སྣེ

 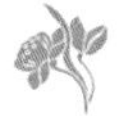

སོར་ཆག་པ་དང་། ཚོགས་མིག་ཆག་པ། དེ་ཡང་རྨ་ཅན་དང་རྨ་མེད་གྲུམ་ཆག་སོགས་འབྱུང་བར་ཉུང་མང་། དེར་རྨ་ཅན་ཡིན་པའི་དབང་དུ་བཏང་ན་གོང་ལས་བརྗོད་པ་བཞིན་རྨ་ཅན་རུས་ཆག་གི་གསོ་བཅོས་ཀྱི་རྩ་དོན་དངོས་དང་བསྟུན་རྒྱུ་དང་། ཕྲ་གཉན་སོགས་འབྱུང་བའི་ཐབས་ལམ་ལ་རིག་པས་དཔྱད་དགོས་ཏེ། རྨ་མེད་ཡིན་ན་ཆག་ལུགས་ཀྱི་ངོ་བོ་ཡིད་ལ་གནང་བྱིན་བགྱིད་དེ་རུས་པ་སྙོམ་སྒྲིག་གི་ཐབས་ལམ་ལ་གཞོལ་དགོས། དེར་ལག་པས་མྱངས་ཏེ་ཡིད་ལ་གདེངས་མ་ཐོབ་པར་སློག་པར་གྱི་དཔྱད་འབྲས་ལ་བརྟེན་དགོས་པ་ཡིད་ལ་འཇགས་གོམས་གནང་བར་འཚལ། དེ་ནས་རང་རིག་གི་ཐུན་མོང་མ་ཡིན་པའི་གཞུང་ལ་གཞི་བཅོལ་ཞིང་མཐོང་བརྒྱུད་ལག་ལེན་ཟུང་དུ་འབྲེལ་ནས་རུས་པ་སྙོམ་སྒྲིག་བྱ་དགོས། རུས་པ་སྙོམ་སྒྲིག་གི་མཚན་མ་ལེགས་པར་ཐོན་ན་ཆག་ཆིངས་འཛོག་པའི་བྱ་བ་ལ་གཞོལ་དགོས་ཏེ། སེང་གེ་དྲུག་ཆིངས། སྐྱོར་ཆིངས་རྡོ་རྗེ་དང་བརྩེགས་ཆིངས་ཀྱི་ལག་ལེན་ལྟར་ཆིངས་དགོས། དེའི་བཅིངས་ཚུལ་གོང་ལས་བརྗོད་ཟིན་པས་འདིར་མི་འགོད། དེབ་ལ་ལྕགས་དེབ་དང་སྦུ་དེབ་སོགས་སྐབས་བསྟུན་བྱ། དེ་ནས་སྒྲོགས་བསྐུར་དགོས། ཚོགས་ལ་བསྐུར་བ་སྒྲོགས་ཟེར། 《བི་ཅིའི་པོ་ཏི་ཁ་སེར་》ལས། སྒྲོགས་ཀྱི་མན་ངག་བསྟན་པ་ནི། །སྤྱིར་ན་ཚོགས་འཕྲུལ་དག་ལ་བྱ། །སྦྱང་སྒྲོགས་ཤིང་སྒྲོགས་ཕྱིང་བའི་སྒྲོགས། །སྣུག་མའི་སྒྲོགས་

དང་བཞི་རུ་འདོད། །སྲང་སྒྲོགས་ཉ་ཡི་རུལ་ལ་གཏང་། །ཤིང་སྒྲོགས་ཚོགས་འབྲུལ་དག་ལ་གཏང་། །དེ་ལ་སྦྲིམ་སྒྲོགས་འཇར་སྒྲོགས་གཉིས། །ཕྱིང་བ་སྐྲངས་པ་དག་ལ་གཏང་། །སྣུག་མ་བྱེ་བ་དག་ལ་གཏང་། །དེ་རྣམས་ཐམས་ཅད་བཅའ་བ་ནི། །ལག་ལེན་རིགས་པས་དཔྱད་ལ་བྱ། །ཞེས་གསུངས་པ་ལྟར། དེ་དག་གི་རྒྱུ་ཚའི་ཆ་རྐྱེན་ནི། ཤིང་ཀུན་སྲབ་སྐེམས་ཟུར་དང་ལྡན་པ་དང་། ལྷུ་ཡི་དབྱིབས་འདྲ་བར་འཇམ་པོར་བཞོག་པར་བྱེད་ལ། དེ་དག་གི་གྲངས་ཀྱི་ཚད་ནི་ལྷུ་གཉིས་དག་གི་ཚད་དང་ལྡན་པ་དང་ཕལ་ཆེར་ཤིང་ཕྲན་བཞི་ཙམ་དགོས་ཏེ། གཙང་སྟོད་དར་མ་མགོན་པོའི་《ཟིན་ཐིག་》ལས། དེ་ལ་བསིལ་སྒྲོགས་དག་གི་སྲིད། །མཐིལ་ཤིང་མཐིལ་གྱི་ཁྲོན་མཉམ་པ། །མཐའ་བསྐོར་ཆ་རེས་མཐོ་བར་བྱ། །མ་ཤིང་དང་པོ་མཐོ་དོ་ལ། །སྨན་སོར་བརྒྱད་དུ་བཤད་པ་ཡིན། །ཞེས་དང་། སྒྲོགས་ཀྱི་བསྐྱར་ཐབས་ནི། 《རྒྱུད་བཞི་》ལས། ནང་ཚངས་ཇ་མ་རས་སྒྲིད་ཐེམས་ལྡན་གཅེས། །ཡ་ཡོ་སྐེམས་དང་སྡོམ་པ་འདིར་རག་ལས། །བསྡམ་ཚད་དམ་ལྷོད་སྐྱིན་དང་བྲལ་བ་སྟེ། །བསྡམ་ཐབས་མཐའ་ནས་བསྡམ་ཞིང་དབུས་ནས་དགྲོལ། །ཞེས་པ་ལྟར། པུས་མོར་ཚོགས་དང་ཚག་ལུགས་ཀྱི་དབང་གིས་སྟག་མགོ་གཟེར་འགྲེད་བེད་སྤྱོད་པ་མང་དུ་སྣང་། 《ལག་ལེན་དམར་ཁྲིད་》ལས། བརླ་ཕྱི་ནང་གི་གཞུང་ཤིང་བཞི་མཐོ་རེ་མཁྲིད་རེ། རྗེ་ངར་ཕྱི་

ནང་གི་གཞུང་ཤིང་བཞི་མཐོ་གསུམ་དང་སོར་བཞི། ཁུགས་ཀྱི་མིག་གྲུ་བཞི་བཅའ། སྟོད་ཀྱི་ཁ་སྦྱོམ་གྱི་དབང་བུ་གཉིས་མཛུབ་རེ། སྨད་ཀྱི་ཁ་སྦྱོམ་གྱི་དབང་བུ་གཉིས་རེ། བརླ་ལ་དབང་བུ་གཉིས་མ་དང་མཉམ་མོ། །གཙོན་བཞི་ཁྲེའུ་དང་ལྔ། འགབ་འདེགས་བཞི་བ་དང་བུ་དང་མཉམ་མོ། །མཐིལ་ཤིང་ལ་ལྷག་མགོ་སྒྲོགས་ལ། ཁ་སྦྱོམ་གྱི་དབང་བུ་ལ་བརྩུག་ལ་གཟེར་གྱིས་བསྡམ་མོ། །སྦོམ་ཕྲོད་རན་པའི་ཚད་དང་དཔོག་དགོས་ཏེ། ཞེས་པ་ལྟར་རོ། །

ཟས་སྤྱོད་སོགས་སྤྱིར་བཏང་གོང་དང་མཚུངས་པས་དེར་བསྟུན་པར་བྱའོ། །

གཉེན་པོ་སྨན་ནི། རྒྱུད་དང་ཉམས་ཡིག་ཁག་སོགས་གཙོ་གཞིར་བྱས་ཏེ་ནད་པའི་ཉམས་ཚོད་དང་བསྟུན་ནས་སྨན་བཏང་དགོས་ཏེ། 《སྨན་དཔྱད་ཟླ་རྒྱལ་》ལས། ག་ར་ཨ་འབྲས་ཧཻ་ལུ་ལ། །དོམ་མཁྲིས་གསུམ་གྱི་ལྕ་བ་འདྲེན། །ལྩ་བ་པི་པི་ལིང་དང་ནི། །མར་དུ་བསྐོལ་བས་ནན་བྱའོ། །ག་བྲ་པ་རི་གུར་གུམ་དང་། །རི་ཤོ་མ་དང་ཙུ་གང་དང་། །ག་རས་ལྷ་བའི་ཤ་འུ་བསྐྱེད། །སྤང་རྒྱན་འབུ་སུག་ཧོང་དང་ནི། །ཨ་བྲུག་ཤེལ་ཏང་སྤྱི་ཞུར་དང་། །པ་རི་ཀོན་དང་ལྕུམ་རྩ་དག །ག་ར་དང་སྦྲུར་ཕྲེམ་གཏང་། །ཁུ་བས་ཏུས་པ་གདུས་པ་གཏང་། །ཞེས་དང་། བསམ་ནོར་དང་། བྱ་ཁྲིད་བདུད་རྩི་གསུམ་སྦྱོར། སྤབ་སེང་བརྒྱད་པ། དེ་མིན་བཅད་འགྲོར་

རིགས་བཏང་དགོས། གོང་སྨན་པའི《དགོས་པ་ཀུན་འབྱུང་》ལས། སྨན་དུ་སྟབ་སེང་ཁུ་བ་བསྟེན། །སྐོག་སྐྱུ་འབྲས་ཡོས་མར་གསར་སྦྲང་། །ཀ་ར་སྦྱར་བའི་ལྡེ་གུ་བཏང་། །ག་བུར་དོམ་མཁྲིས་སྤྱི་བསིལ་དང་། །གུར་གུམ་ཙན་དན་ཀ་ར་བཏང་། །ཞེས་དང་། 《ཕྱག་རྡོར་གསོ་རིག་》ལས། སྦལ་རྒྱབ་མདུང་རྩེ་ཁབ་ལེན་གྲུ་བཞི་པ། །ཕག་མགོ་བ་ནུ་ལི་ཁྲི་མཐིང་རྒྱུས་མཚལ། །གསེར་རྡོ་དངུལ་རྡོ་དང་ནེ་ཚ་ལ་དང་། །ག་བུར་བྲག་ཞུན་ཨ་རུ་དོམ་གྱི་མཁྲིས། །གུར་གུམ་སླ་རྩི་སྤོས་དཀར་སྐྱུ་རུ་ར། །གུ་གུལ་ཤིང་མངར་སྟབ་སེང་ལི་ག་དུར། །སེང་སྡེང་ཙང་ལེན་རེ་སྐོན་གྱི་ལྡེ་པ། །སྤྲོལ་གོང་མདེའུ་འབྱིན་རྟ་ལྤགས་དར་ཡ་ཀན། །སྟག་ཤ་ཨ་ཤ་བྲག་སྤོས་གདུས་པའི་ཁུ། །རུས་པ་གས་ཆག་འགྱོར་ཞིང་ལྷ་བ་རྒྱས། །ཞེས་པ་ལྟར། དེ་མིན་ནད་གཞི་དང་བསྟུན་ནས་གཉེན་པོ་བསྟེན་པར་འཚལ། གོང་བཞིན་རྩ་དཀར་ཚ་རྒྱུས་ཀྱི་ནུས་པ་གསོ་བའི་སྨན་ཕྱེ་དངོས་བྱུགས་ཤིང་རྫོད་དུགས་ལུམས་སོགས་བསྟེན་རྒྱུ་དང་། དེ་མཉམ་འབྲེལ་ཡོད་ཀྱི་ལག་ཐབས་གང་ལེགས་བེད་སྤྱོད་པ་དང་། འདེགས་འཛོག་བཅྲུང་བསྐྱུམ་གྱིས་ནུས་པ་ངེས་ཅན་འཐོན་པར་འགྱུར་མཉེད་བྱ་དགོས་སོ། །

(༤) ཁང་པའི་རྗེ་ངར་རུས་ཆག་གི་རྟགས་དང་བཅོས་ཐབས་བཤད་པ། ཁང་པའི་རྗེ་ངར་ནི་ངོ་བོ་སྲ་མཁྲེགས་རང་བཞིན་

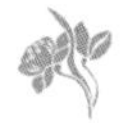

དང་དབྱིབས་ཟུང་གུག་ཅིང་རྗེ་ངར་ཆེ་བ་མདུན་དང་ཆུང་བ་རྒྱབ་ཏུ་གནས་པ། འདིར་བརྡབ་རྐྱེན་འདྲ་མིན་དབང་གིས་ཆག་ལུགས་ཀྱང་དེ་བས་མང་དུ་སྣང་། ཆེར་མང་དུ་མཐོང་བ་ནི་སྦུམ་ཆག་དང་། སྦྲུ་གུ་ཁ། གྲུམ་ཆག། གས་པ། རྨ་ཅན་དང་རྨ་མེད། ཕྱིར་མངོན་པའི་རུས་ཆག་དང་མི་མངོན་པའི་རུས་ཆག་སོགས་འབྱུང་བ་དང་། དེར་ཁ་ཤས་ཤིག་རུས་པ་ཆག་པ་དང་མཉམ་དུ་སྣེ་མོར་ཕྱིར་མངོན་པ་དང་། དེར་ཕལ་ཆེར་སྦྲུ་གུ་ཁས་ཆག་སྐངས་ལས་འབྱུང་ཞིང་། སྦུམ་ཆག་ལ་མང་ཤོས་མི་མངོན་ཞིང་། ལག་པས་སྨྱོང་ན་ཡོད་ལ་གོམས་པའི་སྣང་བ་སྙེད། གྲུམ་ཆག་ཁ་ཤས་རྐང་པ་ཕྱིར་འཁོར་བ་སོགས་ཀྱི་མཚན་མ་འབྱུང་སྲིད། ཆག་ལུགས་ཆག་སྐངས་ཡོད་ལ་ངེས་རྒྱུ་ནི་གནད་དུ་འཁེལ་བའི་ཐབས་ལམ་དང་དོན་དུ་འཁྱིལ་བའི་ལག་ལེན་ཞིག་ཏུ་འཁྱུམས། དེ་ཕྱིར་རྒྱུད་ཀྱི་དགོངས་དོན་གཞི་བྱས་ཏེ་ནད་ཐོག་ལག་ལེན་ཁྲིད་དུ་མ་བརྟག་རྒྱུན་འབྱམས་སུ་མི་འགྲོ་བར་མ་བརྟག་སྔུན་འབྱིན་གྱི་ལམ་ནས་རིག་ལམ་རྣལ་མ་འབྱེད་རྒྱུ་ནི་ཉམས་པ་སོར་ཆུད་དང་མ་ཉམས་བརྒྱུད་འཛིན་གྱི་བྱ་གཞག་ཅིག་ཡིན་པ་སུས་ཀྱང་བསྙོན་དུ་མེད། ཆག་པའི་རྟགས་ནི་ཆག་ཡུལ་གྱི་འབྱུང་བར་གྱུར་པའི་རེག་བྱ་གྲང་ཞིང་ཆག་སྣེ་མཚམས་སུ་ཁྲག་རྩ་བ་ཅོར་གནོན་ཐེབས་པས་ཆག་ངོས་སྐྲངས་ཤིང་། ཆག་སྣེ་ལག་པས་དལ་མོར་སྐྱུལ་ན་ཕན་ཚུན་འཕྲད་ཆེ་འཁྲིག་སྒྲ་འབྱུང་བ་དང་། འགུལ་

སྐྱོད་ཀྱི་ནུས་པ་ཉམས་པ་སོགས་འབྱུང་སྲིད་པའི་རྟགས་ཡིན་པ། དེ་མིན་ཆག་པའི་མཚམས་སུ་སྐྲངས་མདོག་སྨུག་ཐིག་དོན་པ་དང་། ན་ཟུག་བཟོད་བརླག་མེད་པ་འབྱུང་བ། རྨ་ཅན་ཡིན་པའི་དབང་དུ་བྱས་ན་རྨའི་ནང་ངོས་སུ་ཁྲག་འབྱུང་ཞིང་། ཆུ་རྒྱུས་ལ་གནོད་སྐྱོན་ཐེབས་པའི་རྟགས་ཀྱང་འབྱུང་སྲིད། རྩ་རྒྱུད་ཕྲ་ལ་ཙུང་མགྱོགས་པར་འཕར་བ་དང་། ཆུ་མདོག་དམར་སེར་བསྐ་ལ་ཀུ་ཡ་སྲིས་མ་སོགས་འབྱུང་། དེ་ནས་རུས་པ་སྙོམ་སྒྲིག་བྱེད་པའི་ལས་ལ་གཞོལ་དགོས། བོད་ལུགས་གསོ་རིག་གི་རུས་པ་སྙོམ་སྒྲིག་བྱེད་སྟངས་ནི་གཞན་དང་མི་མཚུངས་པའི་ཁྱད་ཆོས་མང་དུ་ལྡན་པ་ནི་ལག་ལེན་ཁྲིད་དུ་ར་སྤྲོད་གསལ་པོ་བྱེད་ཐུབ། ཕྱི་ལུགས་གསོ་རིག་གིས་རུས་པ་སྙོམ་སྒྲིག་ཡིན་གཅིག་མིན་གཉིས་གཤགས་ལས་ཀྱི་རིག་པར་བརྟེན་ནས་རུས་པ་སྙོམས་བགྱིད་པ་དང་རུས་པ་ལྕགས་འཛེར་རྒྱག་པའི་ཐབས་བཀོལ་བ་མ་གཏོགས་ལག་པས་སྙོམ་སྒྲིག་བྱེད་མཁན་མཐོང་རྒྱུ་ཧ་ཅང་དཀོན། གཤགས་ལས་རིག་པ་ལ་ལེགས་པའི་ཆ་དང་མི་ལེགས་པའི་ཆ་གཉིས་ཡོད་པ་སྟེ། ལེགས་པའི་ཆ་ནི་རུས་པ་སྙོམ་སྒྲིག་བགྱིད་པའི་ཡོ་འཁྱོག་སོགས་ཀྱི་གནས་ཚུལ་ཆེར་མི་སྣང་བ་དང་། མི་ལེགས་པའི་ཆ་ནི་གཤགས་བཅོས་བགྱིད་དུས་ན་ཟུག་ཡར་ཞོག་རུས་པ་འབྱོར་ཟིན་པའི་རྗེས་ནས་ཡང་བསྐྱར་གཤགས་ཏེ་འཛེར་མ་ལེན་དགོས་པ་མ་ཟད། གསོ་བ་རྣམས་དཔལ་འབྱོར་གྱི་འགྲོ་གྲོན་ཆེ་བ་

དང་སྐབས་མི་ལེགས་པའི་གནས་ཚུལ་མང་ཕོས་བྱུང་དང་འབྱུང་བཞིན་མཆིས། བོད་ལུགས་གསོ་རིག་གི་རུས་པ་སྐོམ་སྒྲིག་བྱེད་སྐངས་དང་ཆག་ཆིངས་འཛོག་ཚུལ་དེབ་དང་སྒྲོགས་ནི་བློ་ཡུལ་ལས་འདས་པའི་ཐབས་ལམ་མཆོག་ཏུ་གྱུར་པ་ཞིག་ཡིན་པས། དགེ་མཚན་གྱི་གཟི་འོད་འབར་བཞིན་གདའོ། །

རུས་པ་སྐོམ་སྒྲིག་བྱེད་ཚུལ་ནི་ཆག་ངོས་ནས་ལག་པས་སྙུལ་ཞིང་། དེ་ནས་ཆག་ཚུལ་གྱི་གནས་ལུགས་དངོས་ཡིད་ལ་འཇགས་པར་འཚལ། དང་པོ་དྲག་ཏུ་འཐེན་ལ་རུས་པ་ཕོད་སྐོམས་པར་བྱ་དགོས་ཏེ་རིང་ཐུང་མ་ཆག་པར་ཆག་པའི་ངོས་དང་བསྟུན་པར་གཅེས་པར་གདམས་དགོས། དེ་ནས་ར་ལུག་གི་འོ་མས་བཀྲུས་ལ་ཆོལ་བུས་དྲོད་ཕབ་དགོས། དེ་བཞིན་དེབ་ཆིངས་སྒྲོགས་ཀྱིས་གཞུག་པར་བྱ་ཞིང་། འགའ་ཞིག་ནད་འགྱུར་གྱི་ངོ་བོར་བསྟུན་ནས་དེབ་ཆིངས་སྒྲོགས་གསུམ་ག་བཀོལ་སྤྱོད་བགྱིད་པ་སོགས་མཐོང་སྲིད། དེ་ཡང་རྨ་ཅན་རུས་ཆག་ཡིན་ན་གུར་གུམ་དོམ་མཁྲིས་ཁུ་བས་རྨ་ཁར་བཀྲུས་ཏེ་ཁྲག་གཅོད་པར་བྱེད་ཅིང་། དེ་ནས་གོང་དུ་བརྗོད་པ་བཞིན་རྨ་ཅན་རུས་ཆག་གི་རྩ་དོན་གཞི་བྱས་ནས་དེབ་སོགས་བཏང་དགོས། འདིར་ཚོགས་མཚམས་ནས་ཆག་པ་མ་ཡིན་པར་ཁྲའི་ལག་ལེན་བཀོལ་དགོས། མང་ཆེ་ཤས་འབྲེང་བུ་ཕོང་སོམས་ཅན་བེད་སྤྱོད་པ་རྟག་པར་མང་དུ་སྣང་། 《ཆ་ལག་བཅོ་བརྒྱད་》ལས། གོང་

གི་ཁྲ་འཁོར་ལོ་ཕྱི་སྡོམ་ཅན་དང་འདྲ་བས་ཤིང་ཆ་ཡང་དེ་དང་མཐུན་པར་བཟོ་དགོས་ཏེ། ཕྱིན་པ་ལ་བསྐྱུར་ན་རིང་ཐུང་ཕྱིན་པ་དང་མཉམ་པའི་ཤིང་བདུན་དགོས། ཕྱིང་བ་སོགས་ནམ་ཟླ་དུས་དང་བསྟུན་པར་བྱ། བརླ་དང་ཕྱིན་པ་དཔུང་བ་གང་ལ་བསྐྱུར་ཡང་བསྐྱུར་ཚུལ་འདི་ལྟར་བྱ་ཞིང་། ཞེས་པ་ལྟར་རོ། །

བཅོམ་ཚུལ་ནི། འདི་ཡང་སགས་དྲིལ་བྱེད་པས་བཅོམ་མི་དགོས། སྡོམ་ཚུལ་ནི། གོང་དང་འདྲ་ཡང་འཁོར་ལོ་མི་དགོས་པར་ཚབ་ཏུ་བུག་པ་སྦུགས་ལ་འབྲེང་བ་བུག་ནས་བླངས་ཀྱིན་སྡོམ་པའོ། །དཔེར་ན། ཤིང་གཅིག་གི་སྣ་གཉིས་ཟེད་པ་བཅས་གནས་གསུམ་དུ་ཟུར་གཉིས་སུ་བུག་པ་རེ་སྦུགས་པས་ཤིང་གཅིག་ལ་བུག་དྲུག་འོང་། དེ་ནས་ཤིང་གི་སྒང་ནས་འབྲེང་བ་འཁྱེར་ལ་སྣེ་གཉིས་བུག་པ་ནས་བརྒྱུས། ཤིང་གཞན་ཞིག་གི་བུག་ནས་བརྒྱུས་ལ་ཤིང་གི་སྒང་ནས་འཁྱེར་ཏེ་ཟུར་གཞན་དེའི་བུག་པའི་བར་འཁྱེར་དགོས། ཤིང་རྣམས་གྲལ་འགྲིག་པར་འོང་། བརྒྱུས་པས་འབྲེང་བ་ཐམས་ཅད་ཤིང་གི་སྒང་དུ་འོང་བར་བྱས་ཏེ་ལེགས་པར་བཅོམ་པར་བྱ། དེ་མིན་ཡོང་ཚོགས་དང་འབྲེལ་བའི་མཚམས་ནས་ཆག་ན་འཕྲུལ་སྒྲོགས་ཀྱི་ལག་ལེན་བྱ་དགོས། སྡོམ་ཚད་དམ་སློད་རན་པར་བྱ་དགོས་པར་མ་ཟད། དེའི་ཉེས་སྐྱོན་ཡང་ཡིད་ལ་ལྷང་ངེར་གསལ་དགོས་སོ། །

ཟས་སྤྱོད་ནི། གོང་དང་མཚུངས་པས་དེར་བསྟུན་པར་

བྱའོ། །

གཉེན་པོ་སྨན་ནི། ཐོག་མར་གཉན་ཁ་འཛོམས་བྱེད། བསམ་ཁྲུང་དང་། བྱ་ཁྱུད་བདུད་རྩི་གསུམ་སྦྱོར། སྤོས་ཁྲུང་བཅོ་ལྔ་སོགས་བསྟེན་རྒྱུ་དང་། དེ་ནས་སྐབ་སེང་བརྒྱད་པ། བཙད་འཁྲོར་རིགས་བསྟེན་རྒྱུ་དང་། བྱང་བ་རྣམ་རྒྱལ་གྲགས་བཟང་གི་《ཡན་ལག་བརྒྱད་པའི་སྙིང་པོ་བཏུས་པ་》ལས། ག་པུར་ཙན་དན་གི་ཐང་ཚ་སྤོབས་སྦྱར། །བསིལ་བྱུགས་རུས་ཚད་བཅོམ་པའི་སྨན་རྣམས་བཏང་། །ཞེས་དང་། ཡང་ན། དང་པོ་ཟུངས་ཆུ་ཆུ་སེར་སྨན་གསུམ་དང་། །དོམ་མཁྲིས་ཅུ་གང་ཆང་གིས་འཕྱུལ་ལ་བཏང་། །མཆེ་སྐྱེར་འོམ་བུ་གསུམ་གྱི་ཁཎྜ་དང་། །རྣ་གཞོབ་ཚིག་མ་བག་ཕྱེ་རུད་པ་རྣམས། །སྤྱིན་ཆུ་སྦྱར་ལ་བྱུག་བཏང་པ་དང་། །ཞེས་དང་། ཡང་ན། སྐབ་སེང་འབྲུག་རུས་རུ་རྟ་གི་ཐང་དང་། །ཅུ་གང་གུར་གུམ་སྤོས་དཀར་ཨ་རུ་ར། །གངས་ཆུས་ཕུལ་བཏང་རུས་ཚད་གསོད་པར་བྱེད། །ཅེས་གསུངས་པ་ལྟར། 《ཕྱག་རྡོར་གསོ་རིག་》ལས། ཡང་ན་དངུལ་ཆུ་ཉ་ཕྱིས་དུང་དང་ནི། །སྦལ་རྒྱབ་མདུང་རྩེ་ཁབ་ལེན་གྲུ་བཞི་པ། །ཕག་མགོ་བ་ནུ་ལི་ཁྲི་མཐིང་རྒྱས་མཚལ། །གསེར་རྡོ་དངུལ་རྡོ་དང་ནི་ཚ་ལ་དང་། །ག་བུར་བྲག་ཞུན་ཨ་རུ་དོམ་གྱིས་མཁྲིས། །གུར་གུམ་ཅུ་གང་སླ་རྩེ་སྐྱུ་རུ་ར། །གུ་གུལ་ཤིང་མངར་སྐབ་སེང་ལི་ག་དུར། །སེང་ལྡེང་ཧོང་ལེན་རེ་སྐོན་གྱི་ལྕེ་པ། །སྤྲོལ་གོང་

མདེའུ་འབྲིན་རྟ་ཞྭགས་དར་ཡ་ཀན། །བཏང་བས་རུས་ཚད་གཅིག་ཅིང་ཆག་པ་འགྱོར། །ཚོགས་ཀུན་ཆུ་རྒྱུས་བརྒྱུད་བསྐུམ་ནུས་པ་གསོ། །ཞེས་གསུངས་པ་ལྟར། དེ་མི་རྒྱུད་དང་ཉམས་ཡིག་ཁག་ནས་བཏོན་པའི་སྨན་རྣམས་ནད་གཞི་དངོས་དང་བསྟུན་ནས་འདོན་པར་བྱ་དགོས། སྨན་རྩིས་ཁང་གསོ་བྱས་པའི་རུས་ནད་ཚན་ཁག་ནས་འདོན་པའི་བཅད་འགྱོར་རིགས་བཀོལ་སྤྱོད་བྱ་དགོས། ཕྱིས་ནས་བྱུགས་པ་རྒྱག་པ་དང་རྡོད་དུགས་བྱས་ཏེ་འཕུར་མཉེད་སོགས་གྱི་ཐབས་ལ་འབད་དགོས། དེ་མིན་ཆུ་ཚན་དང་ལུམས་སོགས་བསྟེན་པར་བྱ། འགུལ་སྐྱོད་སྦྱོང་བརྡར་བྱ་ཞིང་རྒྱུན་ལྡན་དུས་ལ་མ་སླེབས་བར་དུ་སྤྱོད་ལམ་གཟབ་པར་འཚལ།

(༧) རྒྱ་ཚོགས་རུས་ཆག་གི་རྟགས་དང་བཅོས་ཐབས་བཤད་པ། ཀང་པའི་རྒྱ་ཚོགས་ནི་ཚོགས་དང་ཚོགས་ཕྲན་དུ་མ་གྲུབ་པ་དང་། འདིར་བརྗོད་རྐྱེན་སྣ་ཚོགས་ཀྱི་འོག་ཆག་ལུགས་འདྲ་མིན་སྣ་ཚོགས་ཡོད་པ་གཞིར་བྱས་ཏེ། སྐབས་བབས་ཀྱི་ནད་དངོས་དང་བསྟུན་ནས་དཔྱད་བསྡུར་གང་མང་བགྱིད་ན་གྲུམ་ཆག་འབྱུང་བ་ཉུང་མང་དུ་སྣང་། འདིར་རྩ་ཆུན་ལུགས་སོགས་གོང་མ་རྣམས་དང་འདྲ་བ། ཆག་སྣའི་མཚམས་ནས་ན་ཟུག་བཏང་ཞིང་སྐྲངས་ལ་སྨུག་ཐིག་ཐོན་པ། ཁ་ཤས་དམིགས་བསལ་གྱི་དབང་གིས་རྨ་ཅན་ཡང་འབྱུང་སྲིད། དེ་ཡང་རྨ་ཅན་གྱི་རུས་ཆག་ནང་བཞིན་གསོ་བཅོས་མི་འདྲའ་

བར་འཚོལ། དེར་རུས་ཆག་སྐོམ་སྒྲིག་བགྱིད་སྐབས་ལག་པས་དལ་མོར་འཐུར་སྣམས་ཀྱི་ཚུལ་ལས་རུས་ཕྲན་སོ་སོའི་གནས་མ་བྲལ་བར་བཞག་པ་དང་ཆབས་ཅིག་ཆག་སྣེ་ཡས་མས་མཐུད་པར་བྱ་དགོས། དེ་ནས་རང་གནས་ཚུད་པའི་མཚན་མ་གསལ་པོར་གདེངས་མ་ཐོབ་ན། སྒྲིག་པར་དཔྱད་འབྲས་ལ་གཟིགས་ནས་ཡང་བསྐྱར་སྐོམ་སྒྲིག་བྱ་དགོས། དེ་ནས་ལྷགས་དེབ་སོགས་ནད་ཡུལ་དུས་དང་བསྟུན་ནས་བཏང་བར་བྱ། འདིར་མང་ཆེ་ཤོས་རྒྱ་ཚོགས་ཀྱི་འཕྲུལ་སྒྲིགས་བསྐྱར་བ་མང་དུ་མཐོང་། དེ་མིན་དམིགས་བསལ་གྱི་དབང་གིས་བྱེ་ཟེ་བཏང་བ་ཡང་འདུག། དེ་ཡང་། གཡུ་ཐོག་པའི་《ལག་ལེན་དམར་ཁྲིད་》དུ། མཐིལ་ཤིང་ མཐིལ་ དང་ མཉམ་ པ་ གཅིག། འགྲམ་ལྷན་ གཉིས། ཐོལ་ ཁབ་ གཉིས། རྟེང་ ཁབ་ གཉིས། དེ་རྣམས་ཟློན་པའི་མགོ་ལྷ་བུ་བྱས་ལ། དེ་ལ་ངར་གདོང་གི་ཤིང་ངར་གདོང་ནང་ཤིང་། བྱིན་པའི་ཕྱི་ཤིང་། བྱིན་ཁབ་བཞི་བཅོམ་མ་གཅིག། དེ་རྣམས་སྦྲགས་ལ་འབྲེང་བས་བསྡམ་མོ། །བསྐྱར་ཚུལ་ནི་མཐིལ་ཤིང་རྐང་མཐིལ་མཉམ་པར་བཞག། འགྲམ་ལྷན་གཉིས་རྐང་པའི་འགྲམ་དང་མཐུན་པར་ཟློར་ཁ་བྱ། ཐོལ་ཁབ་ཐོལ་དུ་བཞག། རྟེང་ཁབ་རྟེང་བ་སྐྱོར་ཏེ་བཞག། ངར་གདོང་གི་ནང་ཤིང་གདོང་གི་ནང་ཟུར་དུ་སྣེ་འགྲམ་ལྷན་ལ་སྦྲགས་ཏེ་བཞག། བྱིན་པའི་ཕྱི་ཤིང་སྣེ་རྟེང་ཁབ་ལ་སྦྲགས་ཏེ་བྱིན་པའི་ཕྱི་སུལ་ལ་བཞག། བྱིན་ཁབ་བཞི་

བཅོམ་མ་བྱིན་སྐྱིང་སྙིང་ནས་ཐུར་དུ་བཞག།

བཅོམ་ཚུལ་ནི། འགྲམ་ལྷན་གཉིས་མཐིལ་ཤིང་ལ་བཅོམ། ངར་གདོང་གི་ནང་ཤིང་འགྲམ་ལྷན་ལ་བཅོམ། བྱིན་པའི་ཕྱི་ཤིང་རྗེང་ཁབ་དང་འགྲམ་ལྷན་གང་བདེ་ལ་བཅོམ། རྗེང་ཁབ་འགྲམ་ལྷན་དང་མཐིལ་ཤིང་ལ་བཅོམ་སྐེ་དམ་ལྷོད་རན་པར་བགྱིས་ཏེ་སྡོམ་པར་བྱེད། འདིར་ཆག་ཡུལ་ཆེགས་མཚམས་ཡིན་པའི་ཕྱིར་བླ་གཉན་སོགས་ཀྱི་ཉེས་སྐྱོན་འབྱུང་སླ་བས་དེར་དོགས་ཟོན་གནང་དགོས་པ་དང་། དེ་མུར་གཉན་ཚད་དང་བསྡོངས་དུས་ཆག་མཚམས་ནས་རུས་མཛེར་སྐྱེས་པས་དེ་སྐྱོན་ལ་གཟབ་པར་བྱ། འདིར་ལྷ་བ་ཅན་གྱི་གནས་ཡིན་པས་ལུམས་དང་དུགས་བྱུགས་པ་སོགས་རྒྱག་པར་འཚལ། དུས་ཡུན་ངེས་ཅན་ཞིག་ལ་གསར་བཅུད་ཟས་ཀྱི་ཟུངས་གསོ་དགོས་པ་ཁ་ཚ་དགོས་གཏུགས་ཀྱི་གནས་སུ་འཁྲུམས་སོ། །

(༨) རྐང་མཐིལ་དང་སྲི་ལོང་རུས་ཆག་གི་རྟགས་དང་བཅོས་ཐབས་བཤད་པ། རྐང་མཐིལ་དང་སྲི་ལོང་ནི་ལུས་སྨད་ཀྱི་རུས་པའི་ཆ་ཤས་ཀྱི་དབང་དུ་བཏང་ན་ཉུང་ཚུང་ཤས་ཡིན་པ་དང་། དེར་བརྟན་སྐྱོན་རང་བཞིན་གྱི་རུས་ཆག་དང་ནད་ཁམས་རང་བཞིན་གྱི་རུས་ཆག་གཉིས་མཆིས་པས། སྤྱིར་བརྟན་སྐྱོན་རང་བཞིན་གྱི་རུས་ཆག་བརྒྱ་ཆ་བདུན་ཅུ་གཡས་གཡོན་མཐོང་བར་སྣང་། ནད་

ཁམས་རང་བཞིན་གྱི་རུས་ཆག་འགོར་ཅུང་ཉུང་ཤས་སུ་ཆགས་ཡོད། ནང་རྐྱེན་འདུ་བ་འཕེལ་ཟད་འཁྲུགས་པའི་དབང་གིས་རུས་གཙོང་དང་། རུས་འབྲས། རུས་ཚད། ཉིང་ཚད་རུས་ལ་ཞུགས་པ་ལ་སོགས་པའི་རྐྱེན་གྱིས་རུས་བཅུད་ལྷང་ཚད་ཉུང་འགྲོ་བ་དང་ཆབས་ཅིག་རྐྱེན་ཕྲན་བུའི་དབང་གིས་རུས་ཆག་འབྱུང་བ། དཔེར་ན་རྐང་རྩེད་སྤྱོ་ལོ་རྒྱུག་པ་དང་། ཤུགས་ཅུང་བཏོན་ནས་རྐང་འཁོར་བསྐོར་བ་དང་འགྲོ་བསྐྱོད་སྐབས་སུ་སྟབས་མ་ལེགས་པར་རྐང་བ་བརྩུས་ཞིང་བ་ཙོར་གནོན་ཐེབས་པའི་རྐྱེན་སོགས་ཀྱིས་ཀྱང་རུས་ཆག་འབྱུང་བ་ལྟ་བུའོ། །ཕྱི་རྐྱེན་བརྡབ་འགྲམས་ཀྱིས་མཚོན་ཐོག་པ་དང་རྡོ་དང་། ལུས་རྩལ་པས་ལྕུགས་གོར་ཡར་ལ་འདེགས་མ་ནུས་པར་རྐང་སྟེང་དུ་བརྒྱབ་པ་དང་། འཁྲིམ་འགྲུལ་དོན་རྐྱེན་སོགས་ཀྱི་འོག་ཏུ་རུས་ཆག་བྱུང་དང་འབྱུང་བཞིན་པ་ནི་འདྲེན་བྱེད་ཡུལ་དུ་མངོན་པར་གསལ། འདིར་ཡང་རྨ་ཅན་དང་རྨ་མེད་གྲུམ་ཆག་སོགས་འབྱུང་། བརྡབ་སྐྱོན་གྱི་ཤུགས་ཆེ་ཆུང་དབང་གིས་ཤ་ལྤགས་ཆུ་རྒྱུས་ལ་གནོད་ཐེབས་པ་དང་མ་ཐེབས་པ། རུས་ཆག་གི་སྣེ་ཕྱིར་མངོན་པ་དང་མི་མངོན་པ་སོགས་བརྡབ་དུས་ཀྱི་རྐྱེན་ལ་དཔག་པར་བྱ་དགོས་ཏེ། དེ་ཡང་རྨ་ཅན་ཡིན་ན་གུར་གུམ་དོམ་མཁྲིས་སོགས་སྦྲངས་པའི་ཁུས་རྨ་ཁ་བཀྲུས་ཏེ་ཁྲག་གཅོད་པར་བྱ་དགོས་པ་དང་། དེ་ཡང་《རྒྱུད་བཞི་》ལས། ཐད་ཚོད་ཤོར་ན་རྩ་ལ་ཁད་སྤུ་གཞུག །བྱང་

ཐེམ་བྱ་དང་ཞུར་ལ་མནན་པ་དང་། །འོལ་ཁ་བསྐྱུར་དང་ཕོང་དུ་སྦྲ་བའོ། །ཞེས་སོ། །

དང་པོ། ཁ་སྤུ་གཞུག་ཐབས་ནི་རྒྱ་སྐྱེགས་དང་། མཁན་པ། སྐྱེར་པ། མཚེ་བཅས་ཀྱི་ཁཎྜ་དོམ་མཁྲིས་གཡག་ཉ་གསུམ་གྱི་མཁྲིས་པ་དང་། སྤྲུ་མའི་འབྲུ་དང་། སྣང་ཐོག་པ་བཅས་ཀྱི་ཕྱེ་མ་བཏབ་སྟེ་འདབ་བག་ཏུ་བྱས་ནས་རྨ་ཁར་རྫོངས་པ་དང་། ཡང་ན་སྤྲུ་མའི་རྩ་བའི་རིང་བུར་གུར་གུམ་དང་། དོམ་མཁྲིས། སྤྲུ་མའི་འབྲུ་བཅས་ཀྱི་ལྡེ་གུ་བྱུགས་ནས་རྨ་ཁའི་ནང་ཟླངས་ཏེ་ཕྲ་རས་བཀབ་ནས་བསྡམས་ཆིངས་བྱ་དགོས་སོ། །

གཉིས་པ། བྱང་ཐེམ་བྱ་བ་ནི། ཁྲག་ཤོར་སའི་རྨ་ཁ་དེ་དང་འབྲེལ་བའི་ཁྲག་རྩའམ་འཕར་རྩ་གང་ཞིག་ཡིན་པ་དེའི་རྩ་རྒྱུད་དེད་དེ་རྨ་ཁ་ནས་གོང་དུ་སོར་དྲུག་གམ། ཡང་ན་རྩ་རྒྱུད་མངོན་ས་གང་དུ་ཡོད་པ་དེ་རང་གི་སྟེང་དུ་རྡེའུ་ལེབ་ཙམ་བཞག་སྟེ་དེ་ཉིད་ཕྲ་རས་ཀྱི་རང་སར་དམ་པོར་བཅིངས་ཐོག། རྩ་སྦྲུགས་མནན་ནས་ཁྲག་འགོག་པའི་ཐབས་ལ་གཞོལ་རྒྱུའོ། །

གསུམ་པ། ཞུར་ལ་མནན་པ་ནི་ཁྲག་ཤོར་སའི་རྨ་ཁ་ནས་གོང་འོག་སོར་དྲུག་འཇལ་བའི་རྩ་རྒྱུད་སྟེང་དུ་སྦྲ་མེ་བརྒྱབ་ནས་ཁྲག་འགོག་པར་བྱ་དགོས།

བཞི་པ། འོར་ཁ་བསྐྱུར་བ་ནི་རྨ་ཁ་ནས་གོང་འོག་སོར་དྲུག

འཇལ་བའི་ མཚམས་ ནས་ ཁྲག་ རྩ་ གང་ ཉུང་ གཏར་ ནས་ འོར་ ཁ་ བསྐྱུར་ ཐབས་བྱ་དགོས།

ལྔ་པ། ཁོང་དུ་སྲུབ་ན། རྒྱ་སྐྱེགས། གུར་གུམ། མཁྲིས་སྣ་ ཚོགས་ཚད་དང་། ཐྲག་སྐྱ་ཏ་པོ་དང་ཏོང་ལེན། གཟེར་འཇོམས་ དང་ཤིང་ཚ། ཚེར་སྔོན་ དང་ སྤྲ་ སེང་། རེ་ རལ་ དང་ འབྲི་ མོག་ བཅས་ཆུ་སྦྱར་ནས་གཏོང་དགོས་སོ། །དེ་ནས་ཉུས་ཆག་སྐྱོམ་སྦྲིག་ བྱས་ཏེ། ཤིང་དེབ་དང་ཤོག་དེབ་སོགས་ནད་པའི་ཉམས་ཚོད་དང་ དུས་བཞིའི་ཁྱད་ཆོས་ དང་ བསྟུན་ ནས་ བཏང་ བ་ དང་། ཉུས་ ཆག་ འདི་ཉིད་བོད་ལུགས་གསོ་རིག་གི་སྲོལ་རྒྱུན་ལག་ཐབས་ཁྲིད་ཉུས་པ་ སྐྱོམ་ སྦྲིག་ བྱ་ རྒྱུ་ ཙུང་ ལས་ སླ་ ཤོས་ ཡིན་ པ། དེའི་ སྦྲིག་ སྟངས་ ནི། ནད་པའི་རྐང་པ་སྣུན་པའི་ལག་པས་དམ་པར་བཟུང་ནས་ལག་པ་ གཅིག་གིས་ལོང་ཚོགས་ནས་བཟུང་ཞིང་། ལག་པ་གཅིག་གིས་རྐང་ པའི་སོར་མོ་ནས་སྐྱུལ་ཏེ་ཙུང་དྲག་ཏུ་འཐེན་ནས་རང་མལ་དུ་ཚུད་པ། དེར་ གཅིག་ ནས་ ཐྲིད་ སྨན་ ཐྲད་ ནས་ དབང་ རྩའི་ ཞུས་ པ་ གནོད་ མི་ ཐེབས་པ་དང་། གཉིས་ནས་གཤགས་བཅོས་བགྱིད་ནས་ན་བྲུག་ཐེ་ ཡུན་བཏང་བ་སོགས་མེད་པས། དངོས་གནས་རང་བཞིན་གྱི་ཚན་ རྩལ་གྲུབ་འབྲས་དེ་མིན་ཅི་ནམ། ཐུན་མོང་མ་ཡིན་པའི་མན་ངག་ ཟབ་ མོ་ ནི་ བསྐལ་ བརྒྱ་ འདས་ ཀྱང་ གཟི་ འོད་ འབར་ བའི་ ཚན་ རིག་ ལས་མ་འདས། དེ་ཕྱིར་བོད་ལུགས་གསོ་རིག་གི་གསོ་བཅོས་ཀྱི་རྩ་

དོན་མང་ཤོས་ནི་དངོས་གནས་རང་བཞིན་གྱི་ཚན་རིག་ཡིན་པ་དག་པར་རྟོགས་པའི་ཚད་མས་གཞལ་ནུས་སོ། །

ཆག་པའི་རྟགས་ནི། སྐྲངས་ཤིང་ཆག་ངོས་ནས་སྒྲ་འབྱུང་བ་དང་། གྲང་ཤུམ་རྒྱག་པ། འགུལ་སྐྱོད་ཉམས་པ། ན་ཟུག་བཏང་ཞིང་ཚ་ཤར་རྒྱག་པ། རིམ་བཞིན་སྐྲངས་པོར་དོན་ནས་རྐང་པ་འགུལ་དཀའ་བར་འགྱུར་བ། དེ་བས་རུས་ཆག་བྱུང་སའི་ཤ་པགས་རྩ་རྒྱུས་དག་འགྲམ་པའམ་བསྣད་སྐྱོན་བྱུང་བས་ཁྲག་གི་རྒྱུ་བ་ཉམས་པ་དང་། གཉན་ཁ་རྒྱག་པ་དང་ཆུ་སེར་འཁོལ་བ་སོགས་འབྱུང་སྲིད། 《རྒྱུད་བཞི་》ལས། ཆག་རྟགས་གྲང་ཞིང་འཁྲིག་ལ་འགུལ་མི་ནུས། །ལྷུང་ཅན་སྲིག་དང་སྦུམ་ཆག་གྲུམ་པ་དང་། །རྫ་ཅན་ཟས་ཀྱི་མ་ཐེག་གསོ་བ་དཀའ། །ཞེས་གསུངས་པ་ལྟར། རིག་པ་ལུས་བྱིངས་ཚ་གྲང་འབུར་འཛམ་བལྟ། །ཞེས་པ་ལྟར། འབྱུང་བར་གྱུར་པའི་རིག་བྱ་གྲང་མོ་ཡིན་པ་དང་། ཆག་གནས་ཙུང་སྐྲངས་ཤིང་སྨུག་ཐིག་ཐོན་པ། རྩ་རྒྱུད་ཕྲ་ལ་ཙུང་མགྱོགས་སླམ་ཡོད་པ་དང་། ཆུ་མདོག་དམར་སེར་བསྐ་ལ་ཀུ་ཡ་སྦྲིས་མ་ཙུང་འབྱུང་བ། དེ་ནས་མཐོང་བརྒྱུད་ཀྱི་ལག་ལེན་ཇི་བཞིན་བཀོལ་ན་ཆག་སྣ་སྙོམ་སྒྲིག་བྱེད་པ་དང་། ཆག་སྣ་ཡང་དག་སྙོམ་སྒྲིག་བྱེད་མ་ཐུབ་པའི་གནས་ཚུལ་མཐོང་ན་གློག་འོད་ཀྱི་དཔྱད་འབྲས་དཔག་ནས་ཡང་བསྐྱར་ཚོད་ཐབས་བྱ་དགོས། དེ་ནས་ཡང་དག་ཚད་པའི་ངེས་པ་རྙེད་ཅིང་

གདེངས་ཐོབ་ན་དེབ་ཆིངས་སྒྲིག་ས་ཀྱི་ལས་ལ་གཞོལ་དགོས་ཏེ། དེབ་ནི་གོང་དུ་བརྗོད་པ་ལྟར། སྤྲངས་པ་རང་གནས་སུ་གནོན་པའི་ཆག་ཆིངས་དང་། དེར་སྤྲངས་པའི་ངོ་བོ་དང་རྣམ་པ་ལ་བལྟོས་ནས་བཅིང་བ་ཞིག་གཙང་སྟོད་དར་མའི་《ཟིན་ཐིག་》ལས། སྦྲ་རྒྱབ་ལྟ་ཟེ་ཤ་ཏུའི་ཐལ། །ཞིབ་པར་བཏགས་པའི་ཕྱེ་མ་དེ། །བ་ཡི་ཆུ་དག་འདེག་པ་སྦྱར། །སྲབ་མཐུག་བ་ཡི་ཀོ་བ་ཙམ། །སྤྲངས་སར་བྱུགས་ལ་ལྤགས་དམར་གྱིས། །རྩིལ་གྱིས་བསྡམས་ལ་སྐྲུད་པས་བཅིང་། །དྲིག་གི་དཀར་འདོན་ཆར་རྫེའི་ལུགས། །ཞེས་པ་དང་། ཡང་ན་གསོན་ཆིངས་ནི་རུས་པ་ཆག་སླར་གསོན་པའི་ཆིངས་ཡིན་པ་དང་། རྨ་ཁར་གཉན་ཁ་བརྒྱབ་ནས་རྣག་ཡོད་པ་ལ་འདེད་ཆིངས་སོགས་ནད་གཞི་དང་བསྟུན་ནས་བེད་སྤྱོད་པ་དང་། དེ་ནས་སྒྲིགས་བསྐྱར་བར་བྱའོ། །

སྒྲིགས་ནི་བསྐྱར་ཡུལ་གནས་ཀྱི་དབང་གིས་མི་འདྲ་བ་མང་དུ་མཆིས། རྩུང་མདོར་དྲིལ་ནས་བརྗོད་ན། དཔྱི་སོག་མཁྲིག་མ་གསུམ་ལ་འཕྲུལ་སྒྲིགས་དང་། གྲི་མོ་པུས་མོ་རྐྱ་ཚིགས་ལ་སྦྲ་སྒྲིགས། དུས་ཀྱི་དབང་གིས་བསིལ་སྒྲིགས་དང་། རྣག་ཆུ་འཛག་ས་ནས་གསེང་བུག་ཡོད་པ་ལ་གཤེར་སྒྲིགས། རྨ་མེད་པ་ལ་སྐམ་སྒྲིགས་དང་། རྩ་ཁ་སྟོམ་པ་ལ་སྟོམ་སྒྲིགས་དང་། ནང་དུ་འཛུད་པ་ལ་གློད་སྒྲིགས་སོགས་བྱེད་གཞི་དང་བྱེད་ཆོས་དངོས་ཀྱི་ཆ་ནས་དབྱེ་བའོ། །སྐབས་

དོན་སྒྲི་ལོང་སོགས་ལ་ལོང་ཆོགས་ཀྱི་སྒྲོམ་སྒྲིགས་བསྐུར་བ་དང་། དེའི་བསྐུར་ཚུལ་ནི། མཐིལ་ཤིང་མཐིལ་དང་མཉམ་པ་གཅིག་རྐང་མཐིལ་དུ་བཞག་ལ་རྐང་མགོའི་འགྲམ་ཤིང་གཉིས་དང་སྦྲེལ་ཐུབ་པར་བྱ། འགྲམ་ཤིང་ལེབ་མོ་གཉིས་རྐང་མགོའི་ཟུར་གཉིས་སམ་ཕྱི་ནང་འགྲམ་ལ་རེ་རེ་བཞག་ལ་མཐིལ་ཤིང་དང་བཅོམ་ཐུབ་པ་དགོས། སྣེ་གཅིག་ཁྱིན་པའི་གཞུང་ཤིང་དང་སྦྲེལ་ཐུབ་པ་དགོས། རྟིང་ཤིང་གཅིག་འཛུག་ན་རྟིང་བའི་ཕྱོགས་སུ་དགོས་ཀྱང་མ་བཞག་ཀྱང་རུང་བས་སྐབས་བསྟུན་བྱའོ། །འགབ་འདེགས་གཉིས་ཁྱིན་པའི་གཞུང་ཤིང་གཉིས་ཀྱི་བར་དུ་ཁྱིན་སྙིང་ནས་རྒྱ་གྲམ་དུ་བཞག། ཁ་གནོན་གཉིས། ངར་གདོང་ནས་གཞུང་ཤིང་གཉིས་ཀྱི་བར་དུ་རྒྱ་གྲམ་དུ་བཞག། ཁྱིའུ་གཅིག་གཉིས། གང་དགོས་སྐབས་དང་བསྟུན་ནས་འཛུག་དགོས་སོ། །

བཅོམ་ཚུལ་ནི། ཁྱིན་པའི་གཞུང་ཤིང་དང་འགྲེམ་ཤིང་བཅོམ། འགྲམ་ཤིང་དང་མཐིལ་ཤིང་བཅོམ། ཡང་ན་མཐིལ་ཤིང་དང་འགྲམ་ཤིང་ལ་འཕལ་ཁ་བྱས་ལ་བཞག། བསྡམ་ཚད་སོགས་གཞུང་གི་དགོངས་དོན་ནང་བཞིན་བྱ་དགོས་པ་དང་ཆབས་ཅིག་གསོ་བྱ་ཡུལ་གྱི་ཉམས་ཚོད་ལ་དཔག་དགོས་སོ། །

ཟས་ནི་འབྲས་དང་གྲོ་སོགས་འཇུ་སླ་བའི་རིགས་བསྟེན་པ་དང་། གཙང་ཉ་དང་གཙང་སྦྲུལ། ལུག་ཤ་དང་མར་གསར་སོགས

བཅུད་ཅན་བསྟེན་པ་དང་། ནུས་པ་ཚ་རྡོ་དང་ལན་ཚྭའི་རིགས་ཡུན་དུ་འཇོམ་པར་འཚལ། སྤྱོད་ལམ་དྲག་ཤུལ་ཉལ་པོ་བསྟེན་པར་མི་བྱའོ། །

གཉེན་པོ་སྨན་ནི། སྤྱིར་གཉེན་པོ་ཞེས་པ་ནི་ནད་ཀྱི་ངོ་བོ་འཇོམས་པར་བྱེད་པའི་ཟས་སྤྱོད་སྨན་དཔྱད་བཞི་ལ་བྱ་ཞིང་། ཐོག་མར་ནད་པའི་ཉམས་ཚོད་ལ་དཔག་ནས་སྨན་གཏོང་དགོས་ཏེ། དེ་ནི་ཕོ་བའི་མེ་དྲོད་ཀྱི་ནུས་པ་ཞན་ན། སེ་འབྲུ་ཉི་དཀྱིལ་དང་དཀར་པོ་དྲུག་སྦྱོར་སོགས་གཏོང་བའི་ལུགས་ཀྱང་མཆིས་པས། དེ་དག་ནད་ལྡན་འདུས་སོགས་དགོས་པའི་དབང་གིས་དེ་ལྟར་གཏོང་བ་སྟེ། བྱ་ཁྱུད་ཁྱུང་བསྣན་དང་། སྟབ་སེང་ལྔ་པ་དང་བརྒྱད་པ། སྦལ་རྒྱབ་བཅོ་ལྔ་(སྦལ་རྒྱབ་བཅོ་ལྔ་ནི་སྦལ་རྒྱབ་དང་མདུང་རྩེ། གངས་ཐིག། རྩང་ཞི། རུ་གང་། ཁབ་ལེན། འབྲུག་ཏུས། གསེར་བྱ། འབྲི་རྟ་ས་འཛིན། རེ་རལ། དོམ་མཁྲིས། གུར་གུམ། ཚེར་སྔོན། ཨ་བི་ཁ་མུ་ཏིག་བཅས་) དང་། བསམ་ནོར་སོགས་གཏོང་བ་དང་། བསམ་ནོར། ཆག་སྡེ་སྲིད་པ་སོགས་ཀྱི་མཚན་མ་འབྱུང་ཚེ་བསམ་ཁྱུང་གཏོང་བ་དང་། དེ་མིན་ཆུ་སེར་འཁོལ་བ་ལ་སྤོས་ཁྱུང་བཅོ་ལྔ་བ་དང་བཅུ་བ་སོགས་གཏོང་ཞིང་། ཕྱིས་སུ་བསམ་ནོར། དང་ཨ་གར་ཉི་ཤུ་དང་། མུ་ཏིག་ཉེར་ལྔ། དང་བདུན་ཅུ་རྟགས་དང་བསྟུན་ནས་གཏོང་དགོས། 《སྨན་དཔྱད་ཟླ་རྒྱལ་》ལས། འོམ་བུ་ཉི་དང་བག་ཕྱེ་བསིལ། །ལྡུམ་པ་ཕྱེ་མ་བག་ཕྱེ་དང་། །ཉི་དང་སྦྱར་བའི་བསིལ་

དུའོ། །ལྷ་བ་གོ་སྙོད་བག་ཕྱེ་དང་། །མར་ནག་ཉི་མ་ལྷ་བུའོ། །མར་དཀར་ཞོ་དང་བག་ཕྱེ་བསྲེལ། །རུས་པའི་ལྷ་བ་མར་ནག་ནི། །སྐྲངས་འདུལ་བ་ལ་མཆོག་ཏུ་སྟེ། །ཞེས་གསུངས་པ་ལྟར། ཡང་ན་《ཡན་ལག་བརྒྱད་པའི་སྙིང་པོ་བཏུས་པ་》ལས། ཤིང་ནས་དར་ཡ་ཀན་དང་ཀྱི་ལྕེ་བ། །ཤིང་མངར་བྲག་སྤོས་ཁརྫ་ཉ་དོམ་མཁྲིས། །དཏིག་བྲག་ཞུན་གསེར་ཐིག་ག་པུར་དང་། །ཚ་ལ་མཛོ་ཡི་འོ་མ་སྦྱར་བར་བཏང་། །ཞེས་དང་། 《ཀོང་སྤྲུལ་ཟིན་ཏིག་》ལས། ལྕུམ་ཆེན་དགུ་སྦྱོར་དང་བཅད་འགྲོར་ཉེར་ལྔ་སོགས་ནད་ཀྱི་རྟགས་དང་བསྟུན་ནས་བཀོལ་དགོས། ལྕུམ་ཆེན་དགུ་བ་ནི། སྟག་ཤ་རྩོང་ལེན་རྒྱ་དྲུས་རྟ་ཞྭགས་པ། །ཤུར་མོང་ཡུ་གུ་ཤིང་དང་བྲག་སྤོས་པ། །ཨ་བ་འབྲི་རྟ་ས་འཛིན་སྨན་སྣ་དགུ། །དོམ་མཁྲིས་སྦྱར་བ་ཤིང་བཏང་བྱུགས་ཀྱང་རུང་། །ཞེས་དང་། བཅད་འགྲོར་ཉེར་ལྔ་ནི། ཕག་ཤིང་བཅད་འགྲོར་ཡུ་གུ་ཤིང་། །འུག་པ་བཅད་འགྲོར་སྟག་ཤ་པ། །གླ་བ་བཅད་འགྲོར་རྒྱ་དྲུས་པ། །ཕྱི་བ་བཅད་འགྲོར་བྲག་ལྕམ་པ། །སྤྲེའུ་བཅད་འགྲོར་བོང་དཀར་བ། །སྤྲུལ་ནག་བཅད་འགྲོར་སྲད་སེར་བ། །ཐར་དཀར་བཅད་འགྲོར་ཡུ་མོ་ཟ། །ཤ་བ་བཅད་འགྲོར་སྲོལ་གོང་བ། །ཙོ་ག་བཅད་འགྲོར་འབུ་སུ་ཧང་། །གོང་མོ་བཅད་འགྲོར་གང་ག་ཆུང་། །གོ་བོ་བཅད་འགྲོར་གབ་སྐྱེས་པ། །བྱ་ཕང་བཅད་འགྲོར་མ་ཏང་བ། །སྤྱང་ཐོང་བཅད་འགྲོར་རྒྱ་ཨ་ཤ། །ངང་

པ་བཅད་འཁོར་ཁུར་མོང་བ། །དོམ་ནག་བཅད་འཁོར་ལྷམ་ནག་པ། །སྟག་མོ་བཅད་འཁོར་གུར་ཏིག་པ། །ཐང་སྨུག་བཅད་འཁོར་གཟིག་མཇུག་པ། །ཉ་མོ་བཅད་འཁོར་ཆུ་ལོ་བ། །བྱ་རོག་བཅད་འཁོར་ཆུ་ཚན་པ། །མི་རྐོད་བཅད་འཁོར་ལྕགས་གཙོད་པ། །བཅད་འཁོར་ཉི་ཤུ་ཚོགས་པ་འདི། །སྙིང་དུ་ཁྱུང་ལྔ་བསྟན་པའི་ལུགས་གཅིག་ཡིན། །ཞེས་དང་། དེ་ཉིད་རྒྱུད་ཀྱི་དགོངས་པ་གཞི་བྱས་ནས་ནད་ཐོག་ལག་ལེན་ཁྲིད་ཀྱི་ཉམས་མྱོང་རྣམས་ཕྱོགས་དྲིལ་བྱས་ཏེ། ནད་ཐོག་དངོས་སུ་བེད་སྤྱོད་བྱ་རྒྱུ་དེ་བས་གནད་དུ་འཁེལ་བའོ། །

ཟས་ནི་འབྲས་དང་ཉ་ཤ་སོགས་བསྟེན་པར་བྱའོ། །སྤྱོད་ལམ་དྲག་ཤུལ་གྱི་ལས་དང་ཉལ་བོ་སོགས་རིང་དུ་སྤང་དགོས། དེ་ནས་རང་བྱུང་ཆུ་ཚན་དང་ལུམས་བསྟེན་རྒྱུ་གལ་འགངས་ཆེ་བ་དང་། རྡོད་དུགས་དང་བྱུགས་སྨན་གང་རུང་བྱུགས་ཏེ་འཕུར་མཉེད་བགྱིད་པར་འཚལ། དེ་ནས་རིམ་གྱིས་ཚོགས་ཀྱི་འགྲུལ་སྐྱོད་སྦྱོང་བརྡར་བྱ་དགོས་སོ། །རང་ལུགས་ཀྱི་དེབ་ཆེངས་སྒྲིགས་གསུམ་ནི་ཐུན་མོང་མ་ཡིན་པའི་ཁྱད་ཆོས་མང་དུ་ལྡན་པ་དང་། དེབ་ཅེས་པ་ཞུན་ནན་གྱི་སྙིང་དུ་ཚོད་འཛིན་བཏང་བ་ལ་དེབ་ཅེས་བྱ་སྟེ། དེ་ལའང་ཡུལ་གྱི་དབྱེ་བས་དྲུག་སྟེ། ཆག་ན་ཏེལ་གེ་སོགས་པགས་དེབ་དང་། རུལ་སྦྲུག་ཚ་བ་ཆེ་བ་ལ་འཛག་མ་སོགས་ཀྱི་རྩྭ་དེབ་དང་། སྐྲངས་ལ་བོང་

སྤྲུ་རེ་བལ་ཕྲུག་སྐྱུགས་སོགས་སྤྲུ་དེབ་དང་། བྱེ་བ་ལ་ཐོག་དེབ། རྩ་ཚད་པ་ལ་ཤིང་དེབ། རྣག་དང་ཆག་གྲུམ་ལ་ཕྱིང་དེབ་བཏང་བ་དང་། དེ་མིན་ནན་གྱི་སྟེང་དུ་བཏང་བ་ཕོ་དེབ་དང་འོག་ཏུ་བཏང་བ་མོ་དེབ་སོགས་ལག་ལེན་གྱི་དབང་གིས་བཞེད་སྲོལ་འདྲ་མིན་མཆིས། བཏང་ཡུལ་གྱི་ཁྱད་ཆོས་ལ་གཞིགས་ཏེ་གཉིས་བརྩེགས་དང་གསུམ་བརྩེགས་བཏང་བ་ཕོ་དེབ་དང་རྐྱང་བ་ལ་མོ་དེབ་ཅེས་བརྗོད་པའོ། །

ཚེངས་ནི་བསྐྱོམས་ཚེངས་སོ་སོའི་བཙེངས་ཚུལ་བཙེངས་ལུགས་སོགས་ལ་སྐྲངས་པ་ལ་ཆག་ཚེངས་བྱ་ཞིང་། སྐྲངས་ཐོར་བའམ་རྒྱ་ཆས་བྱས་པའི་ཚེངས་ལ། གནས་དེ་གང་ཆག་བཙེངས་གང་བདེ་རིགས་པས་དཔྱད་པར་བྱ་བ་དང་། ཆག་པ་ལ་གསོན་ཚེངས་བྱ་བ་ཐོག་མར་ཆག་སྣ་ནན་གྱིས་མནན་ཐེར་སྲབ་དགོས། དེ་སྟེང་དེབ་ཤིང་བྱང་བུ་མིག་ཕུག་པ་བསྒྲིགས་ལ་གཏང་། དེ་སྟེང་ཐགས་ཀྱི་གསོན་མ་ལྷར་ཡས་ལེན་མས་ལེན་དགོས་པའི་བསྐྱོལ་པ་འོང་བ་ལ་གསོན་ཚེངས་ཟེར་ཏེ། རྣག་ལ་འདེད་ཚེངས་སྣ་ཡས་བཞོས་མདའ་ཚེངས་སུ་རྒྱ་ལ་ཐུག་པར་བཙེངས། དེ་ནས་ཡས་མར་ལ་བཙེངས་ཏེ་མཐའ་དམ་ལ་རྒྱ་ཁ་ཁབ་བག་ལྷོད་དུ་བཙེངས་པས་རྣག་ཕྱིར་ལུག་འོང་ངོ་། །ཉ་བཞི་ལ་མདའ་ཆས་ཚེངས་ཞེས་ནན་གྱི་སྟེང་དུ་མདའུ་བཞག་པ་ལ་མདའ་ཆས་ཞེས་དེའི་ཆས་རྒྱུ་ཡི་ཚུལ་སྦྲོམ་པར་ཆུང་བའི་དེབ་གཏང་། དེ་མིན་གཞན་རྣམས་གོང་ལས་བརྗོད

ཟིན་པས་འདིར་སོ་སོར་མི་འགོད་དོ། །

སྒྲིགས་ཞེས་པ་ནི་ཡུལ་སྐད་འགའ་རེར་ཚགས་ཟོ་ཟེར་བ་སྟེ། ལྷམ་མ་སོགས་གང་ལ་གང་འཚམ་ཞེས་དང་དེ་དང་འདྲ་བ་གཞན་གྱིས་ཀྱང་རུང་བའི་དོན། ཕོང་ལྷེམ་པ་དང་སྟོད་སྨད་གཡས་གཡོན་ཤེད་སྙོམ་པ་གང་ལ་གང་དགོས་སོ་སོའི་ཚད་དང་ལྡན་པར་བཅའ། ཤིང་དེ་བསྙོལ་མ་སྒྲོམ་སྒྲིགས་གྱིན་ཤིང་རྐྱང་བཏང་བ། ཁྲ་སྒྲིགས་གནས་མ་ངེས་པར་གང་ལ་གང་འཚམ་བཏང་བ། བྱེ་ཟེ་བརྡ་རྐང་སོགས་ལ་བཏང་བ། བསྐྱར་དུས་དབྱར་དུས་ཐྲོད་གྲང་གི་ཁྱད་ཆོས་དཔོས་དང་བསྟུན་པར་བྱའོ། །

སྐམ་སྒྲིགས་ནི་རྨ་མེད་རྣག་ཁྲག་མེད་པ་ལ་སྦྱར་བ་དང་། གཤེར་སྒྲིགས་རྣག་ཁྲག་ཅན་ལ་སྦྱར། ཕྱི་སྒྲིགས་ནང་སྒྲིགས་དྲ་བ་ཅན་དང་། ཕོང་སེང་ཅན་སོགས་ཀྱི་ཁྱད་ཆོས་ནི་རྨ་རུལ་བ་དང་རྩར་སྐྱོན་མི་འབྱུང་བའི་ཁྱད་དང་། དེ་མིན་ཆོགས་ཀྱི་འཕྲུལ་འཁོར་སོགས་ཡིན། འཕྲུལ་སྒྲིགས་དང་སྒྲོམ་སྐྱེམས་ནི་ཆོགས་ལ་བཏང་དགོས། དེར་ཆོགས་ཀྱི་འགྱུལ་སྐྱོད་དང་ཆུ་སེར་གཉན་ཁ་མི་འབྱུང་བའི་ཁྱད་ཆོས་མང་དུ་ལྡན། དེ་མིན་ཆོགས་འཕྲུལ་སོར་མི་སྡོད་པར་ཆོགས་འཁྲིལ་བར་འགྱུར་བ་དང་། ཆག་ཁ་བསྙོལ་པ་གཡས་གཡོན་རིང་ཐུང་བྱུང་བ། དེ་ནི་སྒྲིགས་གདན་ཇ་མའམ་རས་ཀྱི་ཁ་ཚར་གྱི་སྦྲིད་སྙོམ་པར་ཐེམ་པ་གལ་ཆེ་སྟེ། ཡ་ཡོ་དང་བསྡོམ་པ་ཆེ་ཆུང་ཐམས་

ཅད་ནང་ཚངས་ཐེམ་འདི་ལ་རག་ལས་པས་བསྡོམ་དུས་མཐའ་ནས་བསྡོམ་དགོས། བཀྲོལ་དུས་དཀྲོལ་ནས་བཀྲོལ་དགོས། བསྡོམ་ལྷོད་ན་ཚིགས་ཡ་མ་ཟུང་ཆགས་པ་དང་། རྣག་ཁྲག་མི་ཚོད་ཅིང་ཟུག་རྫུ་མི་ཚོགས་སོགས་འབྱུང་སྲིད་པས་དེར་གཟབ་པར་བྱ་དགོས་ཏེ། བསྡོམས་དྲགས་ན་ཆག་སྣེ་ཡར་མས་ཀྱི་ཁྲག་ལེགས་པོར་རྒྱུ་མ་ཐུབ་པར་ནུས་པ་འཁྱོར་བ་གནོད་ཆེར་ཐེབས་པ་དང་། གོང་འོག་སྐྲངས་ཤིང་རླུང་དང་ཚད་པ་བསྡོངས་པས་སྐྲམ་དད་ཆེ་བ་དང་སྟོང་སྐྱུགས་བྱེད་པ། དེ་མིན་མགོ་ན་ཞིང་རྣ་བ་འུར་བ་སོགས་འཁྲུགས་པའི་མཚན་མ་འབྱུང་། ཤིང་གི་བྱེར་ཟུག་མ་སློམ་པས་ན་ཟུག་མི་ཚོགས་པ་དང་། ཡན་ལག་འགྱུལ་སྐྱོད་མི་ཐུབ་པར་རེངས་པའམ་ཡང་ན་འཁྱུམས་པར་འགྱུར་ཞིང་། ཤིང་ལ་ཁོང་གསེང་མེད་ན་རླུང་འགྲོ་ས་མེད་པས། ལྷག་པར་ཚིགས་གནད་ལྟ་བུ་ནུས་པ་ཚ་བམ་སྐྱེ་བར་འགྱུར་བ་ལ་སོགས་སྐྱོན་རྣམས་ཡིད་ལ་འཇགས་ཤིང་གོམས་པར་བྱ་དགོས། ད་དུང་ཕྱི་ལུགས་ཀྱི་ནད་ཐོག་ལག་ལེན་ཁྲིད་དུ་རང་ལུགས་ཀྱི་རིག་པའི་གཞུང་ལུགས་ལ་གཞི་བཅོལ་ཏེ་ནད་ཐོག་ལག་ལེན་ཁྲིད་རིན་ཐང་གི་ཁྱད་ཆོས་མང་དུ་ལྡན། དེ་བས་དེབ་ཆིངས་སྒྲིགས་གསུམ་ལས་སྒྲིགས་ཀྱི་ལག་ལེན་མང་ཤོས་ནད་ཐོག་ཏུ་བཀོལ་བ་མང་དུ་མཐོང་། དེ་དག་ང་ཚོས་ནད་ཐོག་ལག་ལེན་དུ་ཁྱབ་བརྡལ་མ་བཏང་བར་གཞན་ལུགས་ཀྱི་བཅོས་ཚུལ་ཁག་ལ་ལད་མོ་བྱས་ཏེ་

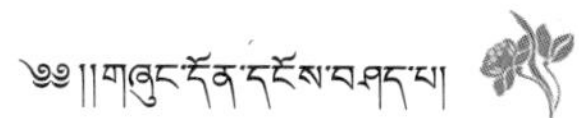

འགྲམས་ཆུ་ལྷུང་བའི་གནས་སུ་མཆིས་ཀྱང་། དེ་ཐད་ང་ཚོས་སྤར་ཡོད་ཀྱི་རིག་གཞུང་ཀུན་ནད་ཐོག་བཀོལ་སྤྱོད་བྱ་རྒྱུ་ནི་གནད་དུ་འཁེལ་བའི་བྱ་གཞག་དང་དོན་དུ་འཁྱོལ་བའི་ཐབས་ལམ་ཞིག་ཡིན་ནོ། །

མཇུག་བསྡུ་བ།

དེ་ལྟར་བོད་ལུགས་གསོ་རིག་གི་ནུས་པའི་གནས་ལུགས་དང་ནུས་ཚག་བརྟག་བཅོས་སྐོར་གྱི་རྒྱུན་ཤེས་ཞེས་བྱ་བ་འདི་རེ་ཞིག་རྫོགས་ཁུལ་བགྱིས་ཤིང་། དེབ་ཆུང་འདིའི་ནང་བོད་ལུགས་གསོ་རིག་གི་ཐུན་མོང་མ་ཡིན་པའི་ནུས་པའི་ངོ་བོ་དང་། གྲུབ་ཚུལ་བྱེད་ལས། དེ་བཞིན་རྣམ་པར་གྱུར་པའི་ནུས་ནད་སོགས་ལ་ཞིབ་འཇུག་བགྱིས་ཁུལ་ལགས་ཀྱང་། སྤྱིར་ཕྲན་ལ་སྐྱེ་སྟོབས་ཀྱི་ཤེས་རབ་དཔེན་ཞིང་། བྱེ་བྲག་སྦྱངས་སྟོབས་ཀྱི་བརྩོན་འགྲུས་དམན་པས་ན། འདིའི་ནང་དུ་ནོར་འཁྲུལ་ལམ་ཞན་ཆ་ཛེ་སྙེད་ཅིག་ཡོད་ངེས་ཡིན། འོན་ཀྱང་བགྲང་བྱ་གསུམ་ལྷག་ཙམ་རིང་བོད་ལུགས་གསོ་རིག་སློབ་གྲྭ་ཆེན་མོའི་ནང་དུ་གཞུང་དང་ལག་ལེན་གཉིས་ཀའི་སྒོ་ནས་བོད་ཀྱི་གསོ་རིག་ལ་སྦྱངས་བསྐྱལ་ཐོབ་ཅིང་། སྐབས་འདིར་རང་གིས་ལོ་གསུམ་རིང་དཀའ་སྤྱད་འབད་བརྩོན་བྱས་པའི་འབྲས་རྟགས་དང་། དེ་བཞིན་དགེ་བའི་བཤེས་གཉེན་རྣམས་ལ་དྲིན་གཟོའི་ཚུལ་དུ་བྲིས་པ་ལགས་པས། འདི་ལ་ནོངས་པའི་ཆ་ཅི་མཆིས་པ་གཟུར་གནས་མཁས་པའི་སྤྱན་སྔར་མཐོལ་ལོ་བཤགས།། །།

སླར་སྐྱེས་པ།

རབ་ཡངས་མཐའ་བྲལ་ཀུན་གསལ་མཐོངས་དབྱིངས་ངོས། །
རབ་མཛེས་འོད་སྟོང་འབར་བའི་སྣང་བྱེད་གཞོན། །
རབ་མང་འགྲོ་ལ་སྨན་པའི་གསོ་བྱེད་གཞུང་། །
རབ་དཀར་ཁ་བའི་ལྗོངས་ན་ཛམ་ཞིང་བརྗིད། །

(རབ་ཡངས་མུ་མེད་ཀུན་གསལ་མཐོངས་དབྱིངས་སུ། །
རབ་མཛེས་འོད་སྟོང་འབར་བའི་ཉིན་བྱེད་བཞིན། །
རབ་མང་འགྲོ་ལ་སྨན་པའི་གསོ་བྱེད་གཞུང་། །
རབ་དཀར་ཁ་བའི་ལྗོངས་ན་ཛམ་ཞིང་བརྗིད། །)

ཚེ་ཡི་རིག་བྱེད་འོ་མའི་བཅུད་ཀྱི་གཏེར། །
ལེགས་པར་བཏོན་པའི་དྲང་སྲོང་མ་མའི་ཚོགས། །
སྒོ་གསུམ་གཡལ་མེད་ཐུགས་སྐྱིད་འཛིན་མའི་ངོས། །
ས་ཏོལ་སྟོན་པའི་སྨུ་གུ་སྤེལ་ལ་རེམས། །

དཔལ་ལྡན་ལེགས་པར་བཤད་པའི་ཆུ་གཏེར་ངོགས། །
ལེགས་པར་བསྒྲོད་པའི་གྲུ་གཟིངས་བདག་མ་ཡིན། །
སྔོན་གྱི་ལས་སྨོན་བག་ཆགས་ལ་བརྟེན་ནས། །
སྣ་བརྒྱའི་མེ་ཏོག་འཛོམས་པའི་གླར་ལ་ཚུད། །

(སྣ་བརྒྱའི་མེ་ཏོག་འཛོམས་གྲྭར་ཚུད་པར་གྱུར། །)

བཤེས་གཉེན་དམ་པའི་ཐུགས་ཀྱི་བུམ་བཟང་ལས། །
ལེགས་པར་འཇོ་བའི་བདུད་རྩིའི་གྲུ་ཆར་ངོས། །
བསྟན་བྲལ་ནོར་འཛིན་བཅུད་ཀྱི་མདངས་གཞོལ་བར། །
གཞན་ཕན་ཀང་འཕྲུང་ལང་ཚོ་འདི་ནས་རྒྱས། །

(བཤེས་གཉེན་དམ་པའི་ཐུགས་ཀྱི་བུམ་བཟང་ལས། །
ལེགས་བཤད་བདུད་རྩིའི་གྲུ་ཆར་རབ་འཇོ་བས། །
བདུད་རྩིའི་གྲུ་ཆར་ཚད་མེད་ལེགས་འཇོ་བས། །
བསྟན་བྲལ་ནོར་འཛིན་བཅུད་ཀྱི་མདངས་གཞོལ་བར། །
གཞན་ཕན་ཀང་འཕྲུང་ལང་ཚོ་འདི་ནས་རྒྱས། །)

དུས་ཀྱི་འཁོར་ཞག་སྐད་ཅིག་མི་སྡོད་པར། །
ཡུན་ནས་བཞུད་པའི་སློབ་ཐོན་ལ་ཉེ་བར། །
མ་རྟོགས་མཆིས་ངེས་དཔྱད་རྩོམ་སྒྲོམ་བུ་འདིར། །
དྲན་དབང་ཚོགས་ཀྱིས་ཡོ་བསྲང་གནང་བར་མཛོད། །

(བགྲང་བྱ་དུ་མར་མ་ཡུམ་སློབ་ཆེན་འདིར།།
བོད་ལུགས་གསོ་རིག་སྨྱུང་ས་བསྐྱལ་ལེགས་ཐོབ་ནས། །

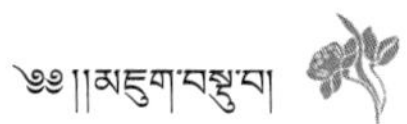

འབད་འབུངས་འབྲས་རྟགས་སུ་བྲིས་རྩོམ་འཆལ་འདིར། །
ནོངས་ཆ་ཅི་མཆིས་མཁས་པས་ཡོ་བསྲང་མཛོད། །)

གསོ་རིག་མན་ངག་ནོར་བུའི་བང་མཛོད་ལ། །
གསོ་རིག་དོན་དུ་གཉེར་བའི་སྐལ་ལྡན་ཚོགས། །
གསོ་རིག་དཔག་བསམ་ལྗོན་པའི་འདབ་སྟོང་དབུས། །
གསོ་རིག་བསྟན་པ་དར་ལ་འབད་པར་སྨོན། །

དཔྱད་གཞིའི་ཡིག་ཆ།

༡. དཔལ་ཕྱུངས་གཙྭ་བསྟན་འཛིན་འཕྲིན་ལས་རབ་རྒྱས་ཀྱིས་མཛད་པའི་《རྒྱུད་བཞིའི་དཀའ་འགྲེལ།》 ཤོག་ངོས་༡༣༦ ཤིང་དཔར་མ།

༢. གཡུ་ཐོག་ཡོན་ཏན་མགོན་པོས་མཛད་པའི་《རྒྱུད་བཞི།》ཤོག་ངོས་༡༧ བོད་ལྗོངས་མི་དམངས་དཔེ་སྐྲུན་ཁང་།

༣. དར་མོ་སྨན་རམས་པ་བློ་བཟང་ཆོས་གྲགས་ཀྱིས་མཛད་པའི་《གསེར་མཆན་རྣམ་བཀྲ་གན་མཛོད།》 ཤོག་ངོས་༩༣ མི་རིགས་དཔེ་སྐྲུན་ཁང་གི་པར་ཐེངས་དང་པོ།

༤ བཅོམ་ལྡན་འདས་ཀྱིས་གསུངས་པའི་《དགའ་བོ་མངལ་གནས་སམ་དགོན་བརྩེགས་》ལེའུ་བཞི་པ། ཤོག་ངོས་༡༦༨ ཤིང་དཔར་མ།

༥. མ་ཏྲ་ཡ་ནས་མཛད་པའི་《སྨན་དཔྱད་ཟླ་རྒྱལ།》ཤོག་ངོས་༡༦ མི་རིགས་དཔེ་སྐྲུན་ཁང་།

༦. ལྷ་བཙུན་པས་མཛད་པའི་《སྨན་ཡིག་ཕྱོགས་བསྒྲིགས།》ཤོག་ངོས་༨༢༣ མི་རིགས་དཔེ་སྐྲུན་ཁང་།

༧. གཙང་སྨན་ཡེ་ཤེས་བཟང་པོས་མཛད་པའི་《སྨན་ཡིག་ཕྱོགས་བསྒྲིགས།》ཤོག་ངོས་༩༨ མི་རིགས་དཔེ་སྐྲུན་ཁང་གི་པར་ཐེངས་དང་པོ།

༨. གཙང་སྟོད་དར་མ་མགོན་པོས་མཛད་པའི་《གཙང་སྟོད་ཟིན་ཐིག་དང་ཡང་ཐིག།》ཤོག་ངོས་༡༤༢ མི་རིགས་དཔེ་སྐྲུན་ཁང་གི་པར་ཐེངས་དང་པོ།

༩. འཚོ་བྱེད་འཇིགས་མེད་ནམ་མཁའ་རྡོ་རྗེས་མཛད་པའི་《ཞང་བོད་གསོ་རིག་དཀའ་སྟོན་རོལ་བའི་རྒྱན།》ཤོག་ངོས་༢༩༩—༣༠༢ མི་རིགས་དཔེ་སྐྲུན་ཁང་།

༡༠. ཕྱག་རྡོར་མགོན་པོས་མཛད་པའི་《ཕྱག་རྡོར་གསོ་རིག་ཕྱོགས་བསྒྲིགས།》 ཤོག་

ངོས་༡༩༨、༣༥༢ མི་རིགས་དཔེ་སྐྲུན་ཁང་།

༡༡. བྱང་པ་རྣམ་རྒྱལ་གྲགས་བཟང་གིས་མཛད་པའི་《ཡན་ལག་བརྒྱད་པའི་སྙིང་པོ་བཏུས་པ་ཡིད་བཞིན་ནོར་བུ།》 ཤོག་ངོས་༦༧ མི་རིགས་དཔེ་སྐྲུན་ཁང་།

༡༢. སློབ་དཔོན་དཔའ་བོས་མཛད་པའི་《ཡན་ལག་བརྒྱད་པའི་སྙིང་པོའི་བསྡུས་པ།》 ཤོག་ངོས་༦༨༧ མི་རིགས་དཔེ་སྐྲུན་ཁང་གི་པར་ཐེངས་དང་པོ།

༡༣. དེའུ་དམར་དགེ་བཤེས་བསྟན་འཛིན་ཕུན་ཚོགས་ཀྱིས་མཛད་པའི་《གསོ་རིག་སྨན་གྱི་མིང་ཚིག་ཉེར་མཁོའི་དོན་གསལ།》 ཤོག་ངོས་༢༣ མི་རིགས་དཔེ་སྐྲུན་ཁང་།

༡༤. གཡུ་ཐོག་གསར་མ་ཡོན་ཏན་མགོན་པས་མཛད་པའི་《ཆ་ལག་བཅོ་བརྒྱད།》 ཤོག་ངོས་༦༥༧、༦༧༩ ཀན་སུའུ་མི་རིགས་དཔེ་སྐྲུན་ཁང་།

༡༥. སྡེ་སྲིད་སངས་རྒྱས་རྒྱ་མཚོས་མཛད་པའི་《བཻ་སྔོན།》 ཤོག་ངོས་༨༦༣ མི་རིགས་དཔེ་སྐྲུན་ཁང་།

༡༦. བྲང་ཏི་དཔལ་ལྡན་རྒྱ་མཚོས་མཛད་པའི་《གསེར་བྲེ་དང་དངུལ་བྲེ།》ཤོག་ངོས་༢༧ མི་རིགས་དཔེ་སྐྲུན་ཁང་།

༡༧. འཇམ་དཔལ་ཆོས་ཀྱི་བསྟན་འཛིན་འཕྲིན་ལས་ཀྱིས་མཛད་པའི་《མན་ངག་རིན་ཆེན་འབྱུང་གནས།》ཤོག་ངོས་༦༢༨ མཚོ་སྔོན་མི་རིགས་དཔེ་སྐྲུན་ཁང་།

༡༨. གོང་སྨན་དཀོན་མཆོག་ཕན་དར་གྱིས་མཛད་པའི་《ཉམས་ཡིག》 ཞིང་དཔར་མ།

༢༩. རྗེ་བཙུན་གྲགས་པ་རྒྱལ་མཚན་གྱིས་མཛད་པའི་《གསོ་བྱེད་རྒྱལ་པོའི་དཀོར་མཛོད།》ཤོག་ངོས་༡༩༥ ཀན་སུའུ་མི་རིགས་དཔེ་སྐྲུན་ཁང་།

༢༠. ཙན་པ་ཤི་ལ་ཧས་མཛད་པའི་《བི་ཛི་པོ་ཏི་ཁ་སེར།》ཤོག་ངོས་༢༦ མི་རིགས་དཔེ་སྐྲུན་ཁང་།

༢༡. གོང་སྨན་དཀོན་མཆོག་བདེ་ལེགས་ཀྱིས་མཛད་པའི་《གསོ་རིག་དགོས་པ་ཀུན་འབྱུང་།》 ཤོག་ངོས་༡༧༩༢ མི་རིགས་དཔེ་སྐྲུན་ཁང་།

ཞུ་མཆིད།

དེ་ཡང་སྔོན་བསགས་ལས་སྨོན་བཟང་པོའི་མཐུ་ལས། རི་མཐོ་ཞིང་ས་གཙང་བ། གངས་རི་གཉན་གྱི་མགུལ་ལྟར་མཛེས་པའི་འཛམ་བུའི་གླིང་གི་གནས་མཆོག་བོད་ཁ་བའི་ལྗོངས་འདིར་ལྷེ་ཁྲག་འཐོས་པ་ཙམ་དུ་མ་ཟད། དྲིན་ཅན་ཕ་མ་བཟང་པོའི་བྱམས་བརྩེའི་བཀའ་དྲིན་འོག་བོད་ཀྱི་བཅུ་ཕྲག་རིག་པའི་གནས་སྤྱི་དང་། ཁྱད་པར་དུ་གནས་གཉིས་པ་གསོ་བ་རིག་པའི་གཞུང་ལུགས་རྒྱ་མཚོ་ལྟ་བུ་ལ་འཇུག་བསྐལ་བྱུང་བར་བརྟེན། འདིར་ཐོག་མར་དྲིན་ཅན་ཡབ་ཡུམ་གཉིས་ལ་སོར་བཅུའི་འདབ་མ་སྙིང་ཁར་སྦྱར་ཏེ་བཀའ་དྲིན་ཆེ་ཞུ་རྒྱུ་ཡིན། དེ་རྗེས་ལོ་མང་རིང་བདག་ལ་སྙིང་གི་བུ་ལྟར་གཅེས་པར་བཟུང་ཞིང་འཛིག་རྟེན་ལེགས་ཉེས་ཀྱི་སྣང་དོར་གནས་ལུགས་རྗེན་པར་སྟོན་མཁན་དགེ་བའི་བཤེས་གཉེན་རྣམས་ལ་བཀའ་དྲིན་ཆེ་ཞུ་རྒྱུ་ཡིན། ཡང་སྨོས་བོད་ལྗོངས་བོད་ལུགས་གསོ་རིག་སློབ་གྲྭ་ཆེན་མོར་བགྲང་བྱ་གསུམ་ཙམ་གྱི་རིང་རབ་འབྱམས་སློབ་གནས་ཀྱི་གོ་མིང་གཉེར་བའི་དུས་ཡུན་ནང་བདག་ལ་སློབ་ཁྲིད་གནང་མྱོང་མཁན་གྱི་མཁྱེན་དཔྱོད་ཡངས་པའི་སློབ་དཔོན་རྣམ་པ་དང་།

མཛའ་གཙུགས་འཕྲོ་ཐག་རིང་བའི་སློབ་གྲོགས་རྣམས། དེ་བཞིན་སློབ་དཔོན་དོ་དམ་ཚན་པའི་དབུ་ཁྲིད་བཅས་ལ་སྙིང་ཐག་པ་ནས་བཀའ་དྲིན་ཆེ་ཞུ་རྒྱུ་དང་། ལྷག་པར་དུ་ཐེངས་འདིའི་ཁོ་བོའི་སློབ་གནས་དཔྱད་རྩོམ་གྱི་མཛུབ་ཁྲིད་སློབ་དཔོན་པོད་ལྗོངས་སྨན་རྩིས་ཁང་གི་འབུམ་རམས་སྨན་པ་ཀུན་མིག་དམར་མཆོག་གི་ཐུགས་བརྩེའི་དགོངས་འཆར་དང་བཀའ་སློབ་མང་དུ་གནང་བར་སྙིང་ཐག་པ་ནས་བཀའ་དྲིན་ཆེ་ཞུ་རྒྱུ་ཡིན། །བཀྲ་ཤིས། ཞལ་གྲོ། །

ཟུར་བཀོད།

ཆག་བཅོས་བྱེད་ཐབས་སྐོར་གྱི་དཔེ་རིས།

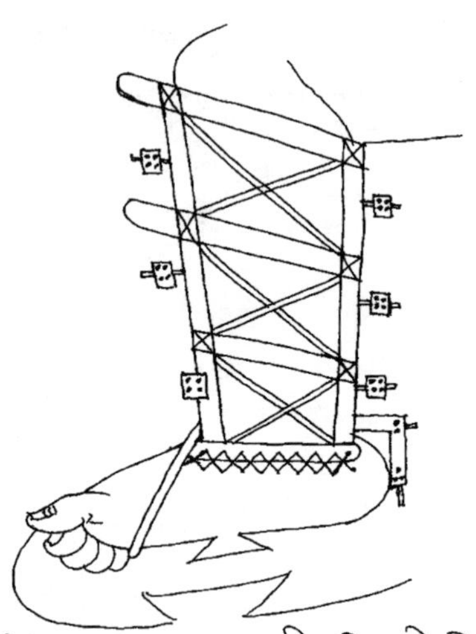

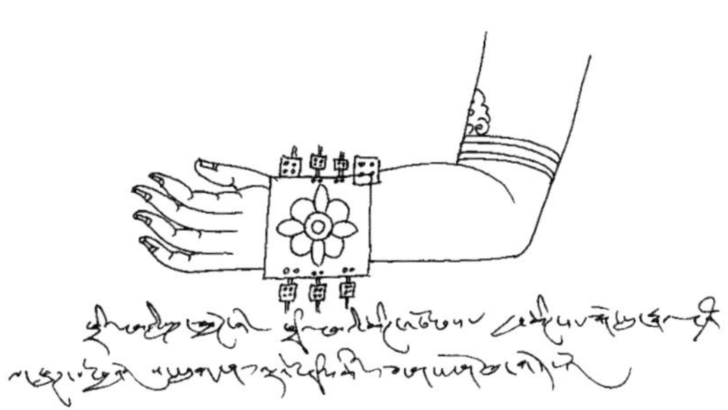

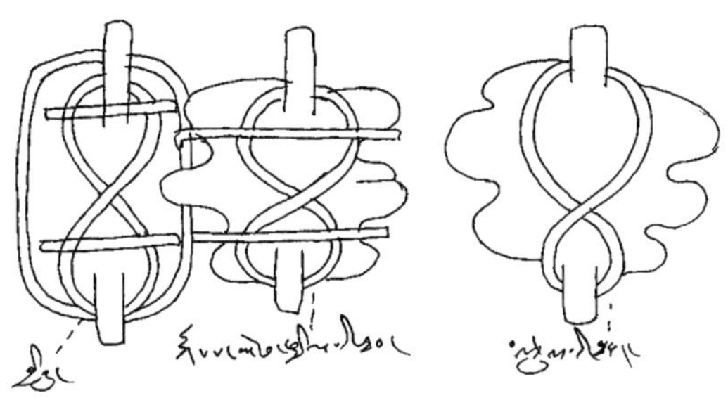

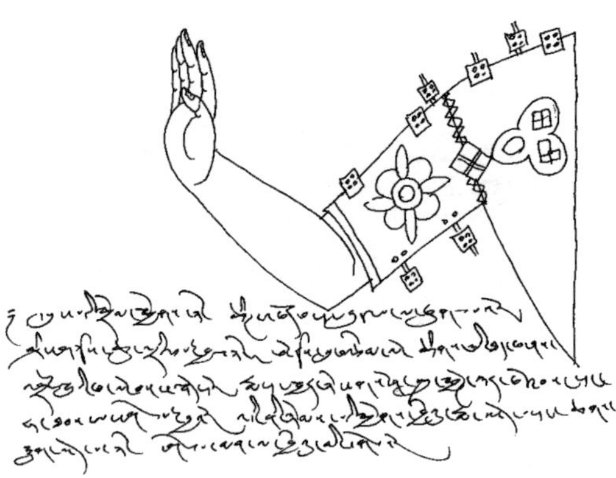

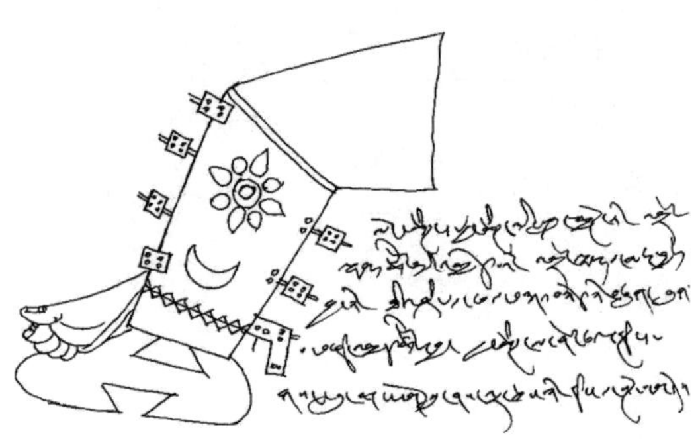

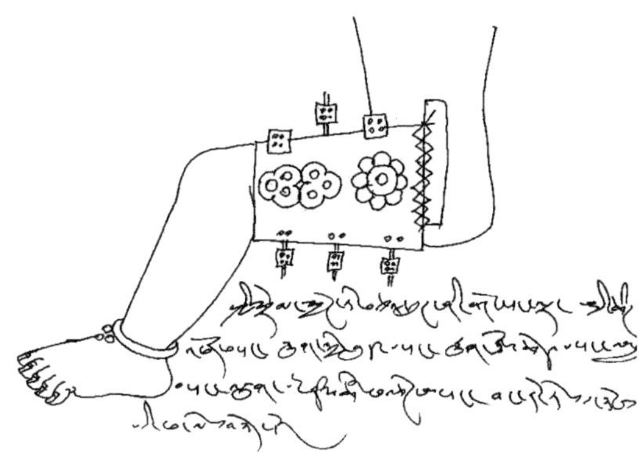

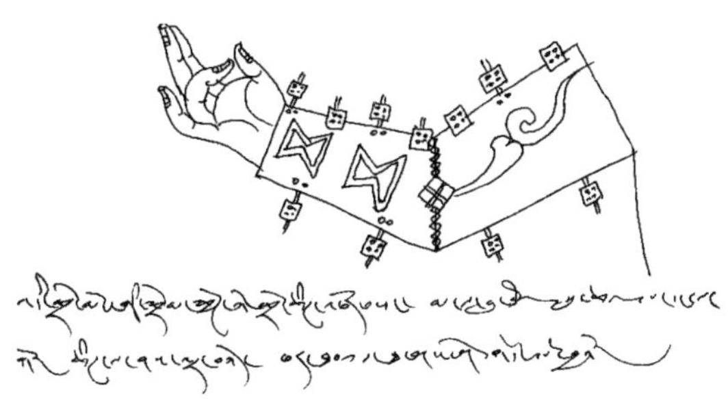

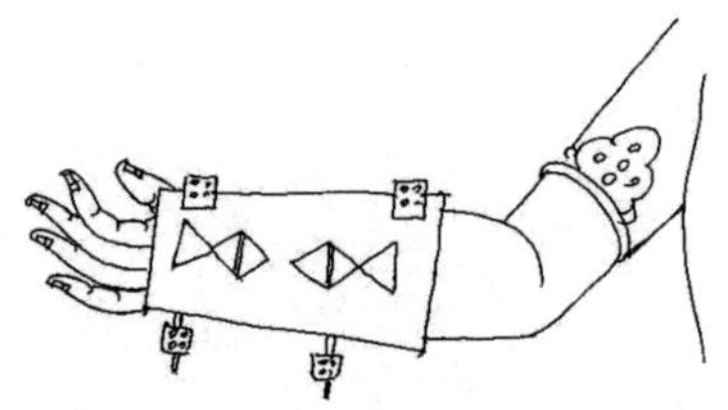

[illegible]

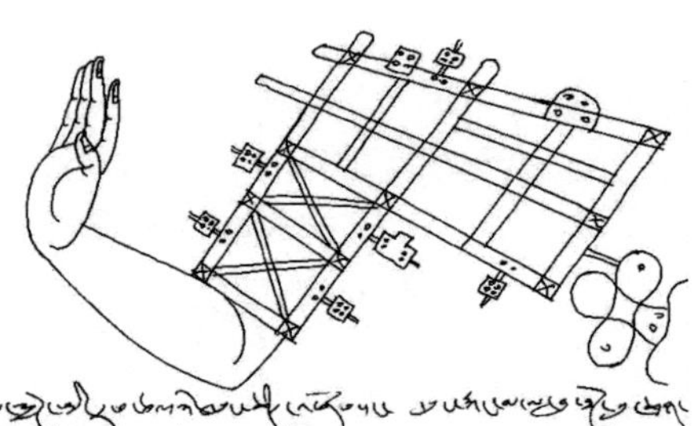

[illegible]

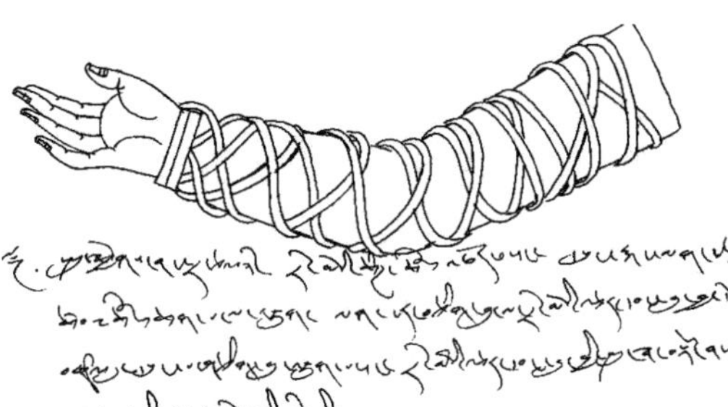

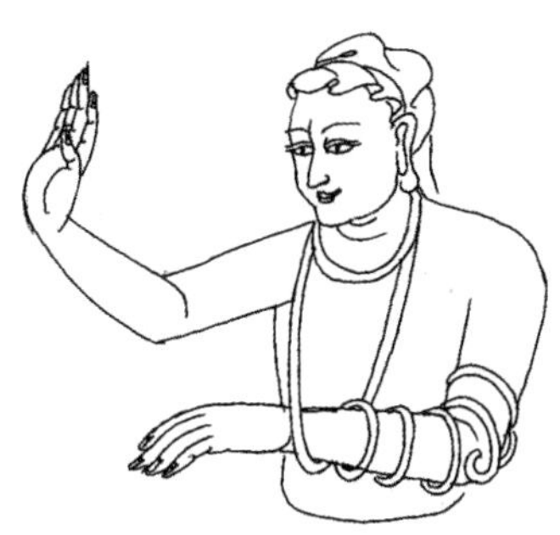

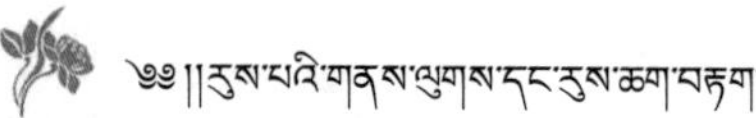

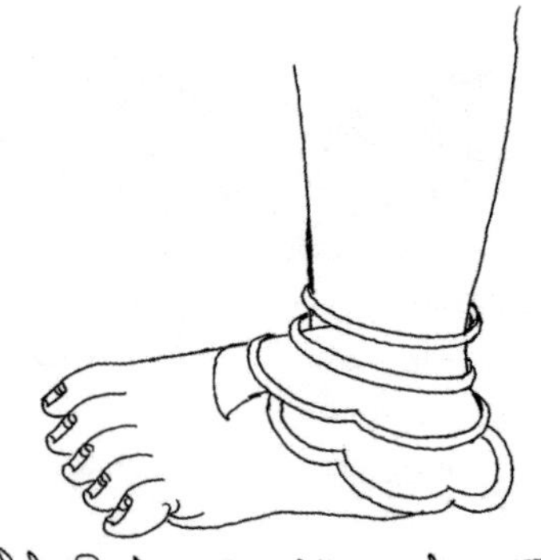

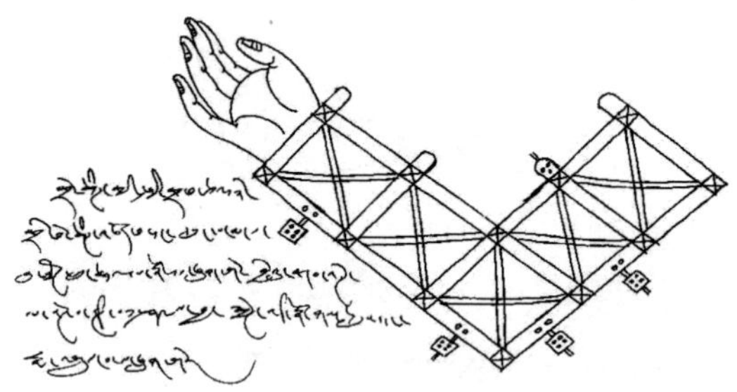

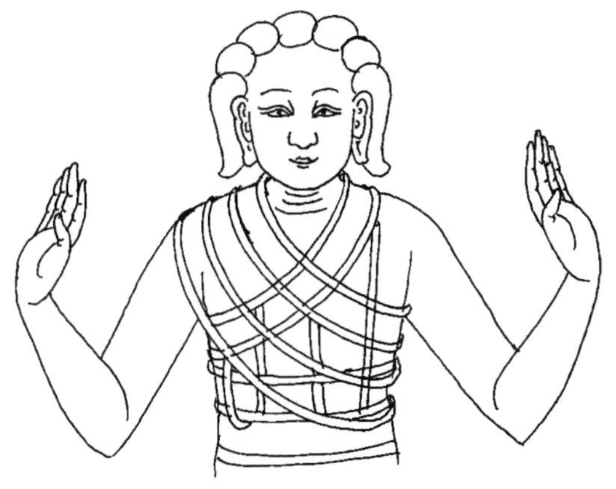

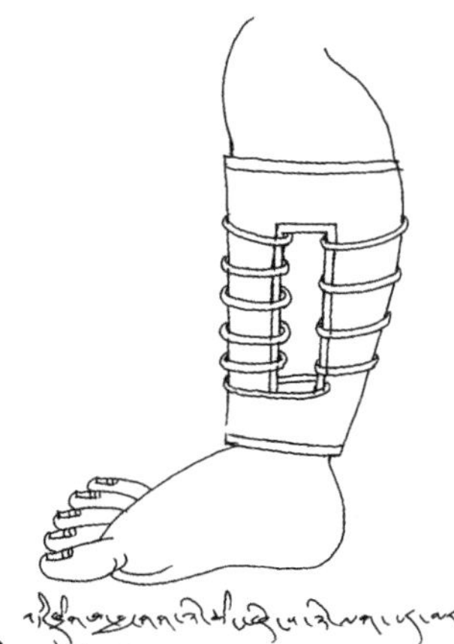

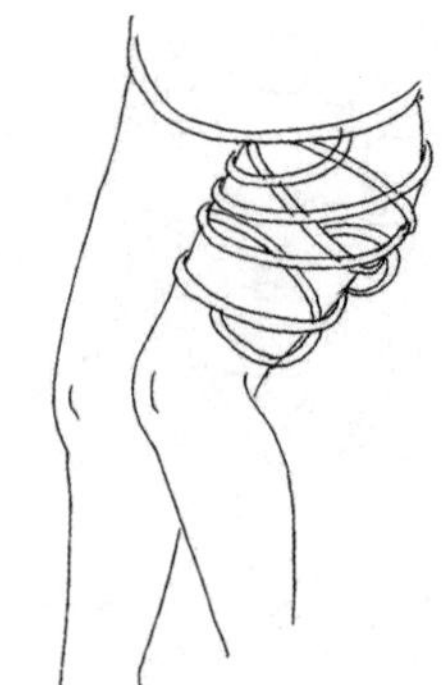

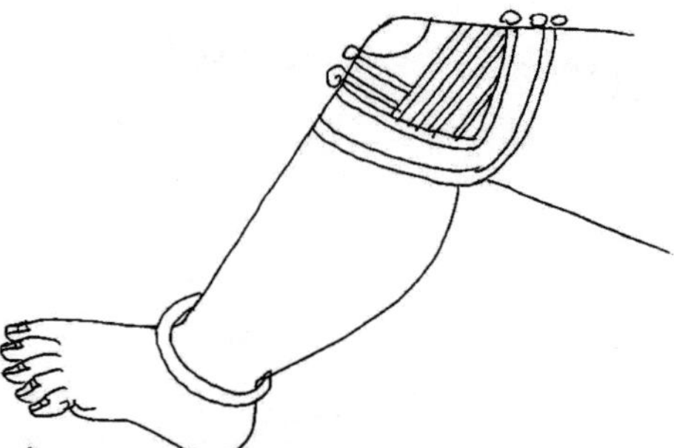

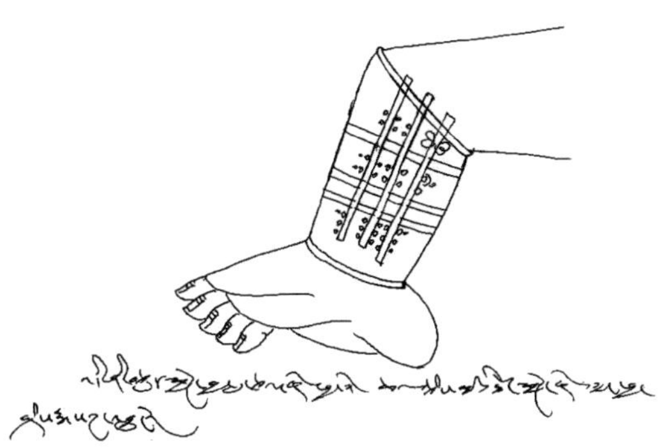

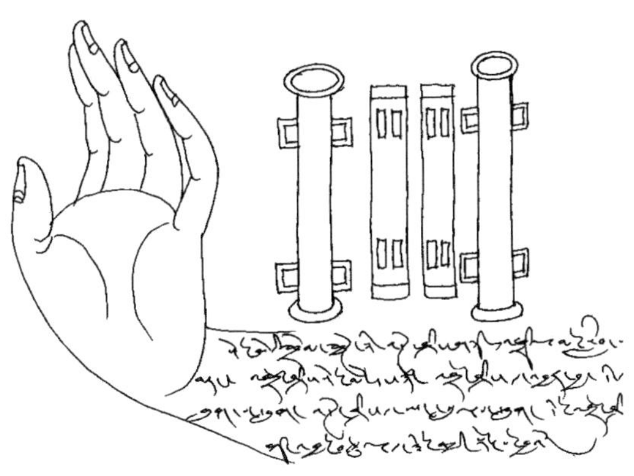

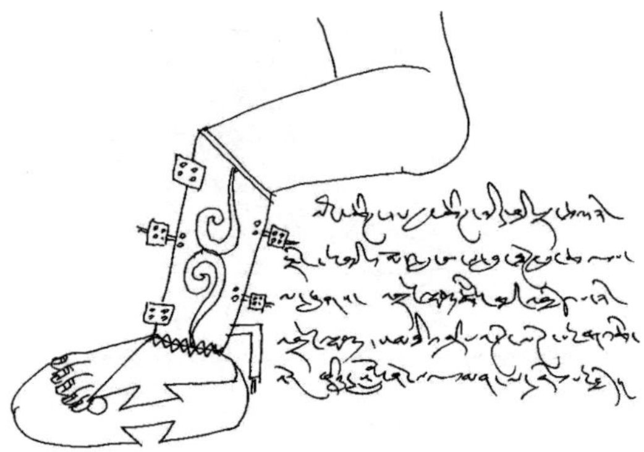

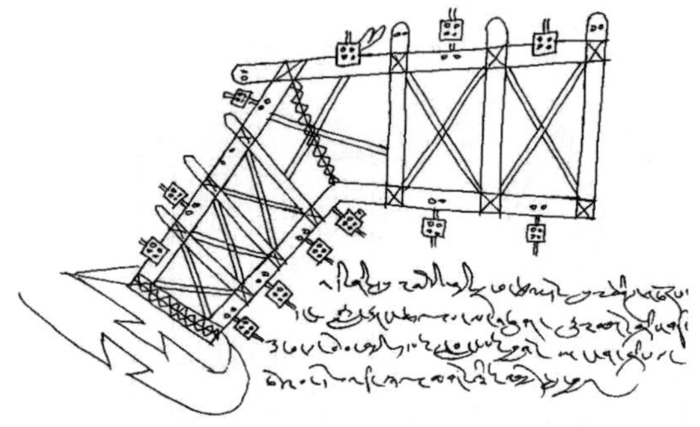

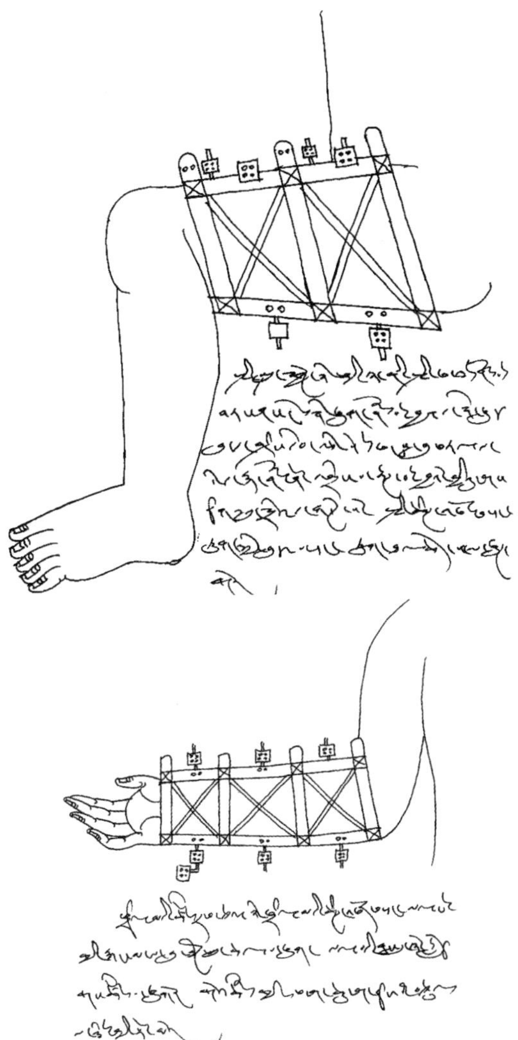

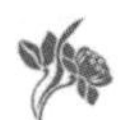

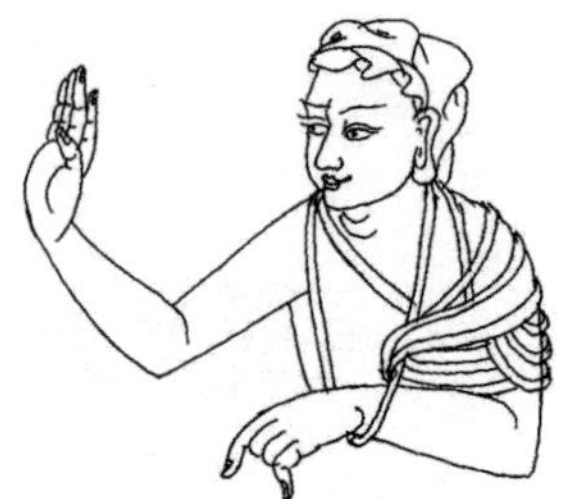

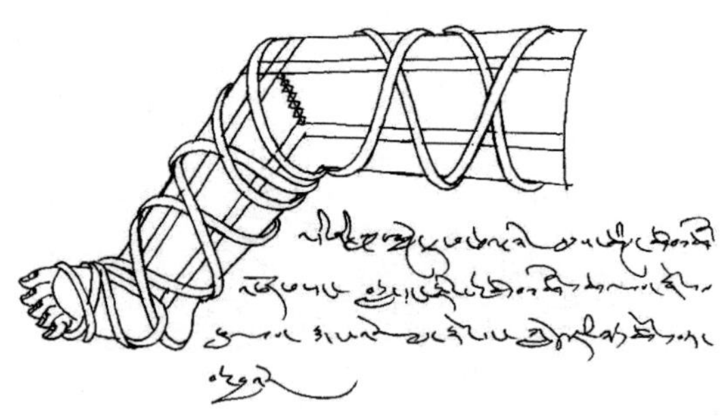

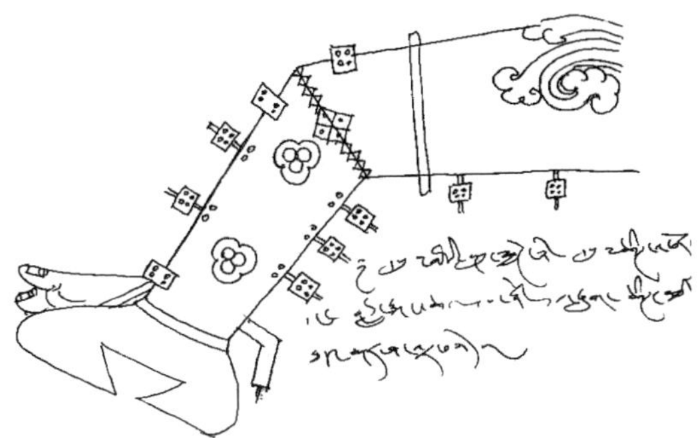

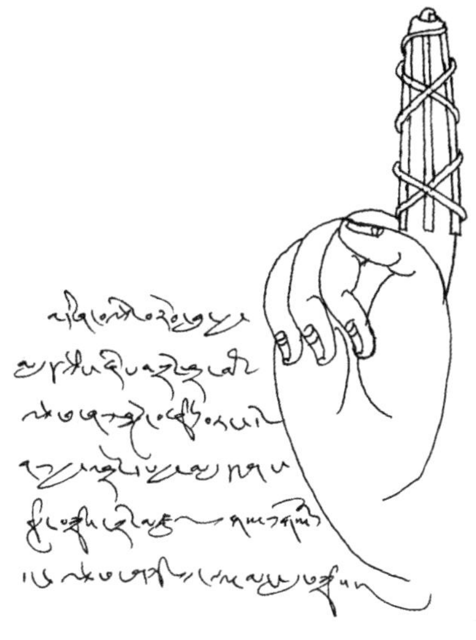

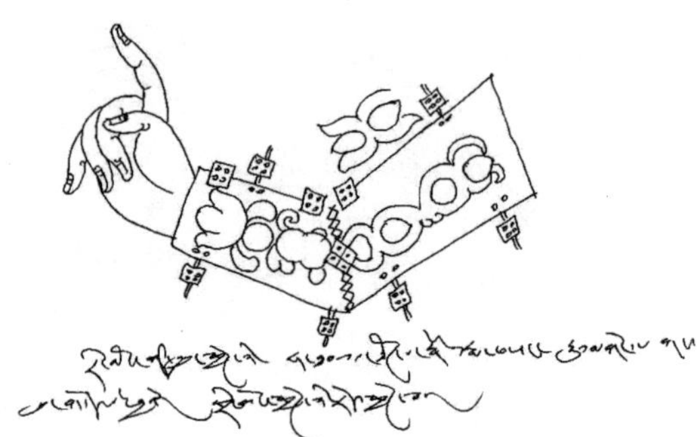

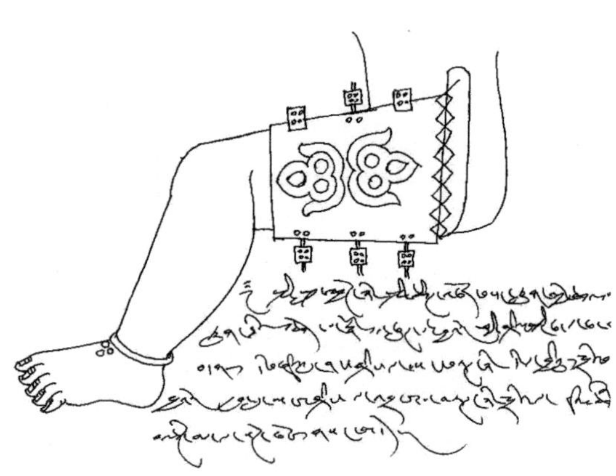

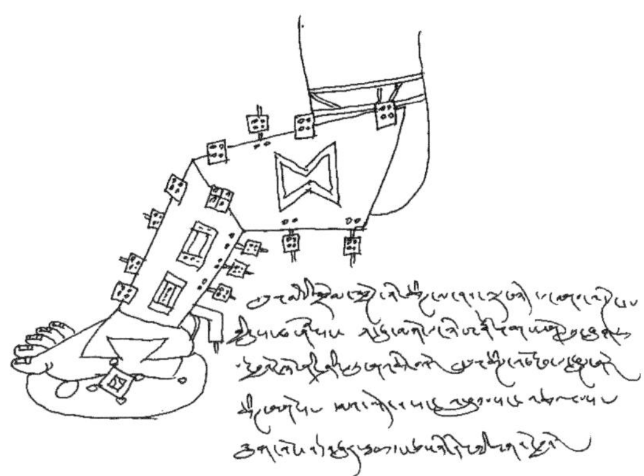

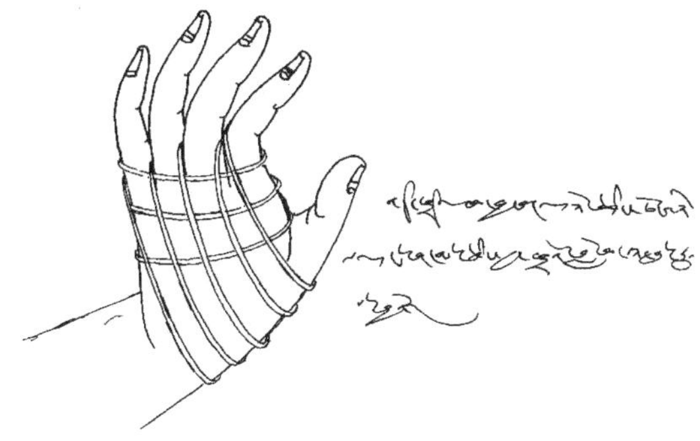

ཕན་གྲོགས་ཡིད་ཀྱི་དགའ་སྟོན་ཞེས་བྱ་བའི་དེབ་ཕྲེང་།

（百姓益友系列丛书）

ཁག་དང་པོ།

◇མེ་ཏོག་འདེབས་གསོ་ལག་རྩལ་སྐོར་གྱི་རྒྱུན་ཤེས།

◇ལོ་ཏོག་ལེགས་ཐོན་ཡོང་ཐབས་སྐོར་གྱི་འདེབས་གསོ་ལག་རྩལ།

◇སྲན་ཆེན་སྤུས་ལེགས་ཐོན་ཚད་མཐོ་རུ་གཏོང་བའི་འདེབས་འཛུགས་ལག་རྩལ།

◇པད་ཁ་སྤུས་ལེགས་ཐོན་ཚད་མཐོ་རུ་གཏོང་བའི་འདེབས་འཛུགས་ལག་རྩལ།

◇སྔོ་ཚལ་འདེབས་གསོ་ལག་རྩལ་སྐོར་གྱི་རྒྱུན་ཤེས།

◇ཤིང་ཏོག་འདེབས་འཛུགས་ལག་རྩལ་སྐོར་གྱི་རྒྱུན་ཤེས།

◇ཞི་ཀྭ་རིགས་གསར་འདེབས་འཛུགས་ལག་རྩལ་སྐོར་གྱི་རྒྱུན་ཤེས།

◇རྒུན་འབྲུམ་རིགས་གསར་འདེབས་འཛུགས་ལག་རྩལ་སྐོར་གྱི་རྒྱུན་ཤེས།

◇ཁྱིམ་གསོ་སྒོ་ཕྱུགས་གཉེར་སྐྱོང་བྱེད་སྟངས་སྐོར་གྱི་རྒྱུན་ཤེས་ལག་དེབ།

◇དྲ་སྐོར་རྩྭ་ར་དང་ཕྱུགས་རྩྭ་འདེབས་གསོའི་ལག་རྩལ་སྐོར་གྱི་རྒྱུན་ཤེས།

◇སྒོ་ཕྱུགས་ཀྱི་རིམས་འགོག་ཉེར་སྤྱོད་ལག་རྩལ་སྐོར་གྱི་རྒྱུན་ཤེས།

◇ཞིང་སྤྱོད་འཕྲུལ་འཁོར་བེད་སྤྱོད་དང་བདག་སྐྱོང་བྱེད་སྟངས་སྐོར་གྱི་རྒྱུན་ཤེས།

◇ཁྱིམ་སྤྱོད་གློག་ཆས་བཀོལ་སྤྱོད་དང་བདག་སྐྱོང་བྱེད་སྟངས་སྐོར་གྱི་རྒྱུན་ཤེས།

◇འཚོ་བའི་རྒྱུན་ཤེས་དཀའ་གནད་ཀུན་གྲོལ།

◇བྱིས་པའི་བདེ་སྲུང་སྐོར་གྱི་རྒྱུན་ཤེས་དྲིས་ལན་བརྒྱ་རྩ་གཅིག།

◇བུད་མེད་བདེ་ཐང་སྐོར་གྱི་དྲིས་ལན་གནད་བརྒྱ་མ།

◇ རང་ཁྱིམ་དུ་ནད་རིགས་འགོག་བཅོས་བྱེད་ཐབས་སྐོར་གྱི་རྒྱུན་ཤེས།
◇ གྲོང་གསེབ་ཀྱི་རྒྱུན་སྤྱོད་བཅའ་ཁྲིམས་སྐོར་གྱི་རྒྱུན་ཤེས་ལག་དེབ།
◇ ཁོར་ཡུག་སྲུང་སྐྱོང་སྐོར་གྱི་རྒྱུན་ཤེས།
◇ ཀྲུང་ཧྭ་མི་རིགས་ཀྱི་སྲོལ་རྒྱུན་སྤྱོད་བཟང་།

ཁག་གཉིས་པ།

◇ བོད་ཡིག་ཚིག་སྦེབ་བསླབ་པའི་ཐབས་མཆོག།
◇ བོད་ཀྱི་ཐང་ག་བཞེངས་རྩལ་སྐོར་གྱི་རྒྱུན་ཤེས།
◇ བོད་ཀྱི་བཟའ་བཏུང་རིག་གནས་སྐོར་གྱི་རྒྱུན་ཤེས།
◇ བོད་སྤོས་ཀྱི་རྒྱུན་ཤེས་གསལ་བའི་འཇུག་ངོགས།
◇ བོད་ལུགས་འཚེམ་བཟོའི་ལག་རྩལ་སྐོར་གྱི་རྒྱུན་ཤེས།
◇ གྲོང་གསེབ་ཀྱི་རྒྱུན་སྤྱོད་སྲིད་ཇུས་སྐོར་གྱི་དཀའ་གནད་གསལ་འགྲེལ།
◇ ཁྱིམ་སྤྱོད་གློག་ཆས་གྲོང་གསེབ་ཏུ་སྐྱེལ་རྒྱུའི་སྲིད་ཇུས་རྒྱུན་ཤེས་སྐོར་གྱི་དྲི་བ་དྲིས་ལན།
◇ ལྷུན་གྲུབ་མཚོ་མོའི་གཏམ་རྒྱུད།
◇ བྱ་དེ་གསོ་ཐབས་སྐོར་གྱི་རྒྱུན་ཤེས།
◇ ཕག་པ་གསོ་ཐབས་སྐོར་གྱི་རྒྱུན་ཤེས།
◇ གཟན་ཆག་དང་ཕག་གསོའི་རྒྱུན་ཤེས་ལག་དེབ།
◇ འགྲིག་ཤོག་དྲོད་ཁང་ཆེན་པོ་དང་ཉི་འོད་དྲོད་ཁང་དུ་ཞི་ཀྭ་འདེབས་གསོ་བྱེད་ཐབས་སྐོར་གྱི་རྒྱུན་ཤེས།
◇ ཚི་གྲུ་མེད་པའི་ཞི་ཀྭ་འདེབས་གསོ་ལག་རྩལ་སྐོར་གྱི་རྒྱུན་ཤེས།
◇ ཞི་ཀྭ་གསབ་སྦྱོར་འདེབས་གསོ་སྐོར་གྱི་རྒྱུན་ཤེས།
◇ སྲུས་ལེགས་པད་ཁའི་ནད་སྐྱོན་དང་དེའི་འགོག་བཅོས་སྐོར་གྱི་རྒྱུན་ཤེས།
◇ བོད་ཀྱི་གསོ་བ་རིག་པའི་བྱུང་བ་བརྗོད་པ་དཔྱོད་ལྡན་གསར་བུའི་མགུལ་རྒྱན།

◇ བདུད་རྩི་སྨན་ལུམས་ཀྱི་རྣམ་བཤད།

◇ གསོ་བ་རིག་པ་ལས་བརྩམས་པའི་དྲིས་ལན་དཔག་བསམ་ལྗོན་པ།

◇ ཁབ་བཙའི་གདབ་ཐབས་དང་ཕན་ནུས།

◇ སྨུག་པོའི་རང་གནས་བཞི་ཡི་བརྟག་བཅོས་རྒྱ་མཚོའི་ཆུ་ཐིགས།

◆ རྟུས་པའི་གནས་ལུགས་དང་རྟུས་ཆག་བརྟག་བཅོས་སྐོར་གྱི་རྒྱུན་ཤེས།

◇ གྲུབ་པ་ལུས་སྐོར་གྱི་རྒྱུན་ཤེས།

◇ ནད་ཐོག་རིག་པ་སྐོར་གྱི་རྒྱུན་ཤེས།

◇ བརྟག་ཐབས་རིག་པ་སྐོར་གྱི་རྒྱུན་ཤེས།

◇ གསོ་ཐབས་རིག་པ་སྐོར་གྱི་རྒྱུན་ཤེས།

◇ སྨན་རྫས་རིག་པ་སྐོར་གྱི་རྒྱུན་ཤེས།

◇ སྨན་སྦྱོར་རིག་པ་སྐོར་གྱི་རྒྱུན་ཤེས།

◇ འདུལ་སྐྱོང་རིག་པ་སྐོར་གྱི་རྒྱུན་ཤེས།

◇ བོད་ལུགས་གསོ་རིག་གི་རྒྱུན་སྤྱོད་བདེ་སྲུང་ཤེས་བྱའི་ལག་དེབ།

◇ འཕེལ་འགྲིབ་ནད་སྐོར་གྱི་རྒྱུན་ཤེས།

◇ བོད་ལུགས་གསོ་རིག་གི་མེ་བཙའི་གདབ་ཐབས་སྐོར་གྱི་རྒྱུན་ཤེས།

◇ དཔྱད་མཆོག་གཏར་ག་འི་ལག་ལེན་རབ་གསལ་ཤེལ་གྱི་མེ་ལོང་།

◇ དཔྱད་བཅོས་རིག་པ་སྐོར་གྱི་རྒྱུན་ཤེས།

◇ སྐྱོང་བྱེད་རིག་པ་སྐོར་གྱི་རྒྱུན་ཤེས།

◇ བྱ་བྱེད་སྨན་པའི་སྐོར་གྱི་རྒྱུན་ཤེས།

དུས་པའི་གནས་ལུགས་དང་དུས་ཆག་
བརྟག་བཅོས་སྐོར་གྱི་རྒྱུན་ཤེས།

སྐལ་བཟང་ཕྱོགས་སྤྲང་གིས་བརྩམས།

《བན་གྲོགས་ཡིད་ཀྱི་དགའ་སྟོན་》དཔེ་ཚོགས་རྩོམ་སྒྲིག་ཚུ་ལྷན་གྱིས་བསྒྲིགས།

དཔེ་སྐྲིག་འགན་ཁུར་བ། རྣམ་རྒྱལ་ཚེ་རིང་། རྟ་མགྲིན་འཚོ།

མདུན་ཤོག་ཇུས་འགོད་པ། ལི་ཙན་ཞུང་།

པར་སྐྲུན་འགྲེམ་སྤེལ། ཀྲུང་གོའི་བོད་རིག་པ་དཔེ་སྐྲུན་ཁང་།

པར་སྐྲིག། པེ་ཅིན་ཡེ་ཀྲི་ཀྲོའུ་རིག་གནས་སྐྲུན་སྦྱོར་ཚད་ཡོད་ཀུང་སི།

པར་འདེབས། ལང་ཧྥང་གྲོང་ཁྱེར་ཧྭ་དབྱི་པར་ལས་ཚད་ཡོད་ཀུང་སི།

རེབ་ཚད། 787mm×1092mm 1/32

དཔར་ཤོག 8.375

པར་གཞི། 2023ལོའི་ཟླ་11པར་པར་གཞི་དང་པོ་བསྒྲིགས།

2023ལོའི་ཟླ་11པར་པེ་ཅིན་དུ་པར་ཐེངས་དང་པོ་བཏབ།

དཔེ་རྟགས། ISBN 978-7-80253-502-2

རིན་གོང་སྒོར་། 28.00